Traumata überwinden mit der IFS-Therapie

Von Frank G. Anderson ist folgender Titel im G. P. Probst Verlag erschienen:

Therapeutische Arbeit im System der Inneren Familie: Traumabewußte Behandlung von Angst, Depression, PTBS und Substanzmißbrauch: Ein Skills-Training
(gemeinsam mit Martha Sweezy & Richard C. Schwartz)

Frank G. Anderson

Traumata überwinden mit der IFS-Therapie

Komplexe PTBS und ihre Behandlung im System der Inneren Familie

Mit einem Vorwort von Richard C. Schwartz

Übersetzt von Theo Kierdorf & Hildegard Höhr

G.P. PROBST VERLAG
Lichtenau/Westfalen

Hinweis für Leser: Standards der klinischen Praxis und Behandlungsverfahren ändern sich im Laufe der Zeit, und keine Technik oder Empfehlung kann in jedem Fall und unter allen denkbaren Umständen als garantiert ungefährlich und wirksam bezeichnet werden. Das vorliegende Buch ist als Informationsquelle für Psychotherapeuten gedacht und kann keine adäquate Ausbildung und/oder klinische Supervision ersetzen. Weder der Verlag noch der Autor können die absolute Richtigkeit, Wirksamkeit oder Angemessenheit irgendeiner konkreten Empfehlung in jeder Hinsicht garantieren. Autor und Verlag übernehmen keine Verantwortung für Verluste oder Schädigungen, die angeblich durch Informationen oder Empfehlungen aus diesem Buch entstanden sind.

Die Originalausgabe (»TRANSCENDING TRAUMA: Healing Complex PTSD with Internal Family Systems Therapy») ist bei PESI Publishing, Eau Claire, WI/USA erschienen.

Übersetzung aus dem amerikanischen Englisch: Theo Kierdorf & Hildegard Höhr, Köln
Umschlaggestaltung: Mareile Gropengießer, Paderborn
Coverfoto: © somchairakin – stock.adobe.com
Satz: SpaceType, Köln

ISBN 978-3-944476-45-2

Bibliographische Information der Deutschen Nationalbibliothek
Die Deutsche Nationalbibliothek verzeichnet diese Publikation in der Deutschen Nationalbibliografie; detaillierte bibliografische Daten sind im Internet über *http://dnb.d-nb.de* abrufbar.

Inhalt

Ich widme dieses Buch
Austin, Logan und Michael:
Wo das Leben beginnt und
die Liebe nie endet.

Vorwort

von Richard C. Schwartz
Begründer der Internal Family Systems Therapy

Als ich anfing, die verschiedenen Persönlichkeitsanteile von Klienten zu erforschen, wodurch es schließlich zur Entwicklung des Systems der Inneren Familie (IFS) kam, war ich Anhänger der von Salvador Minuchin entwickelten Strukturellen Familientherapie. Minuchin war einer jener Pioniere therapeutischer Arbeit, die den nach ihrer Auffassung zu zwanghaften Bemühungen von Psychoanalytikern, die Vorgeschichte ihrer Klienten und die Vorgänge in ihrem Geist zu erforschen, etwas entgegensetzen wollten. Die Strukturelle Familientherapie war der Auffassung, die Vergangenheit sei irrelevant, weil man durch Reorganisation der gegenwärtigen Familienbeziehungen der Klienten Symptome auflösen und Emotionen verändern könne.

Und weil ich bei meinen Klienten komplette innere Familien von Anteilen entdeckte, konzentrierte ich mich darauf, die Beziehungen der inneren Anteile in der Gegenwart zu reorganisieren und alles, was ihre Vergangenheit betraf, zu ignorieren. Haben Klienten beispielsweise zu einem verbannten, erschrockenen jungen Anteil Kontakt, bringe ich ihnen bei, ihr inneres Kind zu halten und zu trösten, bis es sich sicher fühlt und sich beruhigt hat. Anschließend leite ich sie dazu an, ihren Beschützern zu signalisieren, daß sie sich nun entspannen können. Nach solchen Therapiesitzungen fühlten sich die Klienten deutlich besser, doch die Besserung hielt nicht an. Als ich herauszufinden versuchte, warum das so war, berichteten mir Klienten, ihre Anteile seien in früher erlebten Traumata gefangen und könnten nicht völlig heilen, solange nicht an diesem Erstarrungszustand gearbeitet werde. Dies war für diejenigen unter meinen eigenen Anteilen sehr enttäuschend, die so gerne glauben wollten, ich bräuchte mich nicht mit *meinen* Traumata zu beschäftigen, und es reiche aus, von Zeit zu Zeit meine inneren Kinder zu umarmen.

Aber auch meinen eigenen Beschützer-Anteilen lag daran, sich an den Tatsachen zu orientieren, und deshalb erlaubten sie mir, die Wirkung von Traumata auf Menschen zu erforschen. Das Thema fesselte mich so, daß ich alles Greifbare darüber las, wobei das Werk von Judith Herman eine besonders wichtige Rolle spielte. Die aus diesem Studium resultierenden Untersuchungen und

Experimente gipfelten darin, daß ich mit Regina Goulding zusammen 1996 das Buch *Mosaic Mind* publizierte, das die Behandlung eines meiner Klienten mit einem komplexen Trauma sehr ausführlich beschrieb.

Durch meine Erkundungen stieß ich auch auf die Arbeit von Bessel van der Kolk, der mehr als jeder andere sowohl der Psychotherapie als auch unserer Kultur die verheerende Wirkung von Traumata und die Tatsache, daß sie vielfältige psychische Symptome verursachen, zu Bewußtsein gebracht hat. Bessel hat durch seine Arbeit das Verständnis psychischer Störungen und ihre Behandlung revolutioniert. Seine und Judith Hermans Bemühungen haben mein Engagement bezüglich der Suche nach Möglichkeiten, die in früher erlebten traumatischen Szenen erstarrten Anteile von Klienten zu befreien, verstärkt. Irgendwann nahm ich dann Kontakt zu Bessel auf, und er fing an, sich für das System der Inneren Familie zu interessieren.

Im Jahre 2012 äußerte meine Frau Jeanne Catanzaro den Wunsch, nach Boston zu ziehen, wo sie das College besucht hatte. Ich war wohl hauptsächlich deshalb einverstanden, weil ich hoffte, aufgrund der räumlichen Nähe stärker mit Bessel und den Traumaexperten, die sich um ihn geschart hatten, zusammenarbeiten zu können. Kurz vor dem Umzug hatte er mich gebeten, an seiner alljährlichen Traumakonferenz in Boston als Dozent teilzunehmen. Bei dieser Gelegenheit lernte ich Bessels temperamentvollen Protégé Frank Anderson kennen, der vom IFS-Ansatz begeistert zu sein schien. Als Frank mich einige Monate später anrief und mich um ein Treffen bat, war ich dazu sofort bereit.

Ich erinnere mich noch sehr gut an dieses Treffen. Frank erklärte, das System der Inneren Familie habe für ihn alles auf einen Nenner gebracht, und er schätze sich sehr glücklich, es bei der Arbeit mit seinen Klienten nutzen zu können. Plötzlich sagte er: »Ich habe mich entschlossen, die IFS-Therapie in der Welt bekannt zu machen.« Natürlich war ich begeistert, einen so charismatischen und umgänglichen Neuropsychiater und Traumaexperten in mein Team aufnehmen zu können; allerdings erinnerte mich ein skeptischer Anteil in mir daran, daß ich ähnliche Versprechungen auch schon von anderen gehört hatte, ohne daß sie zu etwas Greifbarem geführt hätten.

Diesmal jedoch wurden die Versprechungen erfüllt. Frank ist zu einer zentralen Figur in der IFS-Organisation geworden. Sowohl als Autor und Dozent als auch im Rahmen unseres Brainstormings zur Weiterentwicklung von Aspekten des IFS, die sich nicht nur auf Traumata, sondern auch auf Neurobiologie, Medikation und Elternschaft beziehen, hat er erheblich beigetragen. Durch seine Kompetenz als Theoretiker und Dozent hat er der IFS-Gemeinschaft zu mehr

Glaubwürdigkeit und zu vielen neuen Studierenden verholfen. Das Manual *Therapeutische Arbeit im System der Inneren Familie,* das er als Hauptakteur mit Martha Sweezy und mir zusammen verfaßt hat, hilft Therapeuten als benutzerfreundliches Arbeitsbuch, den IFS-Ansatz in besonders schwierigen Fällen zu nutzen, und außerdem ist es eine Art Vorläufer zum hier vorliegenden Buch.

Frank hat auch ein Trainingsprogramm für die IFS-Arbeit bei Traumata sowie IFS-Workshops zu Elternschaft und Medikation betreffenden Problemen entwickelt und sie auf der ganzen Welt vorgestellt. Kürzlich hat er sich dem IFS-Institut angeschlossen und für dieses Online-Kurse entwickelt, für die er sich als exzellenter Interviewer erwiesen hat. Bis vor kurzer Zeit hat Frank außerdem der Leitung der *Foundation for Self Leadership* viel Zeit gewidmet, einer gemeinnützigen Organisation, die Forschungsprojekte zur IFS-Therapie finanziert, soziale Projekte unterstützt und Stipendien vergibt. All dies hat er neben seiner Privatpraxis und seiner Beziehung zu seinem Mann und seinen Söhnen bewältigt.

Ich schreibe dieses Vorwort aus einem Gefühl tiefer Dankbarkeit und der Begeisterung über dieses neue Geschenk von Frank. Im vorliegenden Buch beschreibt er detailliert, wie man den IFS-Ansatz mit Erfolg und ohne Gefahr bei Klienten nutzen kann, die komplexe Traumata oder Entwicklungstraumata erlebt haben. In der Regel machen solche Klienten ihren Therapeuten am meisten zu schaffen. Durch die wiederholten oder permanenten Traumatisierungen, die sie als Kinder erlitten haben – verursacht durch Menschen, von denen sie abhängig waren –, sind ihre Feuerbekämpfer beängstigend extrem und ihre Manager übertrieben rigide und kontrollbesessen geworden. Bei solchen Klienten gibt es Anteile, die niemandem vertrauen und die permanent testen, ob Therapeuten vertrauenswürdig sind. Manchmal finden sie auch Möglichkeiten, Therapeuten zu bestrafen, zurückzuweisen oder zu manipulieren, selbst wenn es dem Therapeuten gelungen ist, mit seiner Selbst-Energie verbunden zu bleiben.

Auch der Fachbereich der Psychiatrie triggert Therapeuten, indem er schwierige Klienten durch besonders beängstigende und pathologisierende Diagnosen stigmatisiert, beispielsweise in Form einer Borderline-Persönlichkeitsstörung, einer Dissoziativen Identitätsstörung oder einer Manisch-depressiven Störung. Aufgrund dessen kann es sehr leicht passieren, daß sich ein Beschützer-Anteil eines Therapeuten einschaltet und sein Selbst in den Hintergrund drängt. Klienten dieser Art reagieren extrem sensibel auf solche Vorgänge, die sie als Verlassenwerden verstehen, und sie begegnen dem, indem sie ihre Symptome eskalieren lassen. Deshalb kann die Arbeit mit dieser Gruppe leicht in einen

Teufelskreis führen, in dem die Beschützer sowohl des Therapeuten als auch des Klienten so überwältigend reagieren, daß der Klient erneut traumatisiert und verraten wird.

Therapeuten und Klienten benötigen ein nicht pathologisierend wirkendes Konzept, um mit diesem potentiellen Minenfeld so umgehen zu können, daß eine Heilung und das Wiedererlangen der Handlungsfähigkeit möglich werden. Die IFS-Therapie bietet ein solches Konzept, aber vor dem Erscheinen des vorliegenden Buches mußten sich Therapeuten den Umgang mit Komplexer PTBS im Sinne des IFS-Ansatzes aus vielen verschiedenen Quellen zusammensuchen, in denen das IFS und Traumata eher allgemein beschrieben werden. Dieses Buch enthält die erste umfassende Darstellung der Arbeit an Komplexer PTBS aus IFS-Sicht und ist deshalb von unschätzbarem Wert. Frank hat nicht nur selbst ausgiebig mit traumatisierten Klienten gearbeitet, sondern da er ein erfahrener Neuropsychiater ist, befaßt sich das Buch auch gründlich mit Themen wie den neurowissenschaftlichen Grundlagen von Traumata und der Nutzung von Psychopharmaka.

Und da Frank auch intensiv an eigenen Anteilen gearbeitet hat, die von traumatisierten Klienten getriggert wurden, spricht er eloquent und erfrischend offen über die Bedeutung der konstanten, mitfühlenden Präsenz des Therapeuten und die Notwendigkeit, die Anteile zu finden und zu heilen, welche die Fähigkeit, auch bei Provokationen präsent zu bleiben, beeinträchtigen. Ich bewundere Franks Mut, sich verletzlich zu zeigen, wenn er uns an seiner persönlichen Reise zur Heilung und an seinen Lernprozessen teilnehmen läßt, wodurch sein Buch so lebendig wird.

Frank hat die so stark wachsende IFS-Bewegung in vieler Hinsicht bereichert, und sein neues Buch ist ein wichtiger Beitrag, der in die oft so verwirrende Behandlung einer Komplexen PTBS Klarheit und Licht bringt.

Danksagung

Zunächst möchte ich Linda Jackson von PESI Publishing danken. Sie glaubte schon an meine Fähigkeit, dieses Buch zu schreiben, bevor ich diesen Glauben selbst entwickelte. Auch Erik J. Martin möchte ich für seine außerordentliche Unterstützung beim Lektorat danken. Als sehr begabter Lektor hat er sofort meine Stimme erkannt und ihr dazu verholfen, sanft und natürlich auf die Seiten dieses Buches zu fließen. Ich bin sehr froh, daß ich ihn gefunden habe. Ich danke auch Jenessa Jackson, die durch ihr akribisches Korrektorat dafür gesorgt hat, daß der Text wunderbar klar wirkt.

Bessel van der Kolk und den Mitarbeitern des Trauma Center danke ich dafür, daß sie mich so freundlich aufgenommen und mich gelehrt haben, beim Unaussprechlichen zu verharren. Und meinen Klienten danke ich für alles, was sie mir über die Resilienz des menschlichen Geistes beigebracht haben, und dafür, daß sie mir geholfen haben, sowohl in meinem Beruf als auch in meinem Privatleben zu wachsen. Natürlich danke ich auch Dick Schwartz, meinem Mentor, Freund und »Kanal« zum IFS, dessen Gründer er ist. Tief innerlich weiß ich, daß es uns bestimmt war, einander zu begegnen, und ich fühle mich geehrt und privilegiert, weil du mich eingeladen hast, an dem wundervollen Vorhaben, den IFS-Ansatz in der Welt bekannt zu machen, teilzunehmen. Du bist ein hingebungsvoller Heiler und eine echte Quelle der Inspiration.

Auch meinen Eltern, die mich nach wie vor begleiten und mich als denjenigen sehen, der ich bin, danke ich dafür, daß sie unsere Unterschiede akzeptieren und mich vorbehaltslos lieben. Ich bin euch beiden ewig zu Dank verpflichtet. Auch Austin, meinem Geschenk, danke ich. Deine Unschuld, dein Humor und deine Gewohnheit, alles zu hinterfragen, hat mir geholfen, über meine kühnsten Träume hinauszuwachsen. Und auch Logan danke ich, obwohl wir uns auf parallelen, aber unabhängigen Pfaden bewegen. Und schließlich danke ich Michael, der unerwartet zu meinem Lebenspartner wurde. Deine stille, ruhige, stetige und weise Präsenz und deine bedingungslose Liebe und Unterstützung sind wirklich erstaunlich. Unsere Verbindung ist der Inbegriff relationaler Heilung. Ich liebe dich aus der tiefsten Tiefe meines Herzens.

Einleitung

Ich glaube an eine fundamentale und universelle Wahrheit: *Ein Trauma blokkiert Liebe und Verbundenheit,* und wenn es uns gelingt, unsere Wunden zu heilen, können wir wieder zu der Liebe und Güte in Kontakt treten, die uns allen eigen sind. Außerdem bin ich davon überzeugt, daß wir alle über eine innere Weisheit verfügen – einen inneren Kompaß, eine Wahrheit im Fühlen – und daß wir uns, mit diesen inneren Ressourcen verbunden, im Einklang befinden und authentisch leben können. Ein Trauma stört diese Verbindung in uns und nimmt uns die Möglichkeit, anderen Menschen zu begegnen. Um unser Überleben zu sichern, unterbrechen wir den Kontakt zu uns selbst, wir verlieren die Verbindung zu dem, was wahr ist, vermeiden, uns verletzlich zu machen, und kommunizieren nicht mehr mit den Menschen in unserer Umgebung. Als IFS-Therapeuten müssen wir unseren Klienten helfen, sich mit dem Schmerz und Leid zu konfrontieren, das für sie mit Erlebnissen verbunden war. Der Heilungsprozeß ermöglicht unseren Klienten, auf natürliche Weise den Kontakt zu ihren Tugenden wiederherzustellen, was es ihnen auch ermöglicht, die Verbindung zu sich selbst zu restaurieren, Selbstliebe zu verspüren, ihr Trauma zu überwinden und die Fähigkeit zu entwickeln, zu anderen Menschen in Kontakt zu treten und sie zu lieben.

Sinn und Zweck dieses Buches

Da auch ich Traumata erlebt habe, ist es nicht erstaunlich, daß ich mein bisheriges Berufsleben großenteils damit zugebracht habe, Klienten zu helfen, die unter den Nachwirkungen verschiedenster Formen schlechter Behandlung leiden. Ich kann mich sehr glücklich schätzen, daß ich in den letzten 29 Jahren mit Bessel van der Kolk zusammenarbeiten und ihn bei der Bekanntmachung seiner Ideen unterstützen konnte. Als echter Visionär hat er immer wieder die Behandlungskonventionen hinterfragt, neue Behandlungsansätze studiert und unterstützt und so Menschen, die Unvorstellbares erlitten hatten, geholfen.

Richard (»Dick«) Schwartz, den Begründer des IFS-Modells, habe ich anläßlich einer von Bessel organisierten Traumakonferenz kennengelernt, und wir stellten auf Anhieb fest, daß wir »einen Draht zueinander« hatten. Damals spürte ich in meinem Körper eine außergewöhnliche Energie, größer als wir beide zusammen. Dick sagte: »Spürst du das, Frank?« In der Tat spürte ich es und wußte in diesem Moment auch instinktiv, daß ich ihn auf seiner Reise begleiten und ihm helfen würde. Dicks unermüdliches Bemühen, seine Erkenntnisse über das System der Inneren Familie auf der ganzen Welt bekannt zu machen, erfüllt mich mit Ehrfurcht, und ich werde ihm zeitlebens dankbar sein, weil er mir gestattet hat, ihn auf dieser Abenteuerreise zu begleiten. Das hat mein Leben völlig verändert und mir ermöglicht, mich selbst besser zu verstehen und meine Klienten wirksamer zu unterstützen. Ich bin vom IFS-Ansatz völlig überzeugt und halte ihn für die umfassendste Möglichkeit zur Heilung komplexer Traumata und dissoziativer Störungen. Das System der Inneren Familie ist auch ein Paradigma für das Leben: Menschen, die es kennengelernt haben, leben bewußter, entscheiden sich für eine stärkere Verbundenheit mit sich selbst und verhalten sich offen mitfühlend.

Ich hoffe, durch dieses Buch Therapeuten darin unterstützen zu können, durch die IFS-Therapie die wohlbekannten Hindernisse zu überwinden, die mit der Behandlung von komplexer PTBS oder von relationalen Traumata so oft verbunden sind. Dieser Behandlungsansatz kann Ihren Klienten helfen, die positiven Intentionen zu erkennen, zu würdigen und zu fördern, die auch den extremsten Symptomen ihrer Traumata zugrunde liegen. Außerdem können Sie auf diese Weise lernen, unter Ihren eigenen Anteilen diejenigen zu identifizieren und mit Vorsicht zu behandeln, die bei Ihrer Arbeit mit Klienten aktiviert werden, denn dies gibt Ihnen die Möglichkeit, die Verletzungen, unter denen sie leiden, besser zu erkennen und zu behandeln.

Es geht hier um verschiedene Arten von Traumata, und es wird untersucht, wie sich der IFS-Ansatz von der traditionellen phasenorientierten Traumabehandlung unterscheidet, wie man andere Behandlungsmodelle mit ihm verbinden kann und wie man Beschützer-Anteile auf eine auf Traumata abgestimmte Weise ansprechen kann, um Klienten den Zugang zu den Verletzungen, über die ihre Beschützer wachen, zu erschließen. Wir werden uns auch mit neurowissenschaftlichen Erkenntnissen beschäftigen, soweit sie für das IFS-Modell eine Rolle spielen, und uns mit der Neurobiologie von PTBS und Dissoziation befassen. Ein weiterer wichtiger Punkt der Erörterung ist, wie sich die Neurowissenschaft beim Auftreten extremer Symptome auf therapeutische Entscheidungen auswirken könnte, und wir werden uns anschauen, wie der IFS-Ansatz mit Bindungstraumata umgeht. Auch eine gründliche Auseinandersetzung mit Vernachlässigung, Verletzlichkeit, Scham und verbreiteten Anpassungen, die bei relationalen Traumata eine Rolle spielen, wird stattfinden, und dies wird auf verschiedene Arten von Anteilen bezogen sein, darunter die zum Kritisieren neigenden, die betäubend wirkenden, die vermeidenden, die passiven, Straftaten begehenden und die in den Substanzkonsum oder die Sorge für andere Menschen flüchtenden Anteile.

Wir beschäftigen uns auch mit einer Anzahl unterschiedlicher Verletzungen und mit verschiedenen Arten entlastender Praktiken, die häufig bei komplexen und extremen Traumata genutzt werden. Und schließlich werden wir uns mit den Hürden befassen, die eine Heilung verhindern, und über Möglichkeiten diskutieren, solche Hürden zu überwinden, damit sich die Klienten von dem ihnen aufgebürdeten Schmerz befreien können. Das Buch enthält weiterhin viele Fallbeispiele, Beschreibungen persönlicher Erlebnisse und klinische Übungen, die Ihnen alle helfen sollen, die IFS-Arbeit besser kennenzulernen.

Wenn ich über neurowissenschaftliche Erkenntnisse berichte, die nach meiner Auffassung für das IFS-Modell wichtig sind, sollten Sie bedenken, daß das Beschriebene meine persönliche Sicht der Dinge ist. Die wissenschaftliche Erforschung des IFS-Modells wird uns irgendwann plausiblere Erklärungen dafür liefern, wie die IFS-Therapie auf Gehirn und Nervensystem wirkt. Unser Tätigkeitsbereich hat sich in den letzten Jahren vergrößert und dabei von Erkenntnissen über die Beziehung zwischen Neurowissenschaft und Psychotherapie stark profitiert. Die Psychotherapie hat sich dadurch in der Welt der Wissenschaft und insbesondere der Medizin eine neue Stufe der Legitimität gesichert, weil wir mittlerweile nicht mehr nur eine »weiche Wissenschaft« sind. Weil es der Wissenschaft immer besser gelingt zu erklären, was während des psychotherapeutischen Prozesses in neurologischer Hinsicht vor sich geht, können wir dieses Wissen zunehmend für unsere therapeutischen Entscheidungen nutzen und sind deshalb auch immer besser in der Lage, Menschen zu heilen, die unter stark traumatisierenden Erlebnissen leiden.

Letztlich ist mein größter Wunsch als Psychiater und Psychotherapeut, der selbst Traumata durchlebt hat, daß Ihnen dieses Buch eine neue Sicht erschließt, die Ihnen ermöglicht, mit Hilfe des IFS-Ansatzes relationale Traumata zu überwinden. Ich heiße Sie als Leser willkommen und danke Ihnen dafür, daß Sie sich entschlossen haben, mich auf dieser spannenden Reise zu begleiten, die, so hoffe ich, für Sie informativ und lohnend sein wird.

TEIL I

Traumata und das System der Inneren Familie (IFS)

KAPITEL 1

Komplexe PTBS und IFS

Das relationale Trauma

Ich möchte gleich von Anfang an Klarheit schaffen. Ich bin kein Freund der Mentalität »wir gegen sie«, die auch in der Einstellung »Ich bin der Arzt, und Sie sind die Patientin« oder »Ich bin ein Heiler, und Sie sind ein Opfer« oder »Ich bin der Traumaexperte, und Sie sind traumatisiert worden« zum Ausdruck kommt. Nach meiner Auffassung sind wir alle irgendwann im Leben in der einen oder anderen Form traumatisiert worden, wir alle haben durch solche Vorfälle tief im Inneren Verletzungen erlitten, und wir alle verwenden viel Mühe darauf, den durch diese Erlebnisse entstandenen Schmerz unter Kontrolle zu halten. Noch wichtiger ist, daß wir alle leicht getriggert werden oder überreagieren, sobald sich unsere Verletzungen wieder bemerkbar machen, und daß wir alle etwas haben, das im Rahmen des IFS-Modells »Selbst« genannt wird – ein Zentrum, unsere Essenz, unseren inneren Kompaß, eine Instanz, die über angeborene Weisheit verfügt und die zu heilen vermag.

Eine Komplexe PTBS ist in ihrer grundlegendsten Form eine relationale Verletzung, die unser Vertrauen und unser Gefühl, in der Welt sicher zu sein, zerstört und unseren Zugang zur Selbst-Energie einschränkt. Durch die Heilung eines relationalen Traumas wird unsere Verbindung zu unserem natürlichen Zentrum wiederhergestellt, und dadurch wird uns ermöglicht, andere wieder lieben und zu ihnen in Beziehung treten zu können. Wir alle kennen aus eigenem Erleben den Unterschied zwischen Alleinsein und Einsamkeit sowie auch den zwischen freiwilligem und bewußtem Leben in Abgeschiedenheit und dem Gefühl, isoliert zu sein, und der Sehnsucht nach irgendeiner Form von Verbindung. Beispielsweise verbringen eher Introvertierte sehr gern Zeit allein. Dies wirkt verjüngend auf sie und ermöglicht ihnen, eine friedliche und stille innere Verbundenheit zu entwickeln. Dies ist etwas völlig anderes als der Schmerz, die

Isolation und die Distanziertheit, die mit relationalen Traumata und entsprechenden Verletzungen einhergehen (z. B. in Form von Gefühlen der Verletztheit, Zurückweisung, verbalen Angriffen oder sexuellen Übergriffen).

Was ist komplex an einer Komplexen PTBS?

Mehrere Dinge machen die Arbeit mit Klienten, bei denen eine Komplexe PTBS besteht, besonders schwierig. Einer dieser Faktoren ist der Therapieansatz selbst. Menschen, die wiederholt relationale Traumata erlitten haben, haben in ihren Beziehungen Schwierigkeiten hinsichtlich Nähe, Vertrauen und des Gefühls der eigenen Sicherheit. Die Betreffenden gehen an eine Therapie mit der unausgesprochenen Erwartung heran, mit Ihnen, ihrem Therapeuten, eine enge und nahe Beziehung aufbauen zu können. Wir können in solchen Fällen nur hoffen, daß die Klienten sich irgendwann so sicher fühlen, daß sie in der Lage sind, uns ihre tiefsten Gedanken, Gefühle und Ängste mitzuteilen, denn nur dann können wir ihnen helfen, ihre Verratserlebnisse aufzulösen.

Diese Prämisse garantiert aber praktisch das Fehlschlagen sämtlicher Bemühungen. Warum? Weil die Erwartung unrealistisch ist, daß Menschen, die in Beziehungen so schwer verletzt wurden, ihre Verletzlichkeit einem völlig Fremden offenbaren können, ohne daß dies für sie negativen Folgen hat. Unter diesen Umständen sind traumatische Reinszenierungen praktisch unvermeidbar.

Die Arbeit an einem relationalen Trauma triggert bei Klienten zwangsläufig deren Verletzungen und läßt zudem unsere eigene Beziehungsvorgeschichte und unsere persönlichen Verletzungen wieder aufleben. Darüber hinaus werden unsere persönlichen Schwierigkeiten mit Nähe und Intimität aktiviert. Vergessen Sie nicht, daß wahrscheinlich auch Sie Helfer-Anteile haben, die dem Bedürfnis, Ihre relationalen Verletzungen zu schützen, Ausdruck geben. Vermutlich hätten Sie sich nicht für den Beruf des Therapeuten entschieden, wenn Sie nicht in irgendeiner Hinsicht an Ihrer eigenen Beziehungsgeschichte würden arbeiten wollen. Wir fühlen uns wohler, wenn wir einem anderen Menschen helfen, mit seinen Problemen fertig zu werden, als wenn wir uns auf die Lösung unserer eigenen Schwierigkeiten konzentrieren, und außerdem können wir uns dann gut fühlen, weil wir anderen helfen. Aber das entspricht nicht genau dem, was man eine Win-Win-Situation nennt. Der Beruf des Therapeuten mag ehrenwert und befriedigend sein, doch wird im Falle eines relationalen Traumas wahrscheinlich die schmerzliche Vergangenheit beider Beteiligter reaktiviert, und die an und für sich gute und ehrenwerte Intention, einem Klienten zur Heilung zu verhelfen, ist dann in einem deutlich komplexeren Zusammenhang zu betrachten. Man kann solch ein Ziel durchaus erreichen, aber das ist in der Regel viel schwieriger, als man erwartet haben mag.

Einer der Hauptgründe für mich, dieses Buch zu schreiben, war, daß ich Menschen helfen wollte, besser mit dem komplizierten Weg zur Auflösung von relationalen Traumata fertig zu werden. Glücklicherweise kann ich über den Wert meines eigenen Erlebens berichten – aufgrund meiner eigenen Therapie und meiner engen Zusammenarbeit mit meinen Klienten ist es mir nämlich gelungen, einen Großteil meiner persönlichen Traumatisierung zu überwinden.

Die Arbeit an Traumata kann insbesondere dann sehr schwierig sein, wenn sie unsere eigenen traumatischen Erlebnisse reaktiviert. Problematisch ist es auch, wenn während der Behandlung schwerwiegende Symptome oder extreme Reaktionen auftreten. Beispielsweise haben viele Klienten zu irgendeinem Zeitpunkt ihrer Behandlung suizidale Anwandlungen. Manche versuchen, sich durch Selbstverletzungen zu beruhigen; auch Substanzmißbrauch kommt häufig vor, und das gleiche gilt für Panikattacken, Depression, Dissoziation und Scham. *Extreme Erlebnisse ziehen extreme Reaktionen nach sich.*

In der Kindheit entstandene Bindungstraumata werden im Rahmen einer Therapie häufig reaktiviert. Sie triggern ein verzweifeltes Bedürfnis nach Verbundenheit, Furcht vor Nähe und die Panik, verlassen zu werden und einen Verlust zu erleiden. Auch Abgrenzungsprobleme werden in Zusammenhang mit relationalen Traumata unvermeidlich reaktiviert. Meinen Erfahrungen nach kann ein Therapeut in dieser Hinsicht entweder durch zu starke oder zu geringe Abgrenzung in Schwierigkeiten geraten. Werden im Hinblick auf Abgrenzungsprobleme Ihre eigenen Anteile getriggert, können Sie überkompensieren, *indem Sie zuviel anbieten* – indem Sie Ihre Klienten zu »retten« versuchen und ihnen Dinge empfehlen, die über das in einer Therapiesituation Angemessene hinausgehen. Sie können aber auch *rigide und kontrollbesessen* reagieren, um sich vor der überwältigenden Bedürftigkeit der Anteile Ihres Klienten zu schützen.

Traumata sind hinsichtlich der Produktion von Symptomen nur selten simpel. Viele Traumatisierte ringen nicht nur mit ihrer PTBS, sondern auch mit Depression, Angst, Panik, Substanzmißbrauch, Bipolaren Störungen, Eßstörungen, Zwangsstörungen und sogar mit Psychosen. Bei traumatisierten Klienten häufen sich Komorbiditäten, und wir müssen auf diese biologischen Abnormitäten eingehen, wenn wir den Betroffenen helfen wollen, mit den emotionalen Nachwirkungen ihrer Mißbrauchs- und Mißhandlungserlebnisse fertig zu werden und sie vollständig zu heilen. Alle diese Faktoren verweisen darauf, wie schwierig es ist, eine Komplexe PTBS zu behandeln. Und als Therapeuten müssen wir außerdem ständig unsere eigenen im Laufe dieses Prozesses aktivierten Reaktionen im Blick behalten.

Die folgende Liste faßt einige der Faktoren zusammen, die die Behandlung einer Komplexen PTBS erschweren können.

- Die Tücken der therapeutischen Beziehung
- Die Aktivierung von Anteilen des Therapeuten
- Die Präsenz extremer Symptome und Reaktionen beim Klienten
- Das Reenactment früher Bindungstraumata
- Das Ringen mit Abgrenzungsproblemen
- Die Häufigkeit von Komorbiditäten

Empathie angesichts entsetzlicher Erlebnisse

Ganz unabhängig vom benutzten Therapiemodell ist es in jedem Fall schwer, mit einem Menschen zu arbeiten, der soeben seine Erlebnisse sexuellen Mißbrauchs, körperlicher, verbaler oder emotionaler Mißhandlung oder der Vernachlässigung in entsetzlichen Details geschildert hat. Auch für die Zuhörer ist es sehr belastend, Beschreibungen von Erinnerungen zu hören wie »In diesem Moment glaubte ich, ich würde sterben«, »Ich bekam keine Luft, weil er auf mir lag«, »Sie mit dem Gesicht nach unten in einem See von Blut liegen zu sehen wird mir für alle Zeiten im Gedächtnis bleiben« und »Als ich die Schüsse hörte, dachte ich, die nächste Kugel sei wohl für mich bestimmt.« Solche Erinnerungen von Klienten anzuhören und sie zu verarbeiten ist auch für erfahrene Traumatherapeuten jedesmal schwierig. Ich werde nie vergessen, was Bessel van der Kolk vor vielen Jahren während einer unserer Teambesprechungen im Trauma Center sagte: »Traumatisierte fürchten sich nicht vor dem Worst-case-Szenario. Sie kennen es schon, weil sie das Unvorstellbare durchlebt haben.« Wie recht er damit hatte.

Wir sollten uns nichts vormachen: Es geht hier um harte, aber lohnende Arbeit. Ich denke, daß wir alle uns von Problemen dieser Art hauptsächlich aus persönlichen Gründen angezogen fühlen – das gilt auch für mich – und daß es für uns alle schwer ist, Klienten zu begleiten, die in unserer Gegenwart ihre entsetzlichsten Erlebnisse beschreiben, weil dadurch oft auch bei uns selbst Traumata reaktiviert werden. Auch ich bin in dieser Hinsicht nicht perfekt, habe jedoch im Laufe meiner Tätigkeit festgestellt, daß es mir um so leichter fällt, mit Klienten zu arbeiten und ihnen zu helfen, entsetzliche Erlebnisse zu verarbeiten, je besser mir die Überwindung meiner eigenen Traumata gelingt. Dies ermöglicht mir, präsent zu bleiben, eine mitfühlende Haltung zu wahren und mich nicht von Empathie überwältigen zu lassen, so wie es mir früher manchmal passiert ist. Der IFS-Ansatz hat mir geholfen, mehr von meiner eigenen Traumavorgeschichte zu verarbeiten und meine Dämonen zu bezwingen, weshalb ich heute besser in der Lage bin, Klienten zu behandeln, ohne selbst getriggert zu werden und ohne zu versuchen, sie wie in früheren Zeiten zu »retten«. Es hat mich einige Jahre und viel Zeit in meiner eigenen Therapie gekostet, zu diesem sichereren, ruhigeren und klareren Ort zu gelangen. Doch nachdem ich so viele meiner eigenen Verletzungen überwunden und mich mit so vielen negativen Erlebnissen ausgesöhnt habe, kann ich auch meinen Klienten besser helfen.

Der einzigartige Beitrag des Systems der Inneren Familie

Das IFS-Modell wurzelt im systemischen Denken und in der Theorie der Multiplizität des menschlichen Geistes. Ihm liegt die Prämisse zugrunde, daß jeder Mensch über ein *Selbst* (ein Zentrum, eine Seele oder eine innere Führung) verfügt – etwas, das nicht entwickelt werden muß, sondern womit wir geboren werden. Außerdem liegt dem IFS-Modell die Idee zugrunde, daß wir Persönlichkeits*anteile* oder -aspekte haben, die schon seit unserer Geburt existieren, und daß diese Anteile positive Intentionen verfolgen und nicht auf das Vorliegen einer Pathologie hindeuten. Im Falle eines Traumas sehen sich die Anteile gezwungen, die Rollen extremer Beschützer zu übernehmen oder schmerzhafte Erlebnisse zu bewahren.

Der IFS-Ansatz hat eine sehr spezielle Art des Umgangs mit Traumata entwickelt, aus meiner Sicht das umfassendste Modell der Traumaarbeit überhaupt. Es geht auf den *kognitiven* Aspekt ein, indem es sich mit verzerrten Gedanken und Überzeugungen befaßt und diese entlädt; es bezieht auch den Körper ein, insofern es die Bewegung und Entladung körperlicher Empfindungen unterstützt; und schließlich fördert es die Auflösung schmerzhafter *Empfindungen* (etwa solcher der eigenen Wertlosigkeit, der Einsamkeit und der Furcht, nicht liebenswert zu sein), indem es die Verletzungen heilt, die bestimmte Anteile von uns bewahren. Das System der Inneren Familie hilft, Anteile von ihren extremen Rollen zu befreien, und es überwindet den durch das Trauma entstandenen Abgrund zwischen den Anteilen und dem Selbst. Die Anteile können dann wieder Vertrauen zur Self-Leadership fassen und sich in das Gesamtsystem integrieren. Das System der Inneren Familie integriert die Spiritualität und fördert eine humane, nicht-pathologisierende, offenherzige und liebevolle Vorgehensweise bei der Heilung des mit wiederholten relationalen Verletzungen verbundenen Schmerzes. Ich kann die Kraft und Wirksamkeit dieser Methode persönlich bestätigen. Teil der Lösung zu sein, verbunden mit Liebe und Mitgefühl, entspricht perfekt dem, der ich in der Welt und für die Welt bin und sein will.

Glossar der IFS-Fachbegriffe*

***Anteile** (parts)*: Separate mentale Zustände oder Teilpersönlichkeiten in jeder Person, die IFS-Therapeuten drei groben Kategorien zuordnen: *Verbannte* (verletzte Anteile), *Manager* (präventive Anteile) und *Feuerbekämpfer* (reaktive/extreme Anteile). Diese Anteile sind vom Selbst getrennt.

1. ***Verbannte** (exiles)*: Anteile, die nach traumatischen oder überwältigenden Erlebnissen schmerzhafte Gedanken, Gefühle und körperliche Empfindungen bewahren. Der Klient verwendet viel Energie darauf, Verbannte von seinem Bewußtsein fernzuhalten. Beispiele hierfür sind Anteile, die sich einsam, ungeliebt, beschämt oder wertlos fühlen.

2. ***Manager*** **(präventive Anteile)**: Dies ist eine der beiden Arten von Beschützern. Manager versuchen, Verbannte verborgen zu halten, indem sie dafür sorgen, daß die Verletzung, die sie verbergen, nie aktiviert wird. Charakteristisch für Manager-Anteile können das Vermeiden von Konflikten, das Intellektualisieren, Zwanghaftigkeit, Sich-Sorgen und harte Arbeit sein.

3. ***Feuerbekämpfer*** **(reaktive/extreme Anteile)**: Diese Art von Beschützer taucht gewöhnlich auf, wenn ein verletzter Anteil getriggert wurde. Feuerbekämpfer reagieren extrem und manchmal übermäßig stark; in der Regel liegt ihnen nichts am Wohlbefinden anderer, und sie würden alles daransetzen, den Schmerz eines Verbannten-Anteils zu unterbinden. Beispiele für Reaktionen von Feuerbekämpfern sind Suizid, Selbstverletzungen, Alkoholkonsum, übermäßiger Konsum von Nahrung, Wutanfälle, Beschämen und Dissoziation.

5 P: Die Eigenschaften eines IFS-Therapeuten: **P**räsenz, Geduld *(**p**atience)*, Beharrlichkeit *(**p**ersistence)*, Weitblick *(**p**erspective)* und Spielfreude *(**p**layfulness)*.

6 F: Die Schritte, die bei der Arbeit mit Beschützer-Anteilen genutzt werden. Es sind **F**inden, **F**okussieren, Ausarbeiten *(**f**lesh-out)*, **F**ühlen, Sich-vertraut-Machen *(be**f**riend)* und das Identifizieren von **F**urcht.

* Einige der hier wiedergegebenen Definitionen stammen aus dem Buch *Therapeutische Arbeit im System der Inneren Familie* (Anderson et al. 2018).

8 C: Die Eigenschaften der Selbst-Energie: Mitgefühl *(compassion)*, Neugier *(curiosity)*, Ruhe *(calm)*, Klarheit *(clarity)*, Verbundenheit *(connectedness)*, Zuversicht *(confidence)*, Mut *(courage)* und Kreativität *(creativity)*.

belastet *(burdened)* ist ein Anteil, wenn er negative Überzeugungen (z. B. »Ich bin nicht liebenswert«, »Ich bin wertlos«), starke traumabasierte Gefühle (z. B. Entsetzen, Panik, Scham, Wut) oder entsprechende körperliche Empfindungen (z. B. Körpererinnerungen, visuelle Flashbacks) bewahrt.

bezeugen *(witnessing)*: Ein Schritt des Entlastungsprozesses. Der verbannte Anteil kann sein Erlebnis dem Selbst auf eine Weise vermitteln, die dem Anteil ermöglicht, sich vollständig gesehen, verstanden, gehört und geschätzt zu fühlen.

Direkter Zugang *(direct access)*: Eine Möglichkeit der Kommunikation mit Anteilen. Ist ein Anteil *vermischt (blended)*, und das Selbst des Klienten ist nicht zugänglich, spricht der Therapeut direkt mit dem Anteil des Klienten. Dies ist eine andere Möglichkeit zu kommunizieren, wenn die *innere Kommunikation*, auch *Ein-Sicht* genannt, blockiert ist.

Do-over *(nachträgliche Ressourcenzuwendung)*: Einer der Schritte des Entlastungsprozesses. Nachdem das Selbst bezeugt hat, was ein verbannter Anteil mitteilen will, tritt es zu diesem Anteil in Verbindung, indem es zu einem Zeitpunkt im Leben des Anteils zurückkehrt und ihm ein umfassendes korrigierendes Erlebnis anbietet.

Einladung an Verbannte: Einer der Schritte des Entlastungsprozesses. Hat sich der verbannte Anteil von der Last befreit, kann er neue Qualitäten verinnerlichen, mit denen er den Raum, den die Verletzung hinterlassen hat, füllen möchte.

Einladung an Beschützeranteile: Ein Angebot an einen Beschützeranteil in Zusammenhang mit der Bitte um Erlaubnis, zu einem verletzten Anteil in Kontakt zu treten. Bezüglich der Einladung kann der Therapeut garantieren, daß kein anderer Anteil das System überwältigt, er kann dem Beschützeranteil eine neue Rolle zuweisen, und er kann sich bereiterklären, die Wunde zu heilen.

entladen *(unloading)*: Ein Teil des Entlastungsprozesses. Sobald der verletzte Anteil in der Gegenwart in Sicherheit ist, kann er sich von den Gedanken, Gefühlen und körperlichen Empfindungen bezüglich seines Traumas lösen.

entlasten *(unburdening)*: Der Prozeß der Heilung verletzter Anteile oder Verbannter. Dazu sind die Schritte Bezeugen, Do-over, Rückholung, Entlasten, Einladung und Integration erforderlich.

entmischen (separieren) *(unblending)*: Ein mentaler Zustand der Differenzierung, in dem Anteile für das Selbst präsent sein können, aber doch von ihm getrennt bleiben und es weder dominieren noch überwältigen.

vermischt *(blended)*: Übernimmt ein Anteil die Kontrolle und macht es unmöglich, ihn von einem anderen Anteil oder vom Selbst zu unterscheiden, ist er vermischt.

Innere Kommunikation *(Ein-Sicht)*: Dies ist die wichtigste Methode, die Therapeuten benutzen, um Klienten zu helfen, mit ihren Anteilen zu kommunizieren. Das Selbst des Klienten kann einem Anteil zuhören und mit ihm kommunizieren. Blockieren Anteile die innere Kommunikation, nutzen wir die Methode des *direkten Zugangs.*

Integration: Ein Schritt des Entlastungsprozesses. Nach der Heilung des verbannten Anteils sprechen wir die Beschützer-Anteile wieder an und empfehlen ihnen, sich von ihrer Beschützerrolle zu befreien.

»Polarisierung«: In der Regel ein Konflikt zwischen zwei Beschützeranteilen, die häufig die gleiche Verletzung auf gegensätzliche Weise zu schützen versuchen. »Polarisierungen« können extrem und kostspielig werden, insbesondere wenn ein Trauma vorliegt. Zu ihrer Auflösung kommt es, wenn das Selbst beide Seiten gewürdigt hat und die Anteile dem Selbst gestatten, das Dilemma aufzulösen.

Rückholung *(Retrieval)*: Ein Schritt des Entlastungsprozesses. Sobald ein Verbannter identifiziert ist und das Selbst ihm ein korrigierendes Erlebnis ermöglicht hat, kann er die Vergangenheit verlassen und irgendwo sicher in der Gegenwart leben.

Selbst: Eine angeborene Präsenz in uns allen, die Ausgleich, Harmonie und nicht-urteilende Eigenschaften (Neugier, Fürsorglichkeit, Kreativität, Mut, Ruhe, Verbundenheit, Klarheit und Mitgefühl) fördert. Das Selbst ist ein Seinszustand, der weder erzeugt noch zerstört werden kann.

Selbst-Energie: Die Qualität und Essenz des Selbst eines Klienten, die der Therapeut in Richtung der inneren Anteile und der äußeren Beziehungen des Klienten lenkt.

Überwältigtsein *(overwhelm)*: Eine primäre Furcht, die bei Traumata auftritt, und ein Angebot an einen Beschützer-Anteil im Rahmen der Einladung. Während der Einladung bittet der Therapeut einen intensiven Anteil, das System nicht zu überfordern; dies kann bei Beschützern die Bereitschaft fördern, Zugang zu einer Verletzung, die geheilt werden muß, zu gewähren.

KAPITEL 2

Verschiedene Arten von Traumata

Nicht alle Traumata sind gleich, und man sollte sie auch nicht alle gleich behandeln. Im folgenden werden verschiedene Arten von Traumata jeweils kurz beschrieben. Wenn Menschen ein einmaliges traumatisches Ereignis – akute Belastungsstörung genannt – erleben, besteht meist eine hohe Wahrscheinlichkeit, daß sie davon innerhalb eines Monats vollständig genesen. Beim mehrmaligen Erleben traumatischer Ereignisse hingegen besteht die Gefahr einer chronischen Traumatisierung, und die Betroffenen leiden oft unter Symptomen einer Posttraumatischen Belastungsstörung (PTBS), die länger als einen Monat bestehen bleiben. Geht es bei den traumatischen Erlebnissen um wiederholte relationale Verletzungen in der Kindheit, können die betroffenen Klienten unter einem Entwicklungstrauma (einer Entwicklungsbezogenen Traumafolgestörung) oder einem Bindungstrauma leiden. Treten diese Symptome oder Verletzungen im Erwachsenenalter auf oder halten bis dahin an, kann eine Komplexe PTBS oder ein relationales Trauma diagnostiziert werden. Unter extremeren Umständen sowie nach frühen, wiederholten und/oder schwerwiegenden Mißbrauchs- oder Mißhandlungserlebnissen wird häufig eine Dissoziative Identitätsstörung (DIS) diagnostiziert, bei der zahlreiche separate Persönlichkeitsanteile entstehen, die unabhängig voneinander agieren.

Einmalige Traumatisierung oder Akute Belastungsstörung

Akute Traumata entstehen in der Regel durch ein einmaliges traumatisches Ereignis im Leben eines Menschen, beispielsweise durch einen Autounfall, den plötzlichen Tod eines nahestehenden Menschen, einen körperlichen Angriff, einen Raubüberfall oder eine akute körperliche Krankheit. Die hervorgerufenen Symptome (z. B. intrusive Vorstellungsbilder, negative Stimmung, Dissoziation, Vermeidungsverhalten, Taubheitsempfindungen und erhöhte Erregungszustände) ähneln denjenigen bei einer chronischen PTBS. Im Falle der akuten Belastungsstörung sind die Symptome jedoch normale physiologische Anpassungen an ein akutes Ereignis, das sich gewöhnlich innerhalb eines Monats nach dem Trauma auflöst (SAMHSA 2014). Im Rahmen einer Studie, in die 24 Länder auf der ganzen Welt einbezogen wurden, berichteten mehr als 70 Prozent der Teilnehmer, daß sie mindestens einmal ein traumatisches Ereignis erlebt hätten; und 30,5 Prozent berichteten, sie hätten mit vier oder mehr Traumata fertig werden müssen (Benjet et al. 2016).

Wir sollten mit akuten Traumata anders als mit chronischen Traumata oder mit einer Komplexen PTBS umgehen. Bei einem akuten Trauma ist es wichtiger, Klienten eine sichere haltende Umgebung zu bieten, damit sie das Erlebnis auf natürliche Weise verarbeiten können. PTBS-Symptome sind im ersten Monat nach einem traumatischen Erlebnis normal, und wir verfügen im Rahmen der IFS-Therapie bisher nicht über ein spezielles Protokoll für die Behandlung akuter Traumata. Allerdings habe ich erlebt, daß sich der IFS-Ansatz insbesondere dann als sehr effektiv erweist, wenn Klienten zur Selbst-Energie in Kontakt treten können. Das Selbst erschließt Anteilen eine korrigierende nährende Umgebung und hilft ihnen, sich möglichst keine extreme Beschützerrolle zu eigen zu machen und nicht dem Bedürfnis nachzugeben, ihren Schmerz weiter isoliert zu halten. *Bei einem akuten Trauma kann die Präsenz des Selbst verhindern, daß Beschützer-Anteile und Verletzungen Verbannter entstehen.*

EMDR *(Eye Movement Desensitization and Reprocessing)* ist eine erprobte und bekannte Behandlung für Akute Belastungsstörungen, deren Nutzung hinsichtlich der Behandlung akuter Traumata ausreichend erforscht ist (Buydens, Wilensky & Hensley 2014). Die Durchführung eines *Critical Incident Stress Debriefing* (CISD) ist seit langem bei akuten Traumata üblich, insbesondere wenn größere Gruppen von Menschen davon betroffen sind. Allerdings wird die Wirksamkeit dieses Verfahrens mittlerweile hinterfragt, und das entsprechende Protokoll wird zur Zeit überprüft, weil man herausfinden möchte, wie intensiv die Verarbeitung nach einem traumatischen Ereignis sinnvollerweise sein sollte (Wessely & Deahl 2003). Zuviel zu reden kann ebenso problematisch sein, wie zu wenig zu reden. Bestimmte Medikamente, z. B. Benzodiazepine, sollten in der akuten Phase nach einem Trauma vermieden werden, weil sie die normale Verarbeitung von Erinnerungen stören und die Wahrscheinlichkeit der Entwicklung einer chronischen PTBS vergrößern (Guina et al. 2015). Allerdings häufen sich Untersuchungen, die belegen, daß die Einnahme von Steroiden in der akuten Phase nach einem traumatischen Erlebnis sinnvoll sein kann, weil sie die Gefahr der Entstehung einer chronischen PTBS verringert (Rasmusson et al. 2017).

PTBS oder chronische Traumata

Verschiedene bekannte Risikofaktoren entscheiden darüber, ob jemand nach einem akuten traumatischen Ereignis weiter Symptome hat und eine chronische PTBS entwickelt. Das betrifft unter anderem Menschen, die schon vorher Traumata erlebt haben, für unter psychischen Störungen Leidende, für mit Substanzmißbrauch Ringende und für diejenigen mit einer genetisch bedingten PTBS-Prädisposition. Es folgt ein Überblick über die diagnostischen Kriterien für eine PTBS, der aus dem Treatment Improvement Protocol (TIP) von SAMSHA stammt (SAMSHA 2014):

a. Konfrontation mit tatsächlichen Todesfällen oder mit Todesgefahr, schweren Verletzungen oder sexueller Gewalt
b. Auftreten intrusiver Symptome in Verbindung mit dem traumatischen Ereignis
c. anhaltendes Vermeiden von mit dem traumatischen Ereignis verbundenen Stimuli
d. Negative Veränderungen bezüglich Kognition und Stimmungslage, die mit dem traumatischen Ereignis in Verbindung gebracht werden können
e. deutliche Veränderungen hinsichtlich des Erregungszustandes und der Reaktivität in Zusammenhang mit dem traumatischen Ereignis
f. Die Beeinträchtigungen bestehen länger als einen Monat.
g. Die Symptome verursachen klinisch signifikante Belastungszustände oder Beeinträchtigungen im sozialen oder beruflichen Bereich oder in anderen wichtigen Funktionsbereichen.
h. Die Symptome basieren nicht auf den physiologischen Auswirkungen einer Substanz oder auf einem anderen medizinischen Problem.

Wir wissen, daß eine PTBS durch viele verschiedene Arten von Traumata entstehen kann, beispielsweise durch einen Autounfall, durch den Verlust eines geliebten Menschen, durch eine Vergewaltigung im Rahmen eines Dates, durch

Miterleben der Traumatisierung eines anderen Menschen oder durch Miterleben einer Pandemie. Eine PTBS kann durch ein einmaliges, akutes Ereignis entstehen, das sich zu einem chronischen Zustand entwickelt, aber auch nach mehreren miteinander verbundenen Ereignissen.

Komplexe PTBS oder relationales Trauma

Wenn Traumata sich wiederholen und wenn sie im Rahmen menschlicher Beziehungen entstehen, werden sie Komplexe PTBS oder relationales Trauma genannt. Nach Judith Herman, der Autorin des Klassikers *Trauma and Recovery* (dt.: *Die Narben der Gewalt*), entsteht eine Komplexe PTBS durch wiederholte und länger anhaltende oder vielfältige Formen interpersonaler Traumata, die oft unter Umständen entstehen, in denen die Betroffenen aufgrund physischer, psychischer oder sozialer Einschränkungen sowie ihres Reifegrads, ihrer familiären Verhältnisse oder der Umgebungssituation nicht fliehen können (Herman 1992).

Die *International Society for Traumatic Stress Studies* (ISTSS) hat eine Task-Force zusammengestellt, um eine Definition der Komplexen PTBS und entsprechende Behandlungsempfehlungen zu entwickeln. Die Definition dieses Gremiums beinhaltet die zentralen Symptome der PTBS in Verbindung mit Beeinträchtigungen in fünf Bereichen der Selbstregulationsfähigkeit, nämlich: (1) Probleme mit der Emotionsregulation, (2) Störungen der relationalen Fähigkeiten, (3) Veränderungen hinsichtlich der Aufmerksamkeit und des Bewußtseins (z. B. in Form von Dissoziation), (4) negativ beeinflußte Überzeugungssysteme und (5) somatische Belastungszustände oder Desorganisation (Cloitre et al. 2012). Bessel van der Kolk und andere haben diesem Syndrom den Namen *Disorder of Extreme Stress Not Otherwise Specified* (DESNOS – dt.: »Nicht Näher Bezeichnete Dissoziative Störung« – NNBDS) gegeben (Pelcovitz et al. 1997).

Mit dieser Art von Trauma werden wir uns in diesem Buch hauptsächlich beschäftigen. Mit ihr dürften Sie in Ihrer Praxis am häufigsten konfrontiert werden; sie zu behandeln ist schwierig, und mit hoher Wahrscheinlichkeit werden dadurch bei Ihnen selbst Anteile aktiviert. Ist es jedoch gelungen, ein Trauma dieser Art zu heilen, kann sich das dramatisch auf die Lebensqualität Ihrer Klienten auswirken. Ich halte den IFS-Ansatz als für diese Arbeit geradezu ideal geeignet, weil er den verletzten Anteilen, die mit den Nachwirkungen wiederholter relationaler Verletzungen fertig zu werden versuchen, zu Linderung und Heilung verhelfen kann.

Entwicklungstrauma

Es gibt zwei Arten, Entwicklungstraumata zu verstehen, von denen die eine verbreiteter und allgemein anerkannter ist. Dabei handelt es sich um das relationale oder komplexe Trauma, das in der Kindheit entsteht und das im deutschen Sprachraum unter dem Namen *Entwicklungsbezogene Traumafolgestörung* (van der Kolk 2005) bekannt ist. Diese Sicht des Entwicklungstraumas wird durch die vom US-amerikanischen Krankenversicherer *Kaiser Permanente* und den *Centers for Disease Control and Prevention* durchgeführte ACE-Studie gestützt, in deren Rahmen 11 Prozent der Teilnehmenden über emotionale Mißhandlung in der Kindheit, 30 Prozent über körperliche Mißhandlung und 20 Prozent über sexuellen Mißbrauch berichteten (Felitti et al. 1998). Weiterhin berichteten 24 Prozent über Alkoholmißbrauch in ihren Ursprungsfamilien, 19 Prozent waren den psychischen Erkrankungen von Familienmitgliedern ausgesetzt, 13 Prozent hatten miterlebt, daß ihre Mutter verprügelt wurde, und 5 Prozent berichteten über Drogenmißbrauch in der Ursprungsfamilie. Diese Zahlen sind beängstigend und liegen erheblich höher, als wir bisher angenommen hatten.

Felitti und Kollegen stießen auch auf eine starke Korrelation zwischen dem ACE-Wert von Menschen und negativen gesundheitlichen Entwicklungen in späteren Jahren, beispielsweise in Form von Depression, Suizidversuchen, Alkoholismus, Drogenmißbrauch, sexueller Promiskuität, häuslicher Gewalt, Zigarettenrauchen, Fettleibigkeit, körperlicher Inaktivität und Geschlechtskrankheiten. Darüber hinaus bestand bei Menschen mit einem hohen ACE-Wert eine erhöhte Gefahr von Herzerkrankungen, Krebs, Diabetes, Knochenbrüchen und Lebererkrankungen. Diese beängstigenden Ergebnisse stehen im Einklang mit der Sicht von Gabor Maté, dem Autor des Buches *Wenn der Körper nein sagt*, nach dessen Auffassung die meisten körperlichen und psychischen Probleme durch Traumata verursacht werden.

Eine andere Möglichkeit des Umgangs mit Entwicklungstraumata besteht darin zu fragen: *In welcher Entwicklungsphase ist das Trauma entstanden?* Diese Sicht fokussiert auf die Wirkung eines traumatischen Erlebnisses auf die Gehirnentwicklung, die Symptomentstehung und die psychiatrische Diagnose. Martin Teicher, der Leiter des *Developmental Biopsychiatry Research Program* der Harvard Medical School, hat in seinem Forschungslabor nachgewiesen, daß schlechte Behandlung in der Kindheit Struktur und Funktion des Gehirns verändert, je nachdem, um welche Art von Mißhandlung oder Mißbrauch es geht und in welcher Entwicklungsphase die Erlebnisse vorgekommen sind. Teichers

Forschungsgruppe hat »Phasen besonderer Anfälligkeit« identifiziert, in denen bestimmte Gehirnbereiche maximal durch bestimmte Arten von Traumata beeinträchtigt werden können. Beispielsweise wurde ein Zusammenhang zwischen verbalen Beschimpfungen und Veränderungen im auditiven Kortex und hinsichtlich der Sprachfähigkeiten festgestellt sowie eine Beziehung zwischen häuslicher Gewalt und Veränderungen im visuellen Kortex und im limbischen System. Die Untersuchungen in Teichers Labor zeigen, wie verschiedene Arten von Traumata in verschiedenen Entwicklungsstadien jeweils bestimmte Gehirnareale beeinträchtigen und unterschiedliche Symptome und psychische Störungen hervorrufen (Teicher & Samson 2016).

Ein weiterer Pionier der Erforschung von Entwicklungstraumata ist Bruce Perry, der Erfinder des *Neurosequentiellen Ansatzes der Traumatherapie.* Er beschäftigt sich damit, wie Traumata und Vernachlässigung die Biologie des Gehirns verändern und in der Kindheit die kognitive, behaviorale, emotionale, soziale und physiologische Entwicklung beeinflussen. Wenn wir uns weiter bemühen, die Gehirnbereiche zu identifizieren, die in verschiedenen Entwicklungsphasen durch unterschiedliche Arten von Traumata beeinträchtigt werden, können wir spezifische Interventionen entwickeln, die dazu beitragen, durch bestimmte Traumata entstandene physiologische Abnormitäten zu behandeln und eventuell rückgängig zu machen. Wir sollten uns darüber im klaren sein, daß wir nie aufhören, uns zu entwickeln. Ein traumatischer Verlust wirkt sich unterschiedlich aus, wenn wir zwölf, dreißig oder sechzig Jahre alt sind, weil das Erlebte jeweils anders auf unser Gehirn, den Körper und die emotionalen Fähigkeiten zum betreffenden Zeitpunkt wirkt.

Extreme oder dissoziative Traumata

Die letzte Art von Trauma, die hier erwähnt werden soll, sind extreme oder dissoziative Traumata. Ich persönlich verstehe Dissoziation als eine *Spektrumstörung,* was bedeutet, daß oft ein Spektrum unterschiedlicher dissoziativer Anteile existiert, angefangen mit den gutartigsten (z. B. einem Anteil, der zum Abdriften neigt) bis zu den extremsten (z. B. viele unterschiedliche Anteile, die voneinander getrennt zu sein scheinen und deren Erinnerungen oder zeitliche Orientierungen sich nicht überschneiden, so wie es bei einer DIS der Fall ist). Wenn ein Trauma vorliegt, sind dissoziative Anteile oft von extremer Art, weil sie auf eine Situation reagieren zu müssen glauben, in der es um Leben oder Tod geht, und von der sie sich dann entsprechend distanzieren oder der gegenüber sie sich empfindungslos machen, um ihr Überleben zu sichern. (Mehr hierzu später in Verbindung mit der Neurobiologie von PTBS und Dissoziation.)

Viele Therapeuten werden leicht von Klienten überwältigt, die mit einer DIS ringen, weil solche Menschen Meister der Täuschung sind und sich oft zunächst extrem verwirrend und dramatisch präsentieren und weil sie häufig ein scheinbar unauflösbares Dilemma nach dem anderen vorführen. Es ist wichtig, in solchen Fällen bei den IFS-Prinzipien zu bleiben und sich nicht zu sehr in das Drama hineinziehen zu lassen; einige Anteile fungieren als Beschützer, andere bewahren Wunden, und irgendwo tief innen trägt die Selbst-Energie zur Heilung des Schmerzes bei.

Die Tabelle auf der folgenden Seite faßt die unterschiedlichen Arten von Traumata zusammen.

Akute Belastungsstörung

- Löst sich innerhalb eines Monats auf.
- Wiedererleben von Traumaszenen, Vermeiden/Taubheitsempfindungen und Hyperarousal sind in diesem Fall normale Anpassungen.
- Benzodiazepine können die Gefahr der Entstehung einer chronischen PTBS erhöhen.

PTBS

- Die Symptome bleiben länger als einen Monat bestehen.
- Intrusive Bilder, Vermeiden, negative Überzeugungen, erhöhtes Arousal und Reaktivität
- Das erste Trauma bereitet das System auf die Entstehung einer chronischen PTBS vor.

Komplexe PTBS oder relationales Trauma

- Wiederholte interpersonale Traumatisierungen ohne jede Möglichkeit, ihnen zu entgehen
- Zentrale PTBS-Symptome, verbunden mit Schwierigkeiten bzgl. der Emotionsregulation, Beziehungsprobleme, Veränderungen bzgl. Aufmerksamkeit und Bewußtsein, negative Überzeugungen und somatische Belastungen
- Wird auch NNBDS genannt

Entwicklungstrauma

- Relationales Trauma in der Kindheit oder Entwicklungsbedingte Traumafolgestörung
- In welcher Entwicklungsphase ist dieses Trauma entstanden?
- Zwischen der betroffenen Gehirnregion und der Symptomerzeugung besteht eine Verbindung

Extreme oder dissoziative Traumata

- Dissoziative Identitätsstörung (DIS)
- Lebensgefahr und Flucht
- Dissoziationsspektrum

KAPITEL 3

Dauerhafte Heilung emotionaler Verletzungen

Das Modell

Ich halte das IFS-Modell hinsichtlich einiger Arten, die Heilung zu unterstützen, für einzigartig, und das gilt insbesondere für die Behandlung von Traumata. Außerdem entspricht diese Art zu arbeiten am besten meiner Persönlichkeit und meiner Auffassung über psychotherapeutische Arbeit. Es folgt nun eine kurze Beschreibung des IFS-Modells für alle, die diesen Ansatz noch nicht kennen. Einen umfassenderen Überblick unter Einschluß von Schritt-für-Schritt-Erklärungen, geeigneten Übungen und klinischen Beispielen finden Sie im Buch *Therapeutische Arbeit im System der Inneren Familie* (Anderson et al. 2017/2018).

Ich bewundere den Begründer des IFS-Ansatzes, Dick Schwartz, und daß er eine organische Weiterentwicklung des Modells zugelassen hat (und dies auch immer noch tut). Er hält unerschütterlich an dem fest, was seine Klienten ihm über ihre inneren Erlebnisse berichten. Dick hat die Entwicklung des IFS-Systems im Stil einer Graswurzelbewegung zugelassen, womit er als eine Art Modell fungiert hat.

Drei wichtige Anteile

Im IFS-Rahmen haben wir es in der Regel mit drei Arten von Anteilen zu tun: (1) mit Verbannten oder *verletzten Anteilen,* (2) mit Managern oder *präventiv agierenden Anteilen* und (3) mit Feuerbekämpfern oder *extremen, reaktiv agierenden Anteilen* (Schwartz & Sweezy 2020/2021). Jeder dieser drei Anteile ist ein normaler Aspekt oder eine normale Komponente der Persönlichkeit unseres Klienten, solange er sich nicht gezwungen sieht, innerhalb des Systems eine bestimmte

Rolle zu übernehmen (weil er infolge eines überwältigenden oder traumatischen Erlebnisses beschützen oder sich einer Verletzung annehmen muß). Wir bezeichnen in diesem Buch die Manager-Anteile als *präventiv agierende* und die Feuerbekämpfer als *reaktiv* oder *extrem agierende* Anteile und nennen die verbannten Anteile *verletzte* Anteile oder als *die Anteile, die den Schmerz bewahren.*

Die *präventiv agierenden Anteile* bezeichne ich oft auch als »unerkannte Helden«. Sie kümmern sich um unser Alltagsleben, arbeiten hart, sind oft erschöpft und werden nicht so gewürdigt, wie sie es eigentlich verdienen. Sie pausieren kaum und greifen deshalb gern zu Medikamenten, um sich ein wenig Linderung zu verschaffen. Häufige Beispiele für diese Kategorie sind Anteile, die gefällig sein möchten, die gemocht werden möchten, die sich lustig geben, zwanghaft sind, Konflikte vermeiden oder einen guten Eindruck zu machen versuchen. Gewöhnlich fällt solchen Anteilen die Entmischung schwer, weil sie »den Laden schmeißen«, und oft sagen sie etwas wie: »Was meinst du mit ›entmischen‹? Ich bin Lily.« Es gefällt ihnen, das Gefühl zu haben und den Eindruck zu erwecken, daß sie das Sagen haben.

Extreme oder reaktive Anteile kommen bei Klienten, die ein Trauma erlitten haben, häufig vor und sind für Therapeuten besonders schwierig. Vergessen Sie nie, daß extreme Umstände extreme Reaktionen erforderlich machen. Bei der Behandlung von relationalen Traumata, die oft lange bestehen, sich wiederholen oder sogar noch anhalten, erweisen sich reaktive Anteile häufig als zäh und wirken auf diejenigen, die mit ihnen konfrontiert werden, sehr stark triggernd. In den meisten meiner Konsultationen mit Psychotherapeuten geht es um deren eigene Anteile, die durch extreme Anteile von Klienten aktiviert wurden.

Die Gesellschaft, die Kultur sowie die Partner und Familienangehörigen hassen diese extremen reaktiven Anteile gewöhnlich (und das wissen die Anteile). Aber Fortbildungseinrichtungen und Konferenzveranstalter lieben sie, weil sie Therapeuten dazu bringen, ständig nach neuen Möglichkeiten zu suchen, an diesen besonders schwierigen Anteilen zu arbeiten. Beispiele sind schneidende Anteile, suizidale Anteile, sich betäubende oder dissoziierende Anteile, zum Substanzmißbrauch neigende, zuviel oder zu wenig essende, sich schämende, kritisierende oder Verbrechen begehende Anteile. Diese Liste ließe sich noch ziemlich lange fortsetzen.

Die vielen Anteile sind für mich einer der Hauptgründe dafür, daß ich dieses Buch geschrieben habe. Ich habe den Wunsch, Therapeuten bei ihrer Arbeit an der Überwindung von relationalen Traumata zu helfen; doch um einem Klienten bei seiner Heilung helfen zu können, müssen wir selbst ruhig, effizient, gefaßt und zuversichtlich sein, wenn wir extremen Anteilen begegnen, denn wir brauchen ihre Erlaubnis, uns mit der Verletzung zu beschäftigen.

Die *verletzten Anteile* sind die jungen, sensiblen und verletzlichen Aspekte unserer Persönlichkeit. Sie mußten mit dem Schmerz, dem Gefühl, im Stich gelassen worden zu sein, sowie mit Traurigkeit, Einsamkeit, Scham, Vernachlässigung und Mangel an Liebe fertig werden, weil wir mit alldem in für uns schmerzlichen und schwierigen Augenblicken konfrontiert werden können. Relationale Traumata können in der Kindheit durch ausfällige Bezugspersonen oder Rüpel in der Schule und im Erwachsenenalter durch Partner und Arbeitskollegen verursacht werden.

Schmerzhafte Erlebnisse kommen in vielen Formen zum Ausdruck. Anteile können mittels Körperempfindungen, Emotionen, Gedanken und Überzeugungen kommunizieren. Sie können offenbaren, was sie mit Hilfe von visuellen, auditiven oder anderen Sinnesmodalitäten bewahren. Therapeuten sollten ihren Klienten deshalb helfen, sich auf die Kommunikationsmethode einzustellen, die ein bestimmter Anteil bevorzugt. Beispielsweise können sie einem mittels Schall kommunizierenden Anteil *zuhören* oder einen Anteil, der sich visuell ausdrückt, *sehen*. Versucht ein Klient zu *hören*, was ein taktil orientierter Anteil durch *physische Empfindungen* ausdrückt, ist die Kommunikation beider nicht gut abgestimmt, und das gewünschte Resultat wird nicht erreicht.

Nach meiner Auffassung leben Verbannte hauptsächlich im impliziten Gedächtnis, und Flashbacks sind verletzte Anteile, die Bruchstücke dessen, was sie in ihrem Inneren bewahren, mit Hilfe eines ihrer fünf Sinne mitteilen. Verletzungen sind nicht entscheidend für das Wesen von Anteilen; helfen wir ihnen, sich von ihrer Last zu befreien, können sie wieder zu jenen liebevollen, amüsanten und kreativen Aspekten unserer Persönlichkeit werden, die immer da, aber aufgrund des erlebten Traumas zeitweise nicht zu erkennen waren.

Wir alle haben ein Selbst

Einer der wichtigsten Beiträge des IFS-Modells zur psychotherapeutischen Praxis ist die Würdigung des Selbst. Dick Schwartz hat die Selbst-Energie nicht erfunden, aber die Aufmerksamkeit auf sie gelenkt, indem er seinen Klienten mit offenem Herzen und echtem Interesse zuhörte.

Wir haben auch den Unterschied zwischen dem Selbst und den Anteilen herausgearbeitet. Es wurde bereits erwähnt, daß wir alle mit einem Selbst geboren werden, das über innere Weisheit und eine angeborene Heilungsfähigkeit verfügt. Man hat das Selbst auch als den zentralen Sitz des Bewußtseins bezeichnet – als unsere Seele, als einen spirituellen Raum, der mit Liebe, der Natur und dem Göttlichen verbunden ist. Das IFS-Modell benennt als die 8 C der Selbst-Energie (1) Ruhe *(calm)*, (2) Neugier *(curiosity)*, (3) Mitgefühl *(compassion)*, (4) Verbundenheit *(connectedness)*, (5) Kreativität *(creativity)*, (6) Klarheit *(clarity)*, (7) Mut *(courage)* und (8) Zuversicht *(confidence)* (Schwartz & Sweezy 2020/2021). Ich persönlich bezeichne das Selbst als einen *Seinszustand*, in den man wahrhaft eintritt, wenn man die Selbst-Energie spürt oder persönlich verkörpert. Menschen erleben sie unterschiedlich. Sie war für mich ein theoretisches Konstrukt, bis ich die Hälfte meines Level-2-Trainings absolviert hatte. Ich erinnere mich noch gut an den Moment, in dem ich das Selbst erstmals spürte. Es fühlte sich an wie eine kribbelnde Energie, verbunden mit einem Gefühl der Ruhe in meinem ganzen Körper.

Unterschiede zur phasenorientierten Traumabehandlung

Die meisten psychotherapeutischen Behandlungsverfahren für die Arbeit mit Traumatisierten folgen einem phasenorientierten Ansatz. Die *Expert Consensus Guidelines* für Komplexe PTBS des ISTSS beschreiben drei deutlich unterscheidbare und mittlerweile allgemein bekannte Phasen:

- In Phase 1 geht es darum, beim Klienten das Gefühl der Sicherheit zu stärken, seine Symptome zu verringern und wichtige emotionale, soziale und psychologische Kompetenzen zu verbessern.
- In Phase 2 werden unaufgelöste Aspekte der Erinnerungen von Klienten an ihre traumatischen Erlebnisse verarbeitet. Im Vordergrund steht hier die Überprüfung und Aufarbeitung traumatischer Erinnerungen, die in die adaptive Repräsentation des eigenen Selbst, der eigenen Beziehungen und der Welt integriert werden sollen.
- Phase 3, die Schlußphase der Behandlung, ist der Konsolidierung der Behandlungsresultate gewidmet, wobei es um den Übergang vom Behandlungsende zu einem stärkeren Engagement in bestehenden Beziehungen, im Beruf, in der Ausbildung und im Gemeinschaftsleben geht (Coitre et al. 2012).

Das IFS-Modell befürwortet bestimmte Schritte, die dazu beitragen, das gewünschte Resultat auf etwas andere Weise zu erreichen. Beispielsweise orientieren wir uns bei der Arbeit mit Beschützeranteilen an den 6 F: (1) **F**inden, (2) **F**okussieren, (3) Ausarbeiten *(flesh-out)*, (4) **F**ühlen *(feel toward)*, (5) Sich-vertraut-Machen *(befriend)* und (6) Finden der **F**urcht sowie an den sechs Schritten des Entlastungsprozesses *(unburdening)*: (1) Bezeugen, (2) Do-over, (3) Rückholung, (4) Entlasten, (5) Einladung und (6) Integration (Schwartz & Sweezy 2020/2021). Der IFS-Ansatz folgt aus verschiedenen wichtigen Gründen nicht dem phasenorientierten Modell. Zum Einen kann die Botschaft auf manche Beschützeranteile beunruhigend wirken. Beispielsweise stellt Phase 1 (Sicherheit, Stabilisierung) bestimmte Eigenschaften einiger Anteile stärker in den Vordergrund als andere. Ein Therapeut sagt vielleicht: »Es wäre sicher gut, wenn Sie mehr meditieren, gesünder essen und wieder mit einem Körpertraining beginnen.« Die suizidalen, depressiven und eßsüchtigen Anteile des Klienten entnehmen dem dann möglicherweise: »Was wir zu sagen haben und wie wir uns bemühen zu helfen, interessiert sie nicht.« *Phase 1 kann hart arbeitenden extremen Anteilen unabsichtlich zu verstehen geben, daß sie im Grunde nicht erwünscht sind.*

Ein anderer Unterschied zwischen dem IFS-Ansatz und der mit Phase 1 verbundenen Empfehlung, die eigene Kompetenz zu verstärken, besteht darin, daß wir im Sinne des IFS-Ansatzes glauben, daß jeder Mensch ein Selbst hat und daß wir alle mit dem, was wir brauchen, geboren sind (Schwartz & Sweezy 2020/2021). Die Selbst-Energie beinhaltet angeborene Heilungsfähigkeiten, die sich natürlicherweise entfalten. Viele Klienten glauben, unter einem inneren Mangel zu leiden. Deshalb rufen sie manchmal: »Ich bin fertig! Ich bin leer! Ich habe kein Selbst!« Ich antworte dann höflich: »Wir können uns darauf einigen, daß wir das unterschiedlich sehen. Ich glaube, daß Sie alles, was Sie brauchen, um Ihr Trauma zu heilen, in sich haben. Ich bin hier, weil ich Ihnen helfen will, *dazu in Kontakt zu treten*, nicht, es überhaupt erst zu entwickeln.«

Ein weiterer Unterschied zwischen dem IFS-Ansatz und dem phasenorientierten Ansatz besteht darin, daß das IFS-Modell eine Möglichkeit des direkten Umgangs mit überwältigenden Gefühlen erschließt (siehe hierzu Kapitel 9), im Gegensatz zum Entwickeln von Stärken und Ressourcen, die der Klient benutzen kann, um mit der Intensität der Traumanachwirkungen fertig zu werden. Dick Schwartz hat uns beigebracht, daß ein Anteil, der überwältigende Gefühle bewahrt, wenn wir direkt mit ihm sprechen und ihn bitten, den Klienten nicht zu überwältigen, auf diese Bitte eingehen wird, um selbst Hilfe zu erhalten und eine Entlastung zu erleben.

Und schließlich lehrt das IFS-Modell, daß wir belasteten Anteilen helfen, sich von ihren traumatischen Empfindungen zu lösen, und ihnen so die Rückkehr zu ihrer Existenz vor dem Erleben des belasteten Zustandes zu ermöglichen. Dies unterscheidet sich von der phasenorientierten Behandlungsmethode des Verarbeitens, Überprüfens und Neubewertens der traumatischen Erinnerungen mit dem Ziel, das Erlebte in eine adaptive Selbst-Repräsentation zu integrieren. In einem Gespräch bezeichnete Dick Schwartz das IFS-Modell als Einschränkungsauflösungsmodell *(constraint-release model)* im Gegensatz zu einem Überprüfungs-Neueinschätzungsmodell *(review-reappraisal model)* der Heilung.

Ich erinnere mich noch an meine erste Begegnung mit dem IFS-Ansatz anläßlich eines Einführungs-Workshops, den Dick Schwartz während einer der alljährlichen Traumakonferenzen von Bessel van der Kolk veranstaltete. Ich hatte schon einige Jahre als Traumatherapeut gearbeitet und kannte das Konzept der Anteile. Unser Ziel war, Klienten zu helfen, ihre traumatischen Erlebnisse zu verarbeiten und ihre Anteile zu harmonischer Zusammenarbeit zu befähigen – im Einklang mit dem phasenorientierten Ansatz. Als ich Dick über das Heilen von Verletzungen sprechen und ihn sagen hörte, es gehe darum, Anteile aus der Vergangenheit in die Gegenwart zu holen, verhalf mir das zu einer wichtigen Erkenntnis. Dies war eine für unseren Bereich völlig neue Idee. Ich war vom ersten Augenblick an sehr angetan davon und wollte unbedingt mehr darüber erfahren.

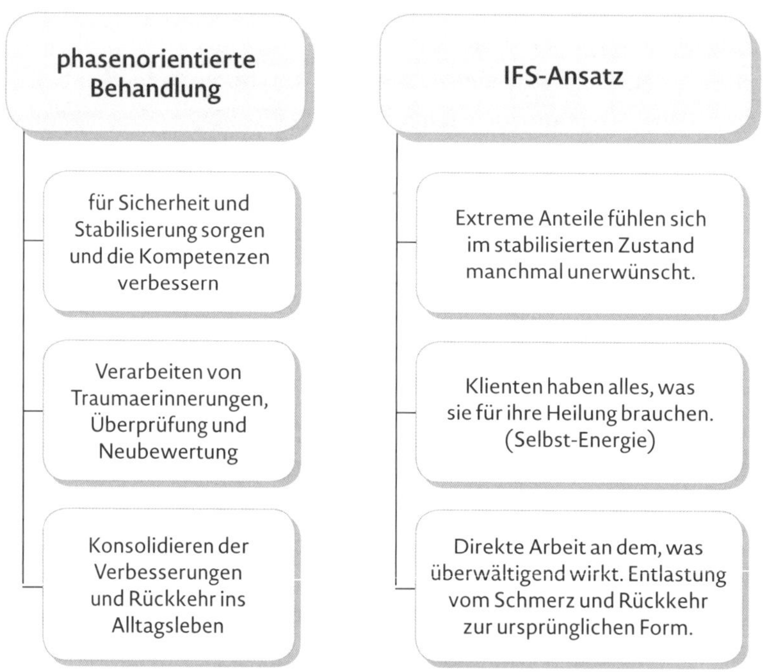

KAPITEL 4

Das IFS-Modell in den eigenen Behandlungsansatz integrieren

Verschiedene Möglichkeiten der Traumabehandlung

Bei der Behandlung einer Komplexen PTBS können verschiedene psychotherapeutische Ansätze von Nutzen sein, darunter IFS, EMDR, *Sensumotorische Psychotherapie* (SP), *Somatic Experiencing* (SE) und *Accelerated Experiential Dynamic Processing* (AEDP). Die meisten dieser Modelle gehen über den rein kognitiven Bereich hinaus und werden als experientielle (erlebensbasierte) Therapien bezeichnet, was bedeutet, daß Körper, Emotionen und Beziehungen dabei von zentraler Bedeutung sind und daß die Klienten selbst über die für ihre Heilung erforderlichen Ressourcen verfügen.

Viele Therapeuten, die in der Lage sein wollen, eine Komplexe PTBS effektiv zu behandeln, erlernen mehrere der genannten Behandlungsmöglichkeiten. Die meisten entwickeln letztlich ihr individuelles Verfahren, in der Regel ein Gemisch unterschiedlicher Aspekte der existierenden Modelle, die wir auf unsere persönliche Art kombinieren, um erfolgreich mit Klienten arbeiten zu können.

Integration des IFS-Ansatzes: Wir alle haben unser eigenes Modell

Ich verbinde den IFS-Ansatz mit anderen Behandlungsmodellen, indem ich vom IFS-Rahmen ausgehe und ihn mit verschiedenen Aspekten anderer Modelle kombiniere. Beispielsweise nehme ich an, daß jeder Mensch verschiedenartige Anteile hat, darunter Beschützer und Anteile, die Verletzungen bewahren, und daß wir alle über innere Weisheit verfügen und in der Lage sind, unsere Verletzungen zu heilen: Dies alles ermöglicht uns das Selbst. Allerdings sollten Sie als Therapeut keine Intervention initiieren, ohne die Anteile des Klienten um Erlaubnis gebeten zu haben. Sie können im Rahmen Ihrer Arbeit unterschiedliche Methoden anwenden und Ihre über die Jahre gesammelte klinische Erfahrung nutzen, aber Sie sollten bei deren Einbeziehung in die Behandlung sehr sorgsam vorgehen. Dazu müssen Sie sich von Ihren eigenen Plänen und Deutungen lösen und der inneren Weisheit Ihrer Klienten vertrauen. *Tun Sie nichts, ohne zuvor alle beteiligten Anteile um Erlaubnis gebeten zu haben.*

Nehmen wir beispielsweise an, Sie wollen ein EMDR-Protokoll für einen besonders störrischen Beschützer-Anteil, der sich nicht separieren will, entwikkeln, um mit einem anderen Anteil, der eine starke physische Aktivierung zu bewahren scheint, somatisch zu arbeiten, oder Sie wollen mit einem Anteil, der an einer verzerrten Überzeugung festhält, kognitiv-behavioral arbeiten. Sie könnten aber auch mit einem jungen verletzten Anteil, der sich verzweifelt nach Verbundenheit sehnt, im Sinne des *Accelerated Experiential Dynamic Processing* (AEDP), einer Art relationaler Therapie, arbeiten wollen. Vergessen Sie niemals, den Klienten zu bitten, zu überprüfen, ob seine Anteile bereit sind, sich zu separieren, und stellen Sie vor Beginn der Arbeit sicher, daß alle Anteile ihr Einverständnis signalisiert haben.

Ich persönlich habe zunächst ein EMDR-Training und später eine Ausbildung in Sensumotorischer Therapie absolviert. Nachdem ich den IFS-Ansatz kennengelernt hatte, fiel mir auf, daß es in praktisch jedem EMDR-Protokoll, das ich entwickelte, um einen Beschützer-Anteil ging, der nicht bereit war, sich zu separieren. Beim Identifizieren negativer Kognitionen im Rahmen der EMDR-Arbeit konzentrierte ich mich stets zunächst auf Beschützer betreffende Überzeugungen (beispielsweise: »Ich bin wütend« oder: »Ich bin Alkoholiker«), nicht auf die Überzeugungen von Verbannten (beispielsweise. »Ich bin es nicht wert, geliebt zu werden« oder: »Ich bin wertlos«). Ich stellte fest, daß es bei Versuchen, ein EMDR-Protokoll mit verletzten Anteilen durchzuarbeiten, ohne die Genehmigung der Beschützer-Anteile eingeholt zu haben, zu unerwünschten Abreaktionen oder zu Gegenreaktionen von Beschützern kam.

Das gleiche erlebte ich mit der Sensumotorischen Psychotherapie. Arbeitete ich mit einem Klienten an einem Körperbereich, bemerkte ich auch dabei, daß ich es mit einem bestimmten Beschützer-Anteil zu tun hatte. Ich beobachtete genau, wie sich dieser Anteil im Körper meines Klienten verhielt, wie er in Form physischer Empfindungen zum Ausdruck kam und welche Bewegungen er ausführen mußte, um sich von dem, was er festhielt, zu befreien. Zu Beginn meiner IFS-Arbeit wechselte ich oft zum EMDR- oder SP-Ansatz, wenn ich nicht mehr weiterkam oder meinem Klienten durch die IFS-Therapie nicht weiterhelfen konnte. Doch als ich in der Anwendung der IFS-Methode kompetenter wurde, brauchte ich mich immer weniger auf andere Modalitäten zu verlassen, um Klienten zu helfen, ihre emotionalen Verletzungen zu heilen.

Was ist für die Heilung wichtig?

Wir werden uns nun für einen Moment von der Auswahl eines bestimmten Behandlungsmodells abwenden. Ich habe viel darüber nachgedacht, welche Elemente für die Traumaheilung entscheidend sind. Warum erreichen manche Klienten dieses Ziel relativ leicht, während andere Jahrzehnte brauchen, um sich von ihren Belastungen zu befreien? Welche Rolle spielen dabei die innere Fähigkeit des Betreffenden und die Schwere des erlebten Traumas? Welche Elemente sind für eine dauerhafte Heilung unverzichtbar?

Ich habe bei den meisten Klienten beobachtet, daß für eine erfolgreiche Traumabehandlung die Separierung (Entmischung) entscheidend ist. *Beim* eigenen Erleben statt *darin* zu sein ist offenbar eine Schlüsselkomponente der Heilung. Ich habe bei meiner klinischen Arbeit immer wieder beobachtet, daß *bei einem Reenactment nichts geschieht, was von therapeutischem Wert ist.* Neuroplastizität beinhaltet, daß ein neuronales Netzwerk bei jedem Feuern gestärkt wird und wächst. Folglich kommt es auch beim Wiedererleben oder bei einer Reinszenierung *(Reenactment)* in durch ein Trauma dysregulierten neuronalen Netzwerken zu einer Verstärkung. Sorgsames Separieren hingegen kann die erforderliche Distanz und eine Umgebung schaffen, in der Heilung möglich wird. IFS, EMDR, SE und SP beinhalten gleichermaßen, daß »Mit-Sein« wichtig ist. Beispielsweise spielt bei der EMDR-Arbeit die Maxime »Sitze im Bus, und betrachte, wie das Trauma vorüberzieht« eine Rolle. Die Sensumotorische Psychotherapie rät Klienten, sich vom Inhalt der Geschichte zu lösen und sich auf die eigenen körperlichen Empfindungen zu konzentrieren. Der IFS-Ansatz hält die Anteile dazu an, zurückzutreten, sich zu entspannen und die Separierung vom Selbst zuzulassen.

Wir wissen auch, daß die therapeutische Beziehung und die Qualität der Verbindung zwischen Therapeut und Klient sehr wichtig ist. Indem wir das erforderliche Behagen hervorrufen, ermöglichen wir verletzten Anteilen, ihre Verletzlichkeit einzugestehen und so ihre Genesung vom Trauma zu ermöglichen.

TEIL II

Die IFS-Technik

Mit Beschützer-Anteilen arbeiten

KAPITEL 5

Der Anfang und die dabei erforderlichen Schritte

Der Beginn einer IFS-Sitzung

Ich werde häufig mit Fragen wie den folgenden konfrontiert: »Führen Sie irgendeine Form von Psychoedukation über das IFS-Modell durch, bevor Sie mit einem Klienten arbeiten?« Und: »Wie beginnen Sie typischerweise eine Sitzung?« In der Regel erkläre ich das IFS-Modell nicht, bevor ich mit Klienten arbeite, und meist beginne ich eine Sitzung so wie die meisten Therapeuten. Ich stelle zunächst offene Fragen wie »Weshalb sind Sie heute zu mir gekommen?« oder »Wie kann ich Ihnen helfen?«. Ich bin meist neugierig darauf, die verschiedenen Anteile eines Klienten kennenzulernen; außerdem interessieren mich die auftauchenden Systeme; und ich hoffe, eine Liste der bestehenden Verletzungen zusammenstellen und eine Reihenfolge erforderlicher Heilungen festlegen zu können, sobald sich die Verbannten zu erkennen geben.

Zunächst formulieren Klienten meist Beschwerden – Äußerungen wie: »Ich bin so froh, daß ich einen Termin bei Ihnen bekommen habe. In letzter Zeit habe ich große Schwierigkeiten mit meinen Kindern. Sie sind in einem sehr anstrengenden Alter, und ich komme mit der Situation nicht besonders gut zurecht. Meine Frau und ich sind sich auch nicht immer einig darüber, wie wir mit den Problemen umgehen sollen; deshalb streiten wir in letzter Zeit häufig. Zu allem Überfluß hat sich meine Mutter auch noch die Hüfte gebrochen. Ich bin durch all die anderen Probleme, mit denen ich mich momentan herumschlagen muß, sehr gestreßt.«

Dann antworte ich etwas wie: »Das kann ich alles gut verstehen. Ich möchte mich aber vergewissern, ob ich alles richtig verstanden habe: Ein Anteil von Ihnen kommt mit Ihren Kindern nicht so gut klar, wie er es gern möchte; ein anderer Anteil streitet in letzter Zeit häufiger mit Ihrer Frau; und ein dritter Anteil von Ihnen ist besorgt, ob er sich ausreichend um Ihre Mutter kümmern kann. Ist das soweit richtig?«

»Ja, genau«, antworten Klienten dann oft.

Ich empfehle, sich die Beschwerden von Klienten genau anzuhören. Anschließend wiederhole ich das Vorgebrachte in der Art, wie der Klient selbst es sprachlich ausdrückt, und achte darauf, daß er sich gehört und geschätzt fühlt. Dabei benutze ich in Zusammenhang mit jedem der vorgebrachten Probleme das Wort »Anteil«. (»Ein Teil von Ihnen ringt mit seinen elterlichen Pflichten.«) Auf diese Weise versuche ich, Klienten mit der Vorstellung vertraut zu machen, daß sie verschiedene Anteile haben. In der Regel nehmen sie an dieser Verfahrensweise keinen Anstoß.

Anschließend frage ich: »Mit welchem Problem möchten Sie sich zuerst beschäftigen?« Oder: »Welcher Anteil bereitet Ihnen momentan die größten Probleme?« Ich suche nach einem Ziel-Anteil, wobei ich den Klienten oft empfehle, *nach innen zu gehen und sich umzuschauen.* »Nach innen gehen« ist ein weiterer neuer Begriff, mit dem sie sich beschäftigen müssen.

Klienten reagieren darauf oft mit der Frage »Was meinen Sie mit ›nach innen gehen‹?«

Ich antworte dann: »So etwas wie: ›Was sagt Ihr Bauch Ihnen?‹« Oder: »Was haben Sie für ein Gefühl, wo Sie anfangen sollten?« Die meisten Menschen wissen, was dies bedeutet, und richten ihre Aufmerksamkeit daraufhin nach innen.

Durch diese Vorgehensweise haben wir die IFS-Therapie erfolgreich eingeleitet – ohne jede Psychoedukation über die IFS-Methode.

Die 6 F

Sobald Sie mit Ihrem Klienten zusammen einen Ziel-Anteil identifiziert haben, beginnt das manchmal komplizierte Bemühen um den Zugang zur Verletzung. Das ist meist schwierig, insbesondere wenn Klienten extreme Traumata und Vernachlässigung erlebt haben. Therapeuten sind dann oft frustriert, verlieren das Selbstvertrauen und greifen auf ihre alte Art therapeutischer Arbeit zurück.

Das übergeordnete Ziel von Beschützer-Anteilen ist, die erlittene Verletzung zu verbergen. Sie tun alles, um abzulenken, zu verwirren und Annäherungen an den Schmerz verbannter Anteile zu vermeiden. Nehmen Sie es nicht persönlich, wenn sich ein Klient anders verhält, als Sie es ihm empfohlen oder sich gewünscht haben. Versuchen Sie dann, Ihr Ziel im Auge zu behalten, und bedenken Sie, daß Beschützer-Anteile das Gefühl haben können, Sie hätten etwas vor, das ihren eigenen Vorstellungen und Zielen entgegengerichtet ist: den Schmerz fernzuhalten.

Wenn wir es mit mehreren Beschützer-Anteilen zu tun haben, müssen wir herausfinden, welchen unter ihnen das System des Klienten als Ziel ausersehen hat, wohl wissend, daß alle Beschützer-Anteile eine verborgene Verletzung abschirmen. Wir helfen dem Klienten dann, den Anteil separat kennenzulernen, sich mit dem System, mit dem er verbunden ist, vertraut zu machen, und unterstützen ihn bei der Separierung vom Selbst.

Sobald wir eine innere Beziehung hergestellt haben, sollten wir uns darauf konzentrieren, eine Vertrauensbeziehung zwischen dem Selbst des Klienten und dem spezifischen Anteil zu fördern. Wir nutzen die Heilkraft der Selbst-Energie, um Klienten Liebe, Klarheit und Mitgefühl dem Ziel-Anteil gegenüber auszudrücken, wenn er sich im Laufe einer Sitzung zeigt. Nach dem Aufbau einer Sicherheit vermittelnden Beziehung helfen wir dem Klienten, sich mit der Aufgabe des Anteils und der damit verbundenen Furcht vertraut zu machen. Dabei sind wir uns darüber im klaren, daß zwischen der Furcht und der Verletzung oft eine wichtige Verbindung besteht. Sobald wir die Furcht und die Verletzung erkannt haben, bemühen wir uns um einen anderen Umgang mit der Situation, indem wir den Beschützern anbieten, ihnen bei der Heilung der Verletzung, die sie beschützen, zu helfen. *Unser aufrichtiges Bemühen, sich die positive Intention der Beschützer-Anteile anzuhören und sie zu verstehen, trägt erheblich dazu bei, diese Anteile davon zu überzeugen, daß sie uns erlauben, zum verletzten Anteil in Kontakt zu treten.* Es spielt keine Rolle, mit welchem Beschützer-Anteil wir zuerst arbeiten, weil sie alle mit Verletzungen verbunden sind.

Es folgt eine wichtige Darstellung der »6 F« und der Schritte, die zur Identifikation der Beschützer-Anteile und zur Arbeit mit ihnen führen. Nutzen Sie diese Graphik, um sich die Schritte Ihrer Arbeit mit Klienten zu merken. Sie können auch das *IFS Skills Training Manual* (dt.: *Therapeutische Arbeit im System der Inneren Familie* – Anderson et al. 2017/2018) zu Rate ziehen, um mehr über die Grundlagen des IFS-Modells zu erfahren. In diesem Buch finden Sie Schritt-für-Schritt-Erklärungen, verbunden mit leicht anwendbaren Übungen und Fallbeispielen.

1. Finde den Anteil.	• Identifiziere den Ziel-Anteil. • Wo in oder im Umfeld Ihres Körpers ist er lokalisiert?
2. Fokussiere darauf.	• Helfen Sie den Klienten, innerlich den Fokus ihrer Aufmerksamkeit zu verändern.
3. Arbeite ihn aus. (Flesh it out.)	• Wie erkennt der Klient den Anteil? • Unterstütze das Separieren oder Entmischen.
4. Fühle bezogen darauf. (Feel toward it.)	• Wie fühlt sich der Klient dem Anteil gegenüber? • Diese Frage zielt auf die Erschließung der Selbst-Energie.
5. Mache dich damit vertraut. (Befriend it.)	• Begründen Sie eine innere Beziehung zwischen dem Selbst und dem Anteil. • Finden Sie etwas über seine Aufgabe und seine positive Intention heraus.
6. Welche Furcht ist damit verbunden?	• Fragen Sie den Anteil: »Was, fürchtest du, könnte passieren, wenn du nicht mehr …?« • Wenden Sie sich den Ängsten des Beschützers zu, damit er Ihnen erlaubt, die Verletzung zu kontaktieren.

Erweitern der 6 F bezogen auf die Trauma-Arbeit

Eine der Schwierigkeiten, mit denen sich IFS-Therapeuten konfrontiert sehen, besteht in der Notwendigkeit, mit Beschützer-Anteilen zu verhandeln, damit sie die Annäherung an den Verbannten-Anteil zulassen. Trauma-Beschützer sind gerissen, hartnäckig und manchmal sogar gefährlich. Es erfordert einiges an über die Grundlagen hinausgehendem Können, sich im Labyrinth der mit einem Trauma verbundenen Beschützer-Anteile zurechtzufinden.

Ich ordne die 6 F gerne drei unterschiedlichen Bereichen zu. *Erstens* geht es darum, *einen Ziel-Anteil zu identifizieren und eine Separierung oder Entmischung zu erreichen* (d. h., die ersten drei Schritte der 6 F zu vollziehen). *Zweitens* geht es nach erfolgreichem Abschluß dieses ersten Teils darum, Klienten zu helfen, zu ihrer *Selbst-Energie* in Kontakt zu treten – was im Falle einer Komplexen PTBS, aber auch bei Vernachlässigung und im Falle einer DIS – Themen, mit denen wir uns später in diesem Buch beschäftigen – nicht einfach ist. *Drittens* geht es darum, *die innere Beziehung aufzubauen und festzustellen, welche Aufgabe der Ziel-Anteil erfüllt und was er fürchtet.* Nach meiner Erfahrung verhindert die Unterteilung der 6 F in diese drei Komponenten, daß man bei der Arbeit in die Irre geht oder in Verwirrung gerät. Beschützer-Anteile wollen Sie von diesen schmerzhaften Orten fernhalten und tun deshalb alles in ihrer Macht Stehende, um dies zu erreichen.

Im folgenden Diagramm werden die 6 F in die drei soeben erläuterten Komponenten unterteilt, und ihre jeweilige Hauptfunktion wird erläutert.

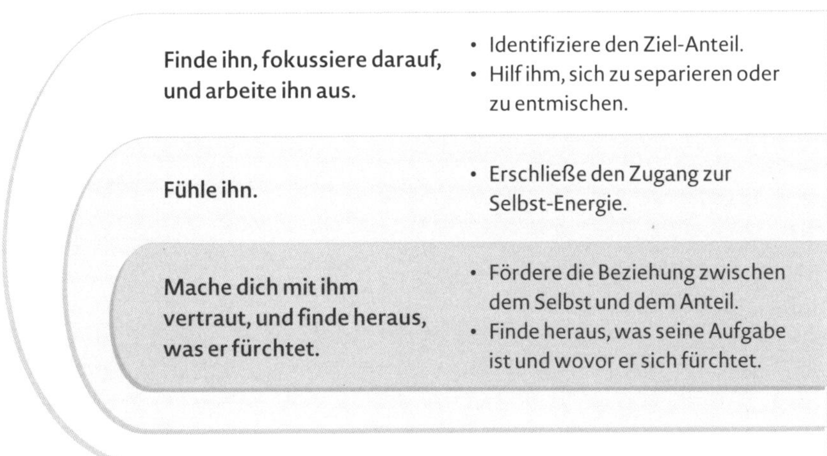

Sobald Sie mit den 6 F vertraut sind und sich mit ihnen wohlfühlen, müssen Sie in der Regel noch weitere Kenntnisse sammeln, bevor die Beschützer-Anteile Ihnen erlauben, zu der Verletzung Kontakt herzustellen; dies gilt insbesondere, wenn Ihre Arbeit auf Anteile gerichtet ist, die mit einem komplexen Trauma verbunden sind. Ich nenne diese zusätzlich erforderlichen Fertigkeiten *Jenseits der 6 F,* und wir werden in Kapitel 9 mehr darüber erfahren.

KAPITEL 6

Die ersten drei Schritte

Identifizieren des Ziel-Anteils und wie man ihn beim Separieren unterstützt

Identifizieren des Ziels: Am Anfang steht das Validieren

Wie bereits erläutert, dienen die ersten drei Schritte der 6 F – Finden, Fokussieren und Ausarbeiten – dazu, den Ziel-Anteil zu identifizieren und ihn bei der Separierung oder Entmischung zu unterstützen. Das ist oft schwieriger als erwartet, insbesondere bei Vorliegen einer Komplexen PTBS. Bedingt durch die Intensität ihres Traumas verbringen Klienten oft viel Zeit *in* ihren Anteilen, wobei sie von einer Krise und einem Beschützer-Anteil zu den nächsten wechseln und dabei kaum Zugang zur Selbst-Energie haben.

Die Identifikation des Ziel-Anteils kann sehr schwierig und frustrierend sein, insbesonders wenn ein Klient häufig in seinem Erleben getriggert wird. Für Klienten im vermischten Zustand kann es sehr wichtig, aber oft auch schwierig sein, ihr Erleben im gegenwärtigen Augenblick zu validieren und anzuerkennen, insbesondere wenn es sich um eine mehr oder minder verzerrte Version des Geschehens in der Realität handelt. In der Regel ist es nicht völlig unbegründet, wenn eine Situation triggernd wirkt. Würdigt man die Erlebensweise eines Anteils gleich zu Beginn, erhält man später eher die Erlaubnis zur Kontaktaufnahme mit dem Ziel-Anteil.

Mir persönlich fällt es schwer, die Anteile meiner Klienten zu würdigen, insbesondere wenn die Betreffenden getriggert werden und ihre traumatisierten Anteile eine verzerrte Sicht von mir haben. Beispielsweise habe ich einmal einen Klienten sagen hören: »Ich habe gesehen, daß Sie genau in diesem Moment weggeschaut haben. Sie haben wohl gar kein Interesse, mich als Klienten anzunehmen. Die meisten meiner früheren Therapeuten haben gesagt, ich sei ein Borderline-Fall. Ich bin mir ziemlich sicher, daß Sie das genauso sehen.«

Sind meine eigenen Anteile nicht aktiviert und ich bin mit meiner Selbst-Energie in Kontakt, kann ich in solchen Situationen antworten: »Es klingt, als machte sich ein Anteil von Ihnen Sorgen, ich könnte Sie nicht mögen oder wäre nicht bereit, mit Ihnen zu arbeiten. Ist das so?« Aktiviert die Verzerrung jedoch meine eigenen Anteile, antworte ich manchmal: »So fühle ich mich aber gar nicht. Ich kenne mich recht gut, und wenn Sie es möchten, sage ich Ihnen gern, was ich empfinde.«

Der Versuch, eine Verzerrung zu korrigieren, bringt die Anteile des Klienten noch stärker in Rage, während eine Validierung in der Regel positiver wirkt und effektiver ist, die Anteile besänftigt und dem Selbst das Auftauchen erleichtert.

Den Ziel-Anteil zu identifizieren beinhaltet, ihn zu kennen, zu sehen und zu würdigen, auch wenn seine Sicht der Dinge weitgehend aus einer anderen Zeit und von einem anderen Ort stammt. Die Identifikation eines Ziel-Anteils ist der erste Schritt auf dem Weg zur Entmischung. Durch das Erkennen, Validieren und Benennen des Ziel-Anteils wird die Wahrscheinlichkeit verringert, daß der Klient in seinem Erleben im Zustand der Vermischung verbleibt. Dies ermöglicht die weitere Exploration und Separierung und erleichtert es dem Ziel-Anteil, zum Selbst in Kontakt zu treten. Entscheidend für uns als Therapeuten ist zu verhindern, daß wir durch die Verzerrung getriggert werden, so ungeheuerlich Ihnen diese im betreffenden Moment auch erscheinen mag.

Geist und Gehirn

Neurowissenschaftliche Untersuchungen können zu verstehen helfen, wie unterschiedliche Anteile zum Ausdruck gelangen. Dies erschließt Therapeuten zusätzliche Möglichkeiten, traumabedingte Verzerrungen zu erkennen und zu validieren, die in der Regel mit getriggerten Anteilen in Verbindung gebracht werden. Mir gefällt, wie uns Dan Siegels Arbeit hilft, den Unterschied zwischen Geist und Gehirn besser zu verstehen – was verschiedene Implikationen für den IFS-Ansatz hat. Siegel beschreibt den Geist als einen verkörperten und relationalen, selbstorganisierten emergenten Prozeß, der den Fluß von Energie und Information regelt (Siegel 2017/2017). Außerdem erklärt er, daß es beim Geist um Energie gehe und daß der Präfrontalkortex (PFK), der vordere Teil des Gehirns, der Emotion und Kognition vermittelt, den Energiefluß zu steuern helfe.

Ich bin davon überzeugt, daß wir als Therapeuten hauptsächlich am Geist arbeiten und daß dieser auf das Gehirn einwirken und es verändern kann. Bitten wir Klienten, auf ihr Herz zu fokussieren, oder hören wir, daß sie ein von ihrem ängstlichen Anteil ausgehendes kribbeliges Gefühl im Magen beschreiben, so ermöglicht ihr PFK dies. Der Geist kann Zustände wechseln oder verändern, und darauf verlassen wir uns bei der IFS-Arbeit, wenn wir einen Anteil bitten, in den Hintergrund zu treten und sich zu separieren oder von einem Zustand (oder Anteil) in einen anderen zu wechseln. Auch die Imagination findet im Geist statt, und sie hat einen starken Einfluß auf die Neuroplastizität (Doidge 2007/2008).

Norman Doidge und andere haben uns zu verstehen geholfen, daß das Gehirn sich aufgrund der *Neuroplastizität* verändern kann. Als ich Mitte der 1980er Jahre Medizin studierte, war das noch nicht bekannt. Wenn wir etwas erleben, feuern in unserem Gehirn Neuronen, und dieses Feuern stärkt vorhandene und erzeugt neue Synapsen (Doidge 2007/2008). Wir wissen auch, daß wir aufgrund eines *Neurogenese* genannten Prozesses neue Nervenzellen entwickeln können. Erfüllt das Nervensystem reibungslos und harmonisch seine Aufgaben, bezeichnet Dan Siegel dies als *neuronale Integration* und erklärt es zur Grundlage einer gesunden Selbstregulation (Siegel 2017/2017). Ich persönlich bezeichne dies als mentale Gesundheit.

Geht es beim Geist um Funktion, so geht es beim Gehirn um Struktur. Anders als die Imagination und der Geist besteht das Gehirn aus Nervenzellen, Dendriten (den Auswüchsen der Nervenzellen), Synapsen (dem Raum zwischen Nervenzellen) und Neurotransmittern (den chemischen Stoffen, die den Nervenzellen ermöglichen zu kommunizieren). Zu bedenken ist auch, daß das Nervensystem nicht nur im Gehirn, sondern im ganzen Körper gegenwärtig ist.

Schon allein das Gehirn umfaßt 85 Milliarden Neuronen, 100 Billionen Synapsen und 100 chemische Neurotransmitter. Psychopharmaka wirken hauptsächlich auf fünf Neurotransmitter ein, nämlich auf Dopamin, Noradrenalin, Serotonin, Glutamat und GABA.

Von Neuronen zu neuronalen Netzwerken und Anteilen

Wir wissen, daß sich Neuronen zu sogenannten *neuronalen Netzwerken* verbinden. Durch deren Kommunikation im Gehirn entstehen Gedanken, Gefühle, körperliche Empfindungen und komplexe Handlungen.

Ein für traumatisierte Klienten besonders wichtiges neuronales Netzwerk ist das sogenannte vertikale Netzwerk, das einige auch Top-down-/Bottom-up-Netzwerk nennen. Es befördert Input aus dem Körper ins Gehirn, wo emotionale, kognitive und physische Informationen zusammengefaßt werden. Das Resultat gelangt zum PFK, der die Informationen integriert und verarbeitet, bevor er über eine angemessene Reaktion entscheidet. Diese Information gelangt zurück in den Körper. Das folgende Diagramm ist eine Darstellung des vertikalen Netzwerks. Wir werden uns ihm noch einmal zuwenden, wenn wir uns mit der Neurobiologie der PTBS befassen.

Trauma-Netzwerke können machtvoll sein und sehr starke Sichtweisen, Wahrnehmungen und Emotionen bewahren. Nach Louis Cozolino stammt der größte Teil des Inputs, der zum Cortex gelangt, aus Bereichen in unserem Gehirn. Wir suchen nach Bestätigung für unsere bisherigen Überzeugungen, und diese basieren hauptsächlich auf der Angst, die uns dazu bringt, Gefahren zu vermeiden (Cozolino 2010). Dies entspricht dem, was ich bei der Arbeit mit Klienten erlebe, die in ihrem Trauma gefangen sind und die alles Geschehen in der Gegenwart im Sinne ihrer Vergangenheit deuten. Im Gegensatz zum Betrachten der Welt durch eine »rosarote Brille« geht es hier eher um das Betrachten durch eine »traumagefärbte Brille«.

Therapeuten sollten solche traumabedingten Verzerrungen anerkennen und würdigen, weil sie dann eher abklingen. Bei Klienten, die früher Erlebtes durch-

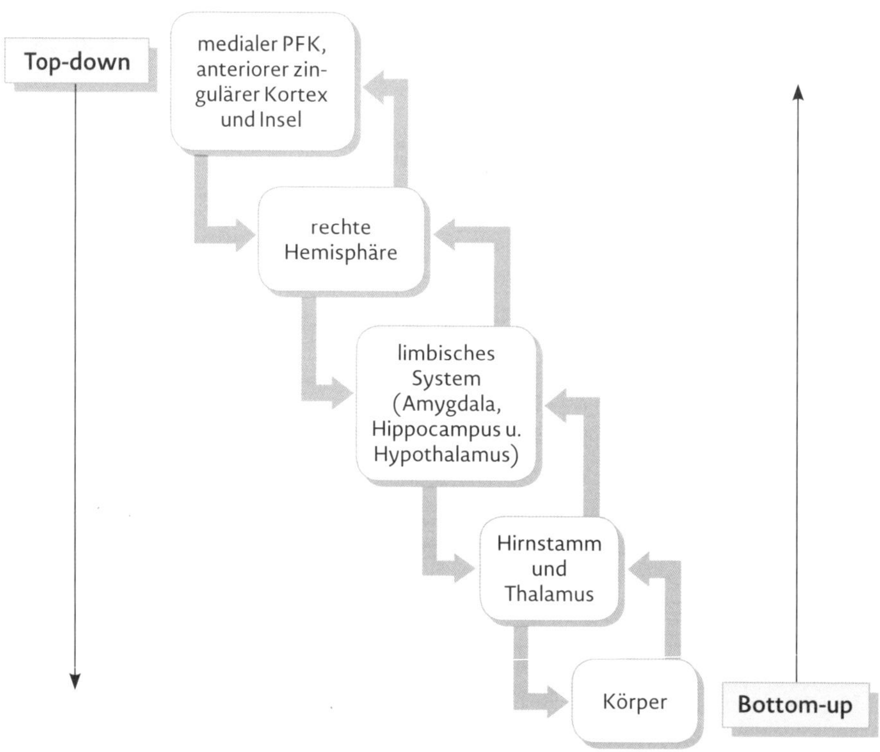

arbeiten, benutze ich oft die folgende von Brené Brown stammende Formulierung: »Welche Geschichte erzählen Sie sich in diesem Moment?« Dies ist eine Möglichkeit, Klienten nach der aktuellen Sicht von Anteilen zu fragen, die ihre Wahrnehmung der Vergangenheit auf die gegenwärtige Situation projizieren. Solche Erzählungen oder verinnerlichten Überzeugungen und Gefühle sind mächtig, hartnäckig und überwältigend, und sie haben einen starken Einfluß auf unsere Klienten und deren oft verzerrte Sicht der Welt.

Vor einigen Jahren erlebte ich die Macht der verzerrten Sichtweisen meiner jüngeren Anteile und den Einfluß, den sie auf mein Leben in der Gegenwart hatten. Damals war mein Schwiegervater krank, und mein Mann fragte mich, ob er ihn allein besuchen könne, um ein wenig Zeit nur mit ihm zu verbringen. Diese Bitte war für mich nachvollziehbar, und ich war natürlich einverstanden. Als mein Mann unterwegs war, stellte ich fest, daß sich der Besuch zu einem »Mini-Familientreffen« ausgeweitet hatte. Ich erlebte etwas, das heute manchmal FOMO *(fear of missing out* = »Angst, zu kurz zu kommen«*)* genannt wird.

In den folgenden Tagen bemerkte ich auch, daß sich meine jüngeren Anteile einsam und im Stich gelassen fühlten und sich immer stärker nach Verbundenheit sehnten. Auch ein wütender Anteil, der immer aufgebrachter wurde, fiel mir auf. Ich fing an, mich von meinem Partner zu distanzieren, um zu verhindern, daß sich meine jüngeren Anteile noch unwohler und einsamer fühlten. Ich empfand es als sehr merkwürdig, einerseits eine Sicht aufrechterhalten zu können, die der gegenwärtigen Situation entsprach, und mich andererseits bezogen auf meine Vergangenheit wütend, verletzt und verlassen zu fühlen. Es erscheint mir als glücklicher Umstand, daß mir genügend Selbst-Energie zur Verfügung stand, um beobachten zu können, wie sich all dies in mir entfaltete; das war für mich eine völlig neuartige Erfahrung.

Mir wurde klar, daß mein wütender Anteil sich gezwungen fühlte, sich von meinem Mann zu trennen, und ich erkannte, inwiefern dieser wütende Anteil versuchte, meinem jüngeren Selbst zu helfen. Ich sah auch deutlich, daß mein wütender Anteil das Problem perpetuierte. Je wütender er wurde, um so deutlicher distanzierte ich mich von meinem Mann, mit der Folge, daß sich mein jüngerer Anteil noch verlassener fühlte.

Dann ergriff mein Selbst die Initiative, und es gelang ihm, zu meinem Mann Kontakt aufzunehmen und sich ihm gegenüber verletzlich zu zeigen. Nachdem ich meinen Mann um Hilfe gebeten hatte, reagierte er liebevoll und fürsorglich. Alle diese Emotionen erleben zu können und in diesen Gefühlen, aus der Vergangenheit stammenden und gegenwärtigen, präsent sein zu können, ermöglichte mir, im Laufe meiner Therapie meine Bindungsverletzung aus der Kindheit zu heilen; dies wirkte sich sehr positiv auf mein Leben aus.

Daß es mir möglich war, gleichzeitig die Verzweiflung des verletzten Anteils und die Beharrlichkeit des Beschützer-Anteils zu erleben und außerdem Zeuge dessen zu werden, wie beide das Problem unabsichtlich verschlimmerten, erwies sich als auf persönlicher wie auf beruflicher Ebene ungeheuer wertvoll. Ich habe dadurch eine bis zu diesem Zeitpunkt unerreichte Wertschätzung der Macht traumabedingter Verzerrung kennengelernt und die Bedeutung der IFS-Maxime »Beschützer neigen dazu, das auf sich zu ziehen, was sie beschützen wollen.« Nachdem ich diese Dynamik am eigenen Leib erlebt habe, bin ich besser in der Lage, bei mir und meinen Klienten präsent zu bleiben, wenn wir vermischt sind, und aufgrund dieses Erlebnisses bin ich heute zu einer gesteigerten Wertschätzung in der Lage.

Beschützer-Anteile kommen in verschiedenen Intensitäten und Rollen vor. Ihnen allen ist der Wunsch und die Intention gemeinsam, im Dienste des Selbstschutzes den Schmerz fernzuhalten. *Ich nehme an, daß unsere Anteile im Geist leben und daß sie neuronale Netzwerke nutzen, um sich auszudrücken.* Ich glaube, daß insbesondere Beschützer-Anteile nicht integrierte oder dysregulierte neuronale Netzwerke im Gehirn benutzen, um sich auszudrücken. Die Anteile, die nicht als Beschützer fungieren oder die keine Verletzungen bewahren, nutzen integrierte neuronale Netzwerke, um sich auszudrücken.

Nach innen gehen

Der Prozeß des *Nach-innen-Gehens* ist für Traumatisierte nicht leicht. *Erstens* sind die meisten Klienten an die traditionelle Redetherapie gewöhnt, bei der vor allem ein Geschichten erzählender Anteil aktiv ist. Sie müssen sich also damit vertraut machen, die Aufmerksamkeit nach innen statt nach außen zu richten. *Zweitens* bringt die Praxis des Nach-innen-Gehens Klienten mit ihren Gefühlen und Körperempfindungen in Kontakt, was für sie sehr unangenehm sein kann, weil sie dadurch oft mit traumatischen Erlebnissen konfrontiert werden.

Nach meinen Erfahrungen ist der Wechsel zum Nach-innen-Gehen für Klienten schwieriger, als sich mit der Vorstellung vertraut zu machen, daß sie über verschiedene Anteile verfügen. Die meisten Menschen verwenden viel Zeit darauf, von ihrem Selbst und ihrem inneren Erleben wegzukommen. Doch hier fordern wir sie auf, sich auf ihre Anteile zuzubewegen – zu dem, was in ihrem

Inneren vor sich geht, in Kontakt zu treten und ihm zuzuhören, ohne unbedingt darüber zu sprechen oder darüber nachzudenken. Wir ermutigen sie, die Dinge gemächlicher angehen zu lassen, sich nach innen zu wenden und neugierig darauf zu werden, was in ihnen vor sich geht.

Einige vage, ablenkende und unverbundene Beschützer-Anteile, die Schmerz vermeiden, tauchen zwangsläufig auf, weil intensives Fokussieren auf das Problem sie nervös macht. Andere Beschützer-Anteile übernehmen dann die Kontrolle, überfluten das System und überwältigen den Klienten mit exzessiven Emotionen, um sich – wenn auch vergebens – bemerkbar zu machen und Hilfe zu erhalten. Mir ist aufgefallen, daß ich bei Klienten, die sich leicht überwältigt fühlen, manchmal unverhältnismäßig viel Zeit damit verbringe, ihnen zu helfen, eine gesunde *Distanz* von ihren Gefühlen zu entwickeln. Anderen Klienten hingegen – insbesondere solchen, die erstarrt und abgeschnitten wirken – empfehle ich häufig, nach innen zu gehen, sich dem, was sie fühlen, *stärker zu nähern* und *sich besser damit zu verbinden.*

Beiden Arten von Klienten – denjenigen, die zuviel empfinden, und denen, die zu wenig spüren – fällt es schwer, sie selbst betreffende Dinge zu entscheiden, weil sie nicht mit ihrem wahren Selbst verbunden sind und hauptsächlich in ihren Anteilen leben. Klienten mit einer Dissoziativen Identitätsstörung (DIS) können innerhalb von Sekunden von einem Zustand in einen anderen wechseln, so daß sie in einem Augenblick vom Geschehen überwältigt wirken und im nächsten so gut wie nichts spüren.

Während einer traditionellen Redetherapie befinden Sie selbst und Ihre Klienten sich hauptsächlich im Zustand *exterozeptiven Gewahrseins.* Ihre Aufmerksamkeit ist nach außen fokussiert, und Sie nutzen in erster Linie Ihren Präfrontalkortex (PFK) (Seppala 2012). Fordern Sie Klienten auf, nach innen zu gehen, so beinhaltet dies, daß sie ihre Aufmerksamkeit nach innen richten und sich dem so genannten *interozeptiven Gewahrsein* öffnen. Dabei spielen die Insel (die Körpergewahrsein und Emotionen integriert) und der posteriore *Gyrus cingulus* (der eine Verbindung zu Gewahrsein, Gedächtnis, Emotionen und dem Ruhezustandsnetzwerk herstellt) wichtige Rollen. Beide Strukturen sind mit dem limbischen System und dem Hirnstamm verbunden (Seppala 2012) und diese ihrerseits mit dem bereits erwähnten vertikalen Netzwerk (oder Trauma-Netzwerk).

Somit lassen wir unsere Klienten, wenn wir sie auffordern, den Fokus nach innen zu richten, auf die tatsächlich von ihrem Trauma beeinträchtigten neuronalen Netzwerke fokussieren; führen wir mit ihnen eine Redetherapie durch, fokussieren sie hauptsächlich auf ihren PFK. Ich möchte nicht den Eindruck erwecken, es sei grundsätzlich unmöglich, ein Trauma durch eine Redetherapie zu heilen. Ich glaube allerdings, daß dies länger dauert, weil die Klienten die von ihrem Trauma betroffenen Strukturen nicht so direkt beeinflussen können, wie sie es könnten, wenn sie interozeptiv verbunden wären. Übrigens liegen uns Untersuchungen vor, denen zufolge nach innen gerichtete Aufmerksamkeit stärkeren Einfluß auf unser Gefühl, glücklich zu sein, hat (Seppala 2012).

Der IFS-Ansatz nutzt meditative Praktiken hauptsächlich, um Klienten zu helfen, zu ihrer Selbst-Energie in Kontakt zu treten, und zur Unterstützung des Entmischungsprozesses. Man sollte Meditation nicht mit Psychotherapie vergleichen, denn sie ist keine therapeutische Methode. Allerdings können meditierende Klienten während der Meditation spontan Momente der Heilung erleben. Es gibt natürlich viele verschiedene Formen von Meditation. Einige fördern die Loslösung von Gedanken, Gefühlen und Aktivitäten, während andere dazu anregen, zu Gedanken, Gefühlen und Handlungen in Verbindung zu treten, die mit liebender Güte *(metta)* in Zusammenhang stehen. Diese letztgenannte Möglichkeit empfehlen wir unseren Klienten insbesondere. Nach Ansicht von Jon Kabat-Zinn kann Achtsamkeitsmeditation helfen, sich von Gedanken und Symptomen zu lösen (Kabat-Zinn 2003), was ziemlich genau dem IFS-Ansatz des Entmischens entspricht.

Nach meiner Auffassung sollten wir unsere Klienten ermutigen, ihren Geist zu klären, ihren Anteilen zu helfen, sich zu entspannen, und herauszufinden, ob sich ihre Selbst-Energie dann von selbst einstellt. Dies ist eine Möglichkeit, ihre Systeme so zu verlangsamen, daß sich das Selbst manifestieren kann. Es geht darum, eine Vertrauensbeziehung zwischen den Beschützer-Anteilen und dem Selbst zu fördern. Ich sage häufig: »Was braucht dieser ängstliche Anteil im Moment von Ihnen, damit er Ihrem Selbst ein wenig mehr vertrauen kann?« Dabei wird die Achtsamkeit genutzt, um die Separierung zu fördern, die Manifestation des Selbst zu unterstützen und eine Vertrauensbeziehung zwischen den Anteilen und dem Selbst aufzubauen.

Britta Hölzel und ihre Kollegen haben untersucht, welche Gehirnbereiche sich durch die Achtsamkeitsmeditation beeinflussen lassen, und sie haben demonstriert, daß Meditation die Aktivierung in der Amygdala (die Ereignissen emotionale Signifikanz zuordnet) verringert und die Aktivierung im PFK (der Emotion und Kognition integriert), in der Insel (die die Körperwahrnehmung vermittelt), im anterioren und posterioren zingulären Kortex (der Aufmerksamkeit, Gedächtnis, Emotion und Selbstidentität vermittelt) sowie im temporoparietalen Übergang (der ebenfalls mit der Selbstidentität verbunden ist) verstärkt

(Hölzel et al. 2010, 2011). Bei vielen Veränderungen im Gehirn, die der Achtsamkeitsmeditation zuzuschreiben sind, handelt es sich um korrigierende Erlebnisse, die Traumanachwirkungen neutralisieren. Richten Klienten ihre mentale Energie nach innen, können sie eher zu den von Traumata betroffenen Gehirnstrukturen, die der Heilung bedürfen, in Verbindung treten.

Wie Klienten und Therapeuten ihre Energie fokussieren, kann den Heilungsprozeß erheblich beeinflussen. Ich staune oft, wie viel länger meine Klienten in einer Einzeltherapie brauchen, um sich von ihren Verletzungen zu lösen, verglichen mit dem Tempo, in dem dies im Rahmen einer Trainingsdemonstration gelingt, in der Dutzende Teilnehmer ihre Heilungsenergie auf einen ausgewählten Freiwilligen richten. Das ist unglaublich! Die kumulative Wirkung fokussierter Energie, die eine Gruppe einem Einzelnen übermitteln kann, ist extrem stark.

Meditation ist offensichtlich ein sehr wirksames Werkzeug, das Klienten helfen kann, sich zu entmischen und zu ihrer Selbst-Energie in Kontakt zu treten. Sie wirkt positiv auf die am stärksten von Traumanachwirkungen betroffenen Gehirnbereiche.

Ausarbeiten und Separieren

Anteile zu identifizieren und eine Separierung (Entmischung) zu erreichen sind zwei der wichtigsten Ziele der ersten drei Schritte der 6 F. Sie sind aber bei Klienten mit Komplexen Traumata gar nicht so leicht zu erreichen, und es kann viele Monate dauern, dies zu schaffen. Offene Fragen helfen Klienten, zu einem traumatisierten Anteil eine Beziehung herzustellen, statt mit ihm vermischt zu bleiben. Beispiele für solche Fragen sind: »Ist mit dem Anteil eine bestimmte Farbe verbunden?« Oder: »Wo in Ihrem Körper befindet er sich?« Oder: »Bewegt er sich umher, oder ist eine Form mit ihm verbunden?« Oder: »Sehen, hören oder spüren Sie ihn?« Können Klienten diese Fragen beantworten, sind sie nicht völlig mit dem Anteil vermischt.

Bei Behandlungsbeginn sind viele traumatisierte Klienten hauptsächlich *in* ihren Anteilen, und es fällt ihnen schwer, sich auch nur ein wenig zu entspannen oder zu separieren. Bei stark traumatisierten Klienten ist es für Therapeuten frustrierend, wenn Fortschritte ausbleiben. Die Anteile kennen das Selbst oft nicht genug oder vertrauen ihm nicht genug, um sich von ihm zu separieren. Außerdem tauchen häufig »selbstähnliche« Anteile auf und versuchen, in den Prozeß einzugreifen. Manchmal hören Sie als Therapeut den Klienten willfährig etwas sagen wie: »Klar, der Anteil hat gesagt, daß er bereit ist zurückzutreten« oder: »Ja, ich empfinde ihm gegenüber Mitgefühl.« Das kann verwirrend sein, weil es sich so anhört, als entwickelten sich die Dinge, obwohl echte Fortschritte tatsächlich ausbleiben und keine Heilung stattfindet. Solche Erlebnisse können einen Therapeuten entmutigen und dazu bringen, von der IFS-Arbeit Abstand zu nehmen und zu seiner ursprünglichen Arbeit mit Klienten zurückzukehren.

Die drei hier beschriebenen ersten Schritte des Entmischens können sehr schwierig sein. Ich möchte Therapeuten aber dringend empfehlen, geduldig zu bleiben und von Anfang an die für eine echte Separierung erforderliche Mühe aufzuwenden, bevor sie zu Schritt vier, fünf und sechs übergehen. Es spart Zeit im weiteren Verlauf der Arbeit, wenn der Ziel-Anteil wirklich bereit ist, sich zu separieren und in die Fortführung der Arbeit einzuwilligen.

Merkwürdigerweise besteht eine der Möglichkeiten, die Separierung zu erreichen, in einer kurzzeitigen Förderung des Vermischens. Wenn bei Ihrem Klienten keine starke Dissoziation (so wie bei einer DIS) besteht und Sie den Anteil ermutigen, die Führung zu übernehmen und Ihnen mitzuteilen, was er in Ihrer Gegenwart empfindet, hört das Selbst des Klienten wahrscheinlich im Hintergrund zu und registriert, was der Anteil sagt, und oft würdigt es seine Rolle.

Aus meiner persönlichen Therapie weiß ich, daß sich mein System, bevor eine Separierung möglich wird, zunächst vermischt. Meine Anteile übernehmen meist schnell die Führung und müssen angehört werden, bevor sie bereit sind, sich zu entspannen und zu meinem Selbst in Verbindung zu treten. Anfangs versuchte ich, mich dieser Tendenz zu widersetzen, weil bestimmte Anteile von mir so sehr litten, wenn mächtige Anteile die Kontrolle übernahmen. Mit der Zeit ist mir klar geworden, daß dies für meine Anteile die beste Möglichkeit ist, wirklich eine Separierung zu erreichen. Sie mußten sich zunächst vermischen und ihren Frieden machen und waren erst danach bereit, sanfter zu reagieren.

Viele meiner Anteile waren so lange auf sich gestellt, daß sie nicht daran glaubten, daß jemand für sie da sein könnte. Daher fühle ich mich inzwischen angesichts ihres Bedürfnisses, sich auszudrücken, wohler. Sie treten in den Vordergrund, sagen, was sie sagen müssen, schauen mich an und sehen, daß mein Selbst ihnen zuhört. Wenn dies alles geschehen ist, sind sie bereit, sich zu entspannen. Mein System läßt sich als »Darin-sein vor dem Mit-sein« oder als »zuerst vortreten und reden und sich später separieren« beschreiben. Jedes System bzw. jede Ansammlung von Anteilen ist anders, und Anteile sind in der Lage, sich zu separieren, sobald sie dazu bereit sind. Als Therapeuten müssen wir offen und flexibel sein und lernen, wie die Systeme im Inneren unserer Klienten agieren.

KAPITEL 7

Schritt 4

Selbst-Energie und Zugang zur inneren Weisheit

Nachdem der Ziel-Anteil und andere Elemente des Systems identifiziert worden und bereit sind, sich zu separieren (was das Hauptziel der ersten drei Schritte ist), folgt als vierter Schritt, dem Klienten Zugang zu seiner Selbst-Energie zu verschaffen. Wenn wir fragen: »Wie fühlen Sie sich dem depressiven Anteil gegenüber?«, forschen wir nach der Präsenz des Selbst. Anschließend zielen wir auf Reaktionen, die mit dem, was die Selbst-Energie verkörpert, in Einklang stehen, beispielsweise: »Ich bin nun endlich wirklich offen und bereit zuzuhören«, »Mir ist das hier sehr wichtig, und ich möchte diesem Anteil wirklich helfen« oder: »Ich empfinde dem depressiven Anteil gegenüber augenblicklich starke Liebe und Wertschätzung.« Wir suchen nach Äußerungen, in denen die 8 C der Selbst-Energie zum Ausdruck kommen: Neugier *(curiosity)*, Klarheit *(clarity)*, Zuversicht *(confidence)*, Ruhe *(calm)*, Mitgefühl *(compassion)*, Mut *(courage)* und Kreativität *(creativity)*, Verbundenheit *(connectedness)*.

Mir gefällt die Sichtweise von Gary Zukav in seinem Buch *Die Spur zur Seele*. Nach seiner Auffassung leitet sich die Seele von einer höheren Art von Logik her, die mit unseren Emotionen und unserem Herzen verbunden ist (Zukav 2014/2019). Ihm zufolge machen *unvollständige* Teile der Seele unsere fünf Sensorien umfassende Persönlichkeit aus, die mit unserem Intellekt und unserer Einsichtsfähigkeit verbunden ist und die unserem Geist entstammen. Nach seiner Auffassung weist jede Diskrepanz zwischen Bewußtsein und Emotionen unmittelbar auf einen abgespaltenen Aspekt der Seele hin, der geheilt werden muß. Dies entspricht der Sicht des IFS-Ansatzes, nach der Selbst = Seele = Herz = Emotion und Anteile = Persönlichkeit = Intellekt = Bewußtsein sind und Heilung stattfinden muß, wenn diese Komponenten nicht im Einklang sind. Um den Zustand der Ganzheit zu erreichen, muß unsere Seele ihre Energie Zukav zufolge in einen Zustand der Harmonie versetzen.

Ich erlebe das Selbst auf drei Arten. *Erstens* spüre ich ein Kribbeln oder einen Energiefluß im ganzen Körper, wobei er sich in den Armen und Beinen besonders stark konzentriert. Dazu kommt es, wenn ich zur Energie in der Natur oder in meiner Umgebung in Kontakt trete. *Zweitens* habe ich in mir eine Art Titankern, etwas sehr Stabiles und Unerschütterliches. Wenn ich damit verbunden bin, fühle ich mich ruhig und mächtig; niemand kann dann meine Grenzen durchbrechen oder mich dazu bringen, mein Zentrum zu verlassen. Wenn ich von dieser Position aus spreche, hören mir andere Menschen (insbesondere meine Kinder) zu. Die *dritte* Dimension der Selbst-Energie erschließt sich mir, wenn ich zu dem, was über uns hinausgeht, in Verbindung trete: zum spirituellen Bereich. Dort habe ich das Gefühl, daß alles, so wie es ist, in Ordnung ist – daß ich loslassen kann und daß sich die Dinge genau so entwickeln werden, wie sie es sollen. Ich kann loslassen und der Macht des Guten voll und ganz vertrauen.

Ich empfehle Ihnen zu erforschen, wie Sie die Selbst-Energie erleben. Spüren Sie diese Energie, wenn Sie mit Ihrer Umgebung oder mit der Natur verbunden sind? Was geschieht in Ihrem Körper, wenn Sie mit Ihrer Selbst-Energie verbunden sind? Treten Sie zur spirituellen Sphäre in Verbindung? Und wenn das der Fall ist, wie erleben Sie es?

Mitgefühl und Empathie

Als Therapeuten wissen wir, daß es verschiedene Möglichkeiten des *Mit-Seins* mit unseren Klienten gibt. Manchmal sind wir voll und ganz bei der Sache und präsent, in anderen Fällen sind wir gelangweilt, abgelenkt oder zerstreut. Gelegentlich fühlen wir uns auch getriggert, völlig vom Geschehen überwältigt oder zu stark darin verstrickt. Tania Singer, Leiterin des Labors für Soziale Neurowissenschaften der Max-Planck-Gesellschaft in Berlin, hat mit ihrer Forschungsgruppe zwei wichtige Arten des Zusammenseins mit einem anderen Menschen beschrieben. Die eine besteht darin, Mitgefühl zu haben, die andere darin, empathisch zu sein. Singer definiert Mitgefühl als ein Gefühl der Besorgnis angesichts des Leidens anderer, verbunden mit der Motivation, ihnen zu helfen (Singer & Klimecki 2014). Neuroimaging-Untersuchungen zeigen, daß beim Mitgefühl die für *Care-seeking* zuständigen Gehirnareale eine Rolle spielen, insbesondere das ventrale Striatum, der perigenuale ACC und der mediale Orbitofrontal-Kortex. Empathie hingegen wird als ein Resonieren mit dem Leiden anderer Menschen definiert. Sie beinhaltet interozeptives Gewahrsein und wird von einem neuronalen Netzwerk vermittelt, das im vorderen Teil der Insel und im vorderen mittleren zingulären Kortex lokalisiert ist. Singers Untersuchungen haben gezeigt, daß Mitgefühl ein Zustand ist, der aufrechterhalten werden kann; wir können allerdings eine Art Burnout erleben, wenn wir zu lange zu empathisch sind.

Im Sinne des IFS-Ansatzes verstehe ich Mitgefühl als einen *ent*mischten Zustand des »Mit-Seins«, der stärker mit der Selbst-Energie verbunden ist. Empathie hingegen ist ein *ver*mischter Zustand des »In-Seins« und stärker mit Beschützer- und Verbannten-Anteilen verbunden. Beim Mitgefühl sind wir für die andere Person da, wahren aber einen gewissen Abstand und hegen ein echtes Bedürfnis, ihr zu helfen. Dies kann insbesondere dann, wenn ein Traumatisierter überwältigt und aktiviert ist, unglaublich wichtig und notwendig sein.

Mitgefühl ist sowohl für Klienten als auch für Therapeuten nützlich, insbesondere in Augenblicken intensiver therapeutischer Arbeit, weil es allen Beteiligten ein Gefühl der Sicherheit vermittelt. Nach meiner Auffassung steht dies mit dem Erleben von Selbst-Energie im Einklang, was beinhaltet, daß man über Präsenz und einen gewissen Überblick verfügt, während man für andere Menschen offen und ihnen zu helfen bereit ist. Die Anteile unserer Klienten brauchen und wünschen sich dies manchmal von uns. *Die Energie des Mitgefühls ist eine positive Kraft, die Vertrauen fördert und Furcht entgegenwirkt.*

In anderen Fällen wünschen sich unsere Klienten oder ihre Anteile, daß wir wirklich begreifen, was sie fühlen. Denken Sie einmal darüber nach, wie oft Sie schon gehört haben: »Wie sollten Sie mir helfen können? Sie haben ja keine Ahnung, was es bedeutet, bei einem Vater, der Alkoholiker ist, und einer Mutter, die ständig schimpft, aufzuwachsen.« Oder: »Sie wirken auf mich so gut organisiert; Ihr Leben scheint perfekt zu sein.« Damit sagt der Klient im Grunde: »Ich spüre nicht, daß Sie im Moment empathisch mit mir resonieren.« Wenn wir mit jemand anderem und dem Empfinden dieser Person im betreffenden Augenblick resonieren können, fühlen wir *ganz und gar nicht*, was in diesem Menschen momentan vor sich geht. Wir sind vielmehr mit *unserem eigenen Erleben* verbunden und spüren es, wohingegen sich die andere Person in *ihrem* Erleben befindet. Wenn wir mit einem Klienten arbeiten, der sich »in« seinem Erleben befindet oder der mit seinen Anteilen vermischt ist, kann Empathie unsere Beschützer oder unsere Verletzungen aktivieren.

Bei der Arbeit mit einer Klientin, die überwältigt und verletzlich auf ein Gespräch über die Schwierigkeiten der elterlichen Betreuung von völlig aus der Fassung geratenen Kindern reagierte, wurde ich beispielsweise kürzlich von starken Emotionen erfaßt. Die Situation erinnerte mich an eigene starke Erlebnisse. Empathie aktiviert unsere eigenen Anteile, mit denen wir uns vermischen, während wir mit dem Schmerz unserer Klienten resonieren. Wir brauchen nicht unbedingt das Gleiche zu erleben wie unsere Klienten, aber wir müssen zu den mit ihrem Erleben verbundenen *Gefühlen* in Beziehung treten. Empathie hilft uns dabei. Wir haben etwas mit ihnen gemeinsam und identifizieren uns mit ihrem Schmerz, indem wir zu ähnlichen eigenen Erlebnissen in Beziehung treten.

Beim Mitgefühl werden unsere Anteile nicht aktiviert, wir sind nicht vermischt, und wir verbleiben in einem ruhigen Zustand, sind mit der Präsenz des Klienten verbunden und fähig, seinen Schmerz zu erkennen, ohne von ihm überwältigt zu werden. *In Gegenwart unserer Klienten wirklich präsent zu sein ist ein delikater Akt der Balance zwischen empathischem Resonieren (Verbundenheit mit unseren Anteilen), ohne überwältigt zu werden, und mitfühlender Distanz, aber ohne zu starke Zurückgezogenheit oder Distanziertheit.*

Die Anteile unserer Klienten brauchen von uns als Therapeuten je nach Situation Empathie oder Mitgefühl. Und sie benötigen auch Empathie und Mitgefühl von ihrem Selbst. (Mehr hierzu in Kapitel 23, wo wir uns mit der Heilung von Verletzungen beschäftigen.) Wenn Empathie nicht überwältigend wirkt, kann sie Mitgefühl beseelen. Ein wenig Empathie kann mir helfen, im Umgang mit meinen Klienten präsent und emotional engagiert zu sein, während ich eine mitfühlende Haltung annehme.

Zuviel Empathie jedoch kann uns überfluten und unsere Fähigkeit zur Distanz blockieren, die uns eine mitfühlende Haltung unseren Klienten gegenüber ermöglicht. Jen Kleiner, eine Freundin und Kollegin, hat mich daran erinnert, daß wir die Gefühle eines anderen Menschen in bestimmten Situationen wahrnehmen können, ohne ihm gegenüber Mitgefühl oder Empathie zu entwickeln. Tatsächlich können wir Energie und Emotionen eines anderen Menschen spüren, ohne eigene Gefühle zu aktivieren. Das ist beispielsweise bei Hellsehern und Energieheilern der Fall, die gelernt haben, die Gefühle, Gedanken und Überzeugungen anderer Menschen aufzufangen und zu spüren.

Viele Therapeuten, und dazu zähle ich auch mich, sind das, was die Öffentlichkeit »empathisch« nennt. Ich bin unter Menschen aufgewachsen, die mir ständig sagten: »Du bist zu sensibel« und: »Du reagierst so stark auf alles.« Diese

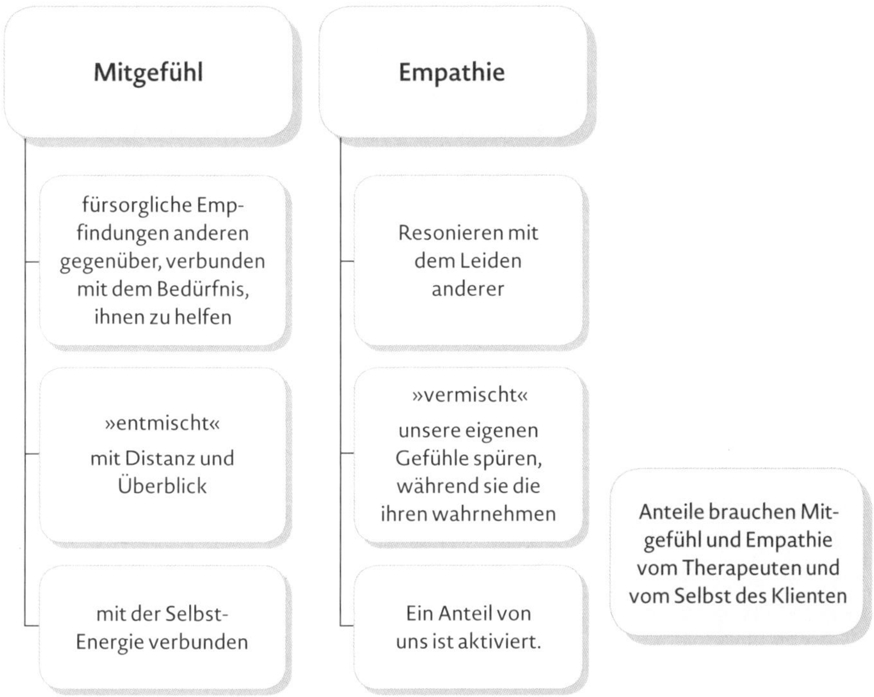

von anderen wahrgenommenen Eigenschaften haben vermutlich etwas mit meiner Natur und meiner persönlichen Traumavorgeschichte zu tun. Ich habe mich oft völlig verausgabt, wenn ich einen ganzen Tag lang mit Klienten gearbeitet hatte – das ist allerdings mittlerweile aufgrund einer gewissen Heilung besser geworden. Ich nahm mir die Erlebnisse und Emotionen, über die mir meine Klienten während meiner Arbeit berichteten, zu Herzen und nahm diese Eindrükke abends mit nach Hause.

Ich vermute, daß viele in meinem Beruf Tätige »sehr sensibel« sind und die Gefühle anderer Menschen magnetisch anziehen. Sensibilität kann ein Geschenk oder ein Fluch sein. Glücklicherweise kann ich mich inzwischen von der Energie, mit der ich bei meiner Arbeit mit Klienten in Kontakt komme, viel besser wieder lösen, bevor ich mit dem nächsten arbeite. Unter anderem halte ich strikt an der 50-Minuten-Sitzung fest, weil mir dann zumindest zehn Minuten bis zur nächsten Sitzung bleiben, in denen ich mich von den Eindrücken der soeben abgeschlossenen Arbeit lösen und meine Kräfte sammeln kann, bevor ich dem nächsten Klienten begegne.

Empathie als Anteil

Ich werde nie die Situation vergessen, in der mein Sohn nach einem Mountain-Bike-Unfall im Krankenhaus lag. Die Besuchszeit näherte sich ihrem Ende, und ich wollte über Nacht bei ihm bleiben. Ich konnte die Vorstellung nicht ertragen, daß er allein in diesem Krankenhauszimmer liegen sollte. »Papa, du kannst ruhig nach Hause gehen. Ich krieg das schon hin«, sagte er zu mir.

Während ich nach Hause fuhr, rief mich Dick Schwartz an, um nachzufragen, wie es meinem Sohn und mir gehe. Mir kamen die Tränen, und als ich ihm die Situation zu erklären versuchte, fühlte ich mich von den Ereignissen an diesem Tag völlig überwältigt.

»Fahr doch mal an den Straßenrand. Wir könnten mal schauen, was mit deinen Anteilen los ist«, sagte er.

Ich reagierte schroff und ungeduldig: »Schauen, was los ist? Hast du denn nicht zugehört? Mein Sohn liegt im Krankenhaus.«

Was Dick als nächstes sagte, überraschte mich. »Ich weiß, Frank, aber laß uns doch einmal schauen, ob der Anteil von dir, der so überwältigt ist, sich separieren und uns mehr darüber erzählen kann, was er festhält.«

Ich parkte am Straßenrand, und wir begannen, den überwältigten Anteil von mir zu erforschen. Überrascht entdeckte ich, daß ein verletzter Anteil von mir extrem stark auf den Gedanken reagierte, mein Sohn werde allein seinem Schmerz ausgeliefert sein. Dieser Anteil stammte aus einer Zeit, in der ich als kleiner Junge nach körperlichen Mißhandlungen völlig allein gewesen war. Dieser Anteil hatte offenbar die Führung übernommen und meine Fähigkeit blokkiert, meinem Sohn gegenüber offen, zugänglich und liebevoll zu sein. Rückblikkend vermute ich, daß mein Sohn die Panik bei mir gespürt und er mich deshalb gebeten hatte, nach Hause zu fahren und mir keine Sorgen zu machen.

Während ich am Straßenrand in meinem Auto saß, half mir Dick Schwartz auf die für ihn so typische Weise, den kleinen Jungen in mir zu entlasten. Als ich meinen Sohn am nächsten Tag besuchte, entschuldigte ich mich bei ihm für meine übertrieben starke Reaktion am Vorabend. Ich war nun in der Lage, zu ihm in Kontakt zu treten, und zwar nicht aufgrund übermäßiger Empathie, sondern weil ich zu einem von Mitgefühl geprägten Ort der Liebe, Sorge und echter Neugier auf das, was er durchmachte, Zugang hatte. Dies war ein von Empathie geprägtes Mitgefühl. Ich konnte mir nun anhören, was mein Sohn erlebte, und ihm mitteilen, daß meine Emotionen den seinen ähnelten.

Ich empfehle Ihnen, die Unterschiede zwischen Mitgefühl (Mit-Sein) und Empathie (In-Sein) zu erforschen, weil sie für Ihre Bemühungen, Klienten zu helfen, sehr wichtig sind. Versuchen Sie zu spüren, wie sich Mitgefühl anfühlt und wie Ihre Klienten Ihre mitfühlende Präsenz erleben. Wiederholen Sie die Übung anschließend bezogen auf Empathie. Wie ist es für Sie, wenn in Gegenwart eines Klienten Emotionen bei Ihnen auftauchen? Fühlen Sie sich dann unwohl? Woher kommen diese Empfindungen? Ich möchte noch einmal wiederholen, daß Anteile sowohl Empathie als auch Mitgefühl von uns und vom Selbst der Klienten benötigen. Sich auf beides einzustimmen kann jedoch kompliziert sein. Versuchen Sie herauszufinden, wieviel Prozent Empathie (Nachempfinden) und wieviel Prozent Mitgefühl (Mit-Sein) Sie den Anteilen Ihrer Klienten geben müssen, damit diese sich von Ihnen und ihrem eigenen inneren Selbst gehört, gesehen und gekannt fühlen. Diese Balance hilft Klienten, sich so sicher zu fühlen, daß sie den Schmerz, den sie bewahren, offenbaren und loslassen können.

Sind Sie damit geboren worden? Oder wurde es entwickelt?

Viele Menschen, und dazu zähle auch ich, setzen das Selbst mit der Seele gleich und glauben, es sei mit einer höheren Quelle verbunden (was auch immer das für Sie persönlich oder Ihre Klienten bedeuten mag). Der IFS-Ansatz vertritt, daß wir mit dem Selbst geboren werden und daß es weder kultiviert noch entwickelt werden muß (Schwartz & Sweezy 2020/2021). Dick Schwartz hat erklärt, das Selbst habe eine Zielrichtung, die auf Liebe und Verbundenheit fokussiert, aber kein bestimmtes Resultat anstrebt. Es ist mit einer Software vergleichbar, die Hardware nutzt (unseren sich entwickelnden menschlichen Körper), um sich auszudrücken, und daß es an mehr arbeiten muß, wenn wir aufwachsen und uns entwickeln.

Ich empfinde einen Unterschied zwischen der *menschlichen* Verkörperung von Selbst-Energie und einem *spirituellen* Erleben des Selbst. Beispielsweise ist mein menschliches Selbst singulär und hat ein Geschlecht und eine sexuelle Orientierung. Mein spirituelles Selbst hingegen, das ich im Laufe meines Lebens schon einige Male erlebt habe, ist mit dem Einssein um uns und in uns verbunden und scheint kein Geschlecht und keine bestimmte sexuelle Orientierung zu haben.

Selbst-Energie ist in meinen Augen ein »Seinszustand«, der im Geist existiert und integrierte neuronale Netzwerke im Gehirn nutzt, um sich auszudrücken. Das Selbst ist sowohl mit unserer inneren Energie als auch mit der äußeren Energie in unserer Umgebung verbunden. Ich erlebe es als maximal integrierenden Zustand, in dem alles mit allem verbunden ist und zur Einheit wird.

Als ich mit Tania Singer über die Ursprünge der Selbst-Energie sprach, erklärte sie, sie frage sich, ob das *Ausbleiben* des Feuerns neuronaler Netzwerke mit dem Zustand der Selbst-Energie zusammenhänge. Beim Scannen von Gehirnen sehr erfahrener Meditierender war ihr aufgefallen, daß diese sehr schnell ihre Aktivität abschalten und in einen Zustand völliger neuronaler Ruhe eintreten können. Das ist eine interessante Idee, über die wir durch zukünftige Untersuchungen hoffentlich mehr Klarheit gewinnen werden.

Ich erlebe immer wieder, daß Klienten, die längerfristig extreme Traumata erlebt haben – beispielsweise in Form von starker Vernachlässigung oder sogar einer DIS –, Monate oder sogar Jahre brauchen, um zu ihrer Selbst-Energie in Kontakt treten zu können. Manchmal dauert es sehr lange, bis Beschützer-Anteile das Selbst so gut kennen und ihm so sehr vertrauen, daß sie sich entspannen und ihr Auftauchen zulassen können. Fühlen sich Beschützer-Anteile gesehen und gekannt, gestatten sie uns in der Regel, das bereits präsente Selbst zu kontaktieren. Nach meiner Auffassung besteht keine Notwendigkeit, das Selbst zu kultivieren, weil das Erkennen und Akzeptieren der Anteile ohnehin dazu beiträgt, *den Zugang zum Selbst zu fördern*. Das Selbst ist eine fähige, kompetente Führungsinstanz, die in uns allen von Natur aus vorhanden ist.

Das Selbst und die selbstähnlichen Anteile

In einer besonders ergreifenden Therapiesitzung mit Mia, einer Klientin, bei der eine DIS diagnostiziert worden war, teilte mir einer ihrer selbstähnlichen Anteile eine wichtige Ansicht über die Beziehung zwischen ihrem Selbst und ihren Anteilen mit. Mias selbstähnlicher Anteil erklärte mir, wie solche Anteile agieren. Sie sagte: »Frank, ich weiß zwar, daß das Selbst gute Absichten hat, aber es ängstigt einige dieser Anteile. Sie fürchten, es versuche, sie zu ersetzen. Sie geben sich große Mühe, die Vergangenheit auszulöschen, und lassen sie deshalb nie mehr zutage treten. Manchmal sind sie auch verärgert über das Selbst, weil sie kein Problem darin sehen, mit all den üblen Dingen, die in der Vergangenheit geschehen sind, fertig werden zu müssen. Die selbstähnlichen Anteile brauchen ein wenig Zeit, um sich so an das Selbst zu gewöhnen, daß sie es nicht mehr als für sich selbst und ihre Erzählungen bedrohlich empfinden. Denken Sie daran, daß die Anteile hier drinnen den meisten Raum besetzen und daß sie fürchten, das Selbst könnte ihnen ihr Territorium streitig machen.«

Im weiteren Verlauf von Mias Therapie wurde sie mit überraschenden Erkenntnissen konfrontiert: »Das Selbst stellt die Sichtweisen der Anteile immer wieder in Frage. Das gibt einigen Anteilen das Gefühl, daß irgendwie nicht in Ordnung ist, was und wie sie fühlen, glauben und reagieren. Daran ändert auch die Tatsache nichts, daß das Selbst seine Einwände sehr sanft vorbringt. Einige Anteile fühlen sich von ihm bedroht. Vorige Woche beispielsweise wechselte das Selbst zu einer anderen Art des Umgangs mit Jenna, als diese uns ignorierte. Der suizidale Anteil fühlte sich verurteilt und nahm an dieser Darstellung Anstoß, und der junge Anteil fühlte sich beschämt. Präsentiert das Selbst eine solche Sichtweise, geraten einige Anteile in die Defensive oder fühlen sich unzulänglich oder schlecht. Man bedenke, daß es sich um ziemlich junge Anteile handelt. Wir müssen wirklich sehr vorsichtig vorgehen, um in unseren Beziehungen zu ihnen Vertrauen zu schaffen. Ich hoffe, Frank, Sie können das alles verstehen.«

Ich antwortete ihrem selbstähnlichen Anteil, ich verstünde ihn völlig und sei sehr dankbar für seine Bereitschaft, mir diese wichtige Sicht der Dinge zu offenbaren. Ich sagte: »Danke!«

Mias Anteil antwortete: »Gern geschehen. Ich hatte das Gefühl, das müßte gesagt werden.«

Die Sichtweise von Mias selbstähnlichem Anteil zu hören half mir und meinen Anteilen, sich zu entspannen. Ich bemühte mich fortan, nicht mehr so angestrengt ihre Anteile zum Schweigen zu bringen, um ihrem Selbst zu helfen, sich zu zeigen. Mias selbstähnlicher Anteil verhalf mir zu einem Blick aus der Vogelperspektive in die faszinierende Welt unserer Anteile. Dies stärkte den Respekt und das Verständnis gegenüber diesen Anteilen und ihrem Tempo.

Aber was unterscheidet das Selbst von den selbstähnlichen Anteilen? Nach meiner Auffassung geht es dabei um Energie – um einen Seinszustand, in dem ich zwischen beiden unterscheiden kann. *Das Selbst zielt darauf, die Energie auszudehnen, wohingegen die selbstähnlichen Anteile, die bestimmte eigene Ziele verfolgen, die Energie eher einengen.* Mit dem Selbst wird eine ruhige Kraft assoziiert und daß es mit etwas Größerem verbunden ist. Selbstähnliche Anteile hingegen verfügen über eine nützliche Energie, die das Richtige versteht, tut und sagt und außerdem hilft, Dinge herauszufinden. Diese Energie ist weniger umfassend und stärker lokal gebunden.

Selbst und Trauma

Was geschieht im Falle einer Traumatisierung mit der Selbst-Energie? Bleibt sie präsent und erträgt das Entsetzliche? Verschwindet sie? Manifestieren sich Anteile und übernehmen die Kontrolle? Darüber wird in der IFS-Gemeinschaft seit langem diskutiert. Ich habe schon ziemlich viel über diese Frage nachgedacht, und ich habe auch mit Dick Schwartz darüber diskutiert, um herauszufinden, ob sich das, was ich darüber denke, mit seinen Vorstellungen im Einklang befindet.

Ich glaube, daß das Selbst vom Trauma verschont wird, daß es davor geschützt ist und daß durch das Erleben überwältigender Ereignisse zwischen dem Selbst und den Anteilen eine Kluft entsteht. Wo sich das Selbst während eines traumatischen Erlebnisses befindet, ist nicht klar. Einige Klienten berichten, es verlasse den Körper, wohingegen andere das Gefühl haben, es bleibe zwar präsent, sei aber in Sicherheit. Wie auch immer es sich verhalten mag, die Anteile haben oft das Gefühl, das Selbst habe sie im Stich gelassen, und sie seien mit ihren schmerzhaften Empfindungen allein gelassen worden. Zum Glück hat der IFS-Ansatz eine Methode entwickelt, die infolge der traumatischen Geschehnisse zwischen dem Selbst und den Anteilen entstandene Kluft zu überwinden, mit der wir uns in Kapitel 9 befassen werden.

Allerdings kann im Falle eines schweren Traumas auch ein Teil des Selbst abgespalten oder verbannt werden. Es wird nicht als Ganzes beschädigt oder belastet, sondern ein Teil von ihm bleibt in der Vergangenheit, während der Rest weiter normal im Leben agiert. Während eines besonders intensiven Entlastungsprozesses wurde ich zu meiner Überraschung mit einem jüngeren (nicht verletzten) Aspekt meines Selbst konfrontiert, der in der Vergangenheit gefangen war. Er sagte: »Ich bin immer noch hier. Ich war immer hier. Nie hat mich jemand gesehen [womit er meine Eltern meinte].« Es kam zu einer wunderbar ergreifenden Wiedervereinigung oder Integration zwischen dem in der Vergangenheit zurückgebliebenen Teil meines Selbst und meinem heutigen Selbst. Dies zu erleben überraschte mich so, daß ich sofort Dick anrief, um mich zu vergewissern, daß dies mit dem IFS-Ansatz und seinem Verständnis des Selbst in Einklang stand. Dick bestätigte das. Manchmal wird ein Teil des Selbst während extremer traumatischer Erlebnisse verbannt.

Nach meiner Auffassung trifft aber auch das Gegenteil zu: *Selbst-Energie oder Liebe ist bei Traumata das Gegenmittel.* Selbst-Energie verfügt über eine unbegrenzte Fähigkeit zum *Mit-Sein* und zur Heilung von Traumata. Wir können dies während des Entlastungsprozesses immer wieder beobachten. Das Selbst erlebt Mißbrauch und Mißhandlungen bei uns und anderen nicht direkt, und es unterstützt oder duldet sie auch nicht, sondern überwindet sie und erhebt sich darüber. Die Heilungsfähigkeit des Selbst ist eines der großen Geschenke, die der IFS-Ansatz uns zu bieten hat. Dies bedeutet, daß Liebe in ihrer grundlegenden Form Traumata zu heilen vermag. Tatsächlich bezwingt Liebe Traumata.

Ich habe Anteile sagen hören: »Du hast mich verlassen, und dann bin ich von Onkel John vergewaltigt worden.« In solch einem Fall übermitteln Anteile, daß sie sich vom Selbst zurückgelassen fühlen und sie mit dem Mißbrauch auf sich gestellt fertig werden mußten. Ich habe auch Anteile sagen hören: »Ich muß trinken. Das ist mein Job. Das war mir immer klar. Ich muß mich einmischen und den Schmerz stoppen.« In diesem Zusammenhang sind die Anteile davon überzeugt, daß sie dem Selbst während und nach dem traumatischen Erlebnis dienen und daß sie es schützen müssen. Ich habe das Selbst sagen hören: »Ich befand mich an der Decke des Schlafzimmers und sah auf das süße kleine Mädchen, das von Onkel John verletzt wurde.« Das Selbst beschreibt in solch einem Fall, wie es sich während eines überwältigenden Ereignisses aus der Situation zurückgezogen hat. Ich habe das Selbst auch schon beschreiben hören, es sei von getriggerten Anteilen handlungsunfähig gemacht worden: »Der ängstliche Anteil übernimmt immer wieder die Kontrolle« oder: »Gerade eben hat mich jemand aus der Situation herausgenommen.«

Alles, was ich im folgenden beschreibe, trifft meiner Meinung nach zu. *Unsere Essenz oder Seele wird vor Traumata geschützt. Anteile bleiben zurück, fühlen sich vom Selbst im Stich gelassen und sehen sich gezwungen, den Schmerz und die Albträume, die durch das Trauma verursacht werden, zu ertragen. Und wenn Verletzungen getriggert werden, werden Beschützer-Anteile aktiv und machen das Selbst handlungsunfähig.*

Anteile sind häufig auf das Selbst wütend, weil es sie während eines traumatischen Erlebnisses im Stich gelassen hat. Diese Anteile haben oft echtes Interesse daran, zum Selbst in Verbindung zu treten. Dick Schwartz hat mir gesagt, daß es bei Klienten mit einer DIS häufig Anteile gibt, die Selbst-Energie *hassen*, weil sie in der Vergangenheit immer dann von Tätern angegriffen wurden, wenn die Selbst-Energie präsent war. Deshalb können, wenn das Selbst auftaucht, bei Klienten Anteile verängstigt reagieren, weil sie sich vor Vergeltung durch Täter fürchten.

Bei vielen traumatisierten Klienten versuchen wir festzustellen, *zu wieviel Prozent das Selbst* des Klienten in einem bestimmten Moment *präsent ist.* Jedesmal wenn sich ein Anteil gesehen, gehört und geschätzt fühlt, entspannt er sich ein wenig mehr, und in seinem System ist mehr Selbst-Energie verfügbar. Allerdings kann dieser Prozeß bei stärker traumatisierten Klienten sehr viel Zeit in Anspruch nehmen. Weil ihre Anteile schon seit langem das Sagen haben, sind sie es gewöhnt, für das ganze System Entscheidungen zu fällen.

Über ein typisches Beispiel hierfür berichtete June, eine meiner stärker dissoziativen Klientinnen, in einer Therapiesitzung. Dies ist ein wunderschönes, klares Beispiel für das beschriebene Dilemma. Sie sagte: »Ich bin das Selbst und bedauere aufrichtig, daß ich während des Mißbrauchs den Körper zurückgelassen habe. Das war eine reflexartige Reaktion; meine Essenz ist mitgekommen, und der Körper blieb zurück. Auch in anderen Situationen werden die Stimmen so stark, werden aktiv und übernehmen die Kontrolle. Manchmal sind sie sehr mächtig. Weil sie so stark sind, wenn sie getriggert werden, fällt es mir schwer, in solchen Fällen präsent zu bleiben.«

Ein Klient, Anthony, berichtete: »In meiner Kindheit war für mich jeder Ausdruck des Selbst gefährlich. Wäre ich ehrlich gewesen und hätte wahrheitsgemäß darüber berichtet, was mein Vater mir angetan hat, wäre ich umgebracht worden. Hätte ich meine Liebe zur Kunst und Musik ausgedrückt, hätten mich die Rüpel in der Schule noch stärker schikaniert. Mein Selbst und meine Anteile hatten damals einfach nicht genug Raum, um koexistieren zu können.«

Eine weitere Klientin beschrieb, was sie erlebte, wie folgt: »Es ist unergründlich und undurchdringlich. Bin ich mit mir selbst im Einklang, habe ich meins, und sie haben ihrs. Klar und simpel. Ende der Geschichte. Bin ich jedoch nicht mit mir im Einklang, versuche ich zu sein, was andere Menschen sich von mir wünschen, oder ihnen zu geben, was sie von mir brauchen. Ich ahne, daß es zwischen meinem Nicht-im-Einklang-Sein und all meinen gesundheitlichen Problemen einen Zusammenhang gibt.«

Ich weiß, daß es sich bei mir persönlich genauso verhält. Um mein Überleben zu sichern, bin ich in meiner Kindheit und Jugend immer darauf eingegangen, was andere Menschen von mir brauchten und wollten. Heute ist mir klar, daß z. B. meine Asthmaanfälle ein Zeichen dafür sind, daß ich nicht mit mir selbst im Einklang bin, daß ich nicht mit meiner Wahrheit und dem, was ich als richtig empfinde, in Kontakt bin. Manchmal dauert es eine Weile, bis ich eine Botschaft des Anteils, der durch mein Asthma zum Ausdruck kommt, völlig begreife. Aber wenn es mir gelingt, zum Einklang zurückzufinden und in meinem Leben die Wahrheit zu spüren und auszusprechen, verschwindet das Asthma gewöhnlich.

Schmerz und Traumata sind ein normaler Bestandteil *menschlichen* Erlebens, und der von der Quelle (d. h. vom Göttlichen) stammende Aspekt von uns wird geschützt vor dem Trauma, leidet nicht unter ihm und perpetuiert es nicht. Leider werden bestimmte Anteile von uns zurückgelassen, damit sie die heroische Aufgabe übernehmen, das Trauma auszuhalten, die Verbannten-Anteile von uns, die den Schmerz bewahren, zu schützen, und letztlich das Gute und Reine in uns, das unser Selbst ist, zu erhalten. In diesem Sinne gelingt dem Bösen kein Sieg über das Gute.

Die Container-Theorie

Wie wir schon erörtert haben, wird das Selbst während überwältigender Erlebnisse geschützt, und Beschützer-Anteile werden gezwungen, innerhalb des Systems extreme Rollen zu übernehmen, um den mit solchen Erlebnissen verbundenen Schmerz abzuwehren. Es ist fast so, als hätte jeder Mensch oder jeder menschliche Körper in sich *begrenzten Raum*, weshalb nur sehr wenig Raum für das Selbst bliebe, wenn der größte Teil des inneren Raums von zahlreichen Beschützer-Anteilen und einigen verletzten Verbannten besetzt wird.

Was ich soeben beschrieben habe, nenne ich die *Container-Theorie*. Wieviel Raum besetzen die Anteile? Und wieviel Raum bleibt für das Selbst? Bei einem schweren Trauma wird aufgrund der Dringlichkeit und Notwendigkeit des Schutzes der größte Teil des Raumes im Container von intensiven und energetisch starken Beschützer-Anteilen besetzt – weshalb für das Selbst nur wenig Raum bleibt. Nehmen wir an, Beschützer-Anteile und Verbannte beanspruchen zusammen etwa 85 Prozent des Raumes im Container; dann bleiben für das Selbst nur noch 15 Prozent. Ist dies bei Klienten der Fall, taucht das Selbst nur von Zeit zu Zeit auf. Es befindet sich zwar irgendwo da drinnen, hat aber nicht viel Raum zur Verfügung und kann sich nicht besonders oft zeigen, weil der meiste Raum von den Anteilen besetzt wird.

Wenn wir die im System aktiven Beschützer-Anteile besser kennenlernen und sie uns und dem Selbst des Klienten stärker vertrauen, entspannen sie sich allmählich, und das Selbst tritt häufiger zutage. Nach meinen Erfahrungen geht dieser Prozeß sehr langsam vonstatten und verlangt selbst sehr erfahrenen Therapeuten sehr viel Geduld ab.

Doch in welchem Maß zieht sich das Selbst tatsächlich zurück? Und sind die Anteile wirklich so zahlreich und aktiv, daß für das Selbst nicht genug Raum bleibt? Ich kann diese Fragen nicht zuverlässig beantworten, aber ich werde weiterhin beobachten und mir anhören, was mir die Anteile meiner Klienten und ihr Selbst über die unterschiedlichen Szenarien zu sagen haben. Indem wir den Dialog fortsetzen und dem Prozeß vertrauen, werden wir sicherlich im Laufe der Zeit mehr Klarheit gewinnen.

Bei uns allen spielen das Selbst und Anteile eine Rolle, und die fließenden Veränderungen zwischen ihnen versetzen uns in einen Zustand der Balance und Harmonie. Ein Trauma stört diese Balance, weil bestimmte Anteile sich dann gezwungen sehen, Schmerz zu ertragen oder sich extrem stark anzustrengen, um die Verletzungen zu neutralisieren. Dadurch wird viel Energie verbrannt und viel Raum im Container belegt. Indem wir den Anteilen helfen, sich von dem zu lösen, was zu tun oder sich aufzubürden sie sich gezwungen sehen, wird der für das Selbst verfügbare Raum im Container größer.

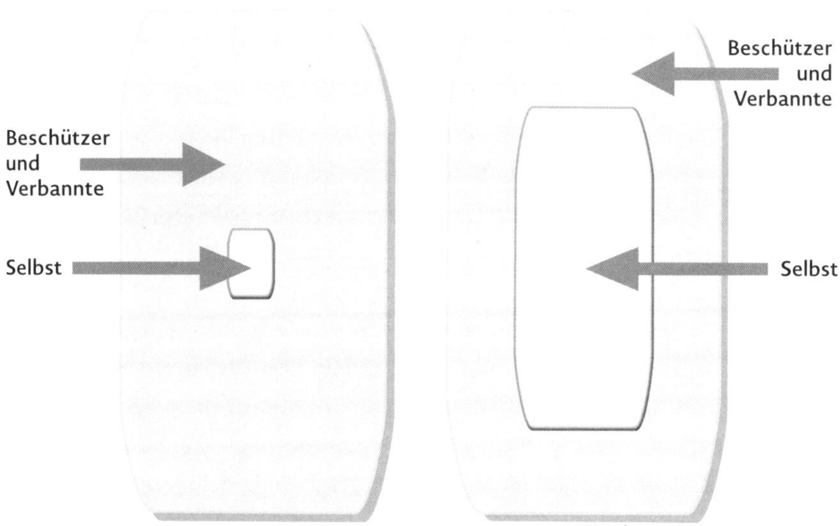

KAPITEL 8

Schritt 5 und 6

Befriending, Finden der Aufgabe und der Furcht

Der IFS-Ansatz als innere Arbeit an der Bindung

Nachdem sich der Ziel-Anteil vom Selbst des Klienten separiert hat und das Selbst zugänglich und mit dem Anteil verbunden ist, muß eine innere Beziehung zwischen beiden gefördert werden. Infolge einer relationalen Verletzung bestand zwischen beiden einmal eine Kluft. Nun können wir die Verbindung wiederherstellen. In diesem Stadium findet ein wichtiger Dialog statt, der von Therapeuten häufig übersehen wird:

DER THERAPEUT fragt: »Nancy, wie fühlen Sie sich jetzt gegenüber dem Teil, der so viel ißt?«
NANCY antwortet: »Ich habe sie sehr gern. Ich sehe, daß sie ein kleines Mädchen ist, das schon seit langem so vieles bewahrt.«
DER THERAPEUT schlägt vor: »Senden Sie ihr fürsorgliche Energie, und stellen Sie fest, ob sie bereit ist, diese in sich aufzunehmen.«

Oft erkennen Therapeuten bei ihren Klienten Selbst-Energie und nehmen deshalb an, die Betreffenden hätten damit eine gute Grundlage, die sie befähigt, allein zurecht zu kommen. Das ist aber nur die Hälfte der Geschichte. Wir versuchen, einen echten Austausch zu ermöglichen, indem wir Fragen der folgenden Art stellen: »Wie fühlen Sie sich ihr (der Verbindung zwischen Selbst und Anteil) gegenüber? Ist sie bereit oder in der Lage, das (die Verbindung vom Anteil zum Selbst) aufzunehmen?« Anteile sind oft nicht willens oder bereit, positive Selbst-Energie anzunehmen. Sie vertrauen dem Selbst entweder noch nicht oder unterhalten eine Beziehung zu einem früheren Selbst. (Mehr dazu in Kapitel 9.)

Klienten zu helfen, diese innere Beziehung zwischen ihrem Ziel-Anteil und dem Selbst zu pflegen, erfordert Zeit, insbesondere wenn ein relationales Trauma vorliegt, doch wenn man diese Entwicklung einleitet und ihr über längere Zeit Raum gibt, wirkt sich das längerfristig positiv aus. Bedenken Sie, daß es für den betreffenden Anteil ein völlig neuartiges Erlebnis ist, daß sich jemand um ihn kümmert und ihm tatsächlich helfen will. So wie Sie sich einer streunenden Katze sehr behutsam nähern würden, wenn Sie sie als Haustier aufnehmen wollen, müssen Sie auch bei Anteilen sehr behutsam vorgehen und die Beziehung zu ihnen ganz allmählich vertiefen.

Etwas über die positiven Intentionen herausfinden

Wenn die Beziehung zwischen dem Selbst und dem Anteil etwas stabiler geworden ist, helfen wir dem Klienten, die Aufgabe oder Rolle des Anteils kennenzulernen. Stellen Sie sich dies als den Anfang eines freundlichen Gesprächs vor. Sie können Fragen stellen wie: »Welches Ziel verfolgst du Nancy gegenüber vorrangig? Wie lange hilfst du ihr schon so? Wie erfolgreich fühlst du dich in dieser Rolle?« Sie selbst und Ihr Klient müssen sich über die Intentionen des Anteils aus seiner Sicht klar werden. *Wenn Sie beide die positiven Ziele eines Beschützer-Anteils wirklich verstehen und anerkennen, kann sich eine natürliche Beziehung und eine mitfühlende Haltung ihm gegenüber entwickeln.* Beginnen Sie einen Dialog mit bestärkenden Feststellungen, etwa: »Es ist verständlich, daß du die Möglichkeit entdeckt hast, die Depression durch Essen in Schach zu halten. Ich verstehe auch, daß du dieses Bedürfnis hattest. Nancy, hören Sie das? Wie fühlen Sie sich diesem Anteil gegenüber, nachdem Sie gehört haben, wie er Ihnen zu helfen versucht hat?«

Im Idealfall würde Nancy darauf ähnlich reagieren: »Mir war nicht klar, daß der Eß-Anteil mir zu helfen versucht hat, damit ich mich nicht mehr so depressiv und einsam fühle. Meine Kindheit war manchmal schrecklich. Ich bin diesem Anteil wirklich dankbar und bewundere seine Bemühungen.«

Darauf könnten Sie als Therapeut antworten: »Dann teilen Sie das jetzt dem Anteil mit, Nancy, und schauen Sie, wie er darauf reagiert.«

Sagt Nancy dann etwas wie: »Das gefällt ihr«, wissen Sie, daß eine beidseitige Verbindung hergestellt worden ist.

Das Verständnis der positiven Intentionen von Beschützer-Anteilen macht es möglich, die innere Kluft zu überwinden, die durch das traumatische Erlebnis entstanden ist. Ich halte bei mir selbst und meinem Klienten stets nach diesem das Herz öffnenden Erlebnis Ausschau. Dies ist ein wichtiger erster Schritt auf dem Weg, der zu der Erlaubnis führt, die Verletzung zu untersuchen. Die wirkliche Erlaubnis hierzu gibt ein verletzter Anteil, wenn er spürt, daß seine wahren Intentionen erkannt wurden. *Wenn man etwas über die positive Intention eines Anteils herausfindet, so erfährt man etwas über seine Aufgabe.* Sobald Klarheit über die Aufgabe besteht, sollte man den Anteil fragen, was er sonst noch mitteilen möchte, denn wenn er das Gefühl hat, gehört, gekannt und gesehen zu werden, kann das sehr helfen, den Zugang zu den Verletzungen, die der Anteil schützt, zu erschließen.

Auf Furcht fokussieren: Was Verbannte umtreibt

Sobald Sie und Ihr Klient sich über die positive Intention des Beschützer-Anteils verständigt haben, sollten Sie auch etwas über seine Furcht herauszufinden versuchen. Stellen Sie dem Anteil des Klienten folgende Frage: *»Was fürchtest du, könnte passieren, wenn du diese Aufgabe nicht auf dich nehmen würdest?«* Viele unter Ihnen wissen aus dem Level-I-Training, daß diese Frage entweder Aufschluß über den Verbannten gibt, den der Beschützer-Anteil beschützt, oder einen anderen Anteil im System des Klienten offenbart, der sich mit dem Beschützer, auf den Sie fokussieren, in einem Konflikt befindet. Der Klient könnte beispielsweise sagen: »Wenn ich zu trinken aufhöre, wird James (ein anderer Beschützer-Anteil) suizidal« oder: »Wenn ich zu trinken aufhöre, wird James sehen, wie allein er auf der Welt ist (ein Verbannter).« Reagieren Sie aber möglichst nicht frustriert, wenn diese Frage keine der beiden genannten Reaktionen hervorruft. Bedenken Sie, daß Beschützer-Anteile vor allem gut beschützen, hingegen weniger gern wichtige und insbesondere verletzlich machende Informationen offenbaren. In solchen Fällen ist die »Und was dann?«-Frage oft von Nutzen. Das gilt speziell für Anteile im Hypoarousal-Zustand oder für »wortkargere« Systeme, die meist mit nur einem oder zwei Wörtern antworten. Der folgende Dialog zwischen einem Therapeuten und einem Klienten veranschaulicht dies:

THERAPEUT: »Jay, was, fürchtet dieser Anteil, könnte passieren, wenn er nicht mehr besorgt ist?«

JAY: »Das wäre etwas völlig Unbekanntes.«

THERAPEUT: »Und was ist so beängstigend am Unbekannten?«

JAY: »Wir würden die Kontrolle verlieren.«

THERAPEUT: »Und was würde passieren, wenn ihr die Kontrolle verliert?«

JAY: »Wir mögen das Gefühl nicht, keine Kontrolle zu haben.«

THERAPEUT: »Was könnte schlimmstenfalls passieren, wenn ihr das Gefühl hättet, keine Kontrolle mehr zu haben?«

JAY: »Oh nein, das lassen wir nie mehr zu.«

THERAPEUT: »Dann will ich einmal sehen, ob ich das alles richtig verstanden habe: Ihr habt Angst, euch von der Angst zu lösen, weil ihr fürchtet, wieder das Gefühl, keine Kontrolle zu haben, zu spüren, das Sie, Jay, als kleiner Junge empfunden haben, wenn Sie in der Schule von anderen Kindern schikaniert wurden. Ist das richtig so, Jay?«

JAY: »Ja, ganz genau.«

In diesem Beispiel enthüllt die Benutzung der Was-wenn-Frage den Verbannten (das Gefühl des Kontrollverlusts während des Mißbrauchs), der sich unter dem Beschützer (den besorgten Anteil) verbirgt.

Sich den Ängsten des Beschützers zuwenden

Ein häufiger Anlaß zur Frustration und eines der größten Hindernisse, mit denen Therapeuten, die den IFS-Ansatz neu kennenlernen, konfrontiert werden, ist der richtige Umgang mit den Ängsten von Beschützer-Anteilen. Es kommt häufig vor, daß Therapeuten nicht mehr weiterkommen, weil ihnen nicht einfällt, was sie als nächstes fragen könnten, und daß sie dann aufgeben und zu älteren Therapiemethoden zurückkehren. Dick Schwartz arbeitet bei seinen Klienten seit fast 35 Jahren an Beschützer-Ängsten. Ich schaue ihm bei dieser Arbeit oft wie gebannt zu und erlebe, wie effizient er Beschützer dazu bringen kann, sich zu entspannen.

Der Umgang mit Beschützer-Ängsten ist ein Aspekt des IFS-Modells, der Übung, beharrliches Probieren und Geduld erfordert. In der Tabelle auf Seite 86–87 sind einige häufig vorkommende Ängste von Beschützern zusammengestellt, verbunden mit gebräuchlichen Reaktionen darauf. Ich habe diese Liste, die schon im Skills-Training-Buch (*Therapeutische Arbeit im System der Inneren Familie* – Anderson et al. 2017/2018) enthalten ist – unterstützt von Fran Booth, einer Assistenztrainerin am IFS-Institut –, erweitert, weil mir klar geworden ist, daß der Umgang mit den Ängsten von Beschützer-Anteilen zwei wichtige Komponenten umfaßt: *Erstens* muß sichergestellt werden, daß sich die Anteile gehört und verstanden fühlen, was die Anerkennung ihrer Aufgaben und Sorgen voraussetzt. Und *zweitens* muß man den Klienten eine andere Möglichkeit, ihr Problem zu lösen, aufzeigen.

Die Arbeit an Beschützer-Ängsten kostet viel Zeit und erfordert Übung. Manchmal muß man Klienten ermutigen, mit ihrem Anteil ein Gespräch zu führen (was im IFS-Ansatz *Ein-Sicht* genannt wird). In Fällen, in denen bei Klienten keine Selbst-Energie verfügbar ist, können Sie direkt mit dem Anteil sprechen (was *direkter Zugang* genannt wird und womit wir uns in Kapitel 9 eingehender befassen werden). Damit ist die Hoffnung verbunden, daß es gelingt, den Anteil dazu zu bringen, sich zu separieren und die Erlaubnis zur Fortsetzung der Arbeit zu geben.

Beschützer-Furcht	Gängige Reaktionen
»Ich fürchte, er wird von Entsetzen überwältigt werden.« (Dies ist die häufigste Angst von Beschützern im Falle eines Traumas.)	• *Validieren:* »Ich kann gut verstehen, daß du fürchtest, Steve könnte durch den starken Schmerz und das Entsetzen überwältigt werden. Das wäre schon möglich.« • *Alternativlösung:* »Was wäre, wenn wir dir garantieren könnten, daß der Anteil, der das Entsetzen bewahrt, ihn nicht überwältigen wird? Ich bin nicht daran interessiert, daß irgend jemand dort drinnen wiedererlebt, was sie durchgemacht haben. Es gibt eine andere Möglichkeit, damit umzugehen – nämlich die Anteile immer nur ein wenig mitteilen zu lassen. Bist du daran interessiert?« (Wie man mit Überwältigtsein umgehen kann, wird in Kapitel 9 erklärt.)
»Wenn ich zurücktrete, was werde ich dann tun? Das habe ich doch immer getan.«	• *Validieren:* »Ich höre, daß du Angst davor hast, deine Aufgabe zu verlieren. Ist das korrekt?« • *Alternativlösung:* »Wir haben kein Interesse daran, dich irgendwie loszuwerden. Wir können dir aber helfen, dich nicht mehr ständig verängstigt zu fühlen. Wie wäre es, wenn du die Möglichkeit erhieltest, etwas anderes zu tun? Würde dich das interessieren?«
»Wenn ich zurücktrete, tritt der suizidale Anteil in den Vordergrund.«	• *Validieren:* »Ich höre, daß du Angst hast, ein anderer Anteil könnte an deine Stelle treten, wenn du zurücktrittst. Das ist eine legitime Angst; so etwas ist ja auch schon passiert.« • *Alternativlösung:* »Ich möchte nicht, daß irgendein Anteil das Bedürfnis verspürt, die Kontrolle zu übernehmen. Wir werden allen Anteilen zuhören und nur fortfahren, wenn alle gehört worden sind und uns gestattet haben, mit der Arbeit fortzufahren, einschließlich des suizidalen Anteils.«
»Wenn du mich erst kennst und weißt, was ich getan habe, wirst du mich hassen.«	• *Validieren:* »Das klingt, als hättest du Angst davor, daß ich oder das Selbst von Steve dich verurteilen könnte, wenn wir dich erst besser kennen und mehr darüber wissen würden, was du hast tun müssen, um seinen kleinen Jungen zu schützen. Ist das korrekt so?« • *Alternativlösung:* »Ich kann dir versichern, daß ich dir gegenüber keinerlei Urteil habe. Ich weiß, daß du dein Bestes getan hast, um den kleinen Steve zu schützen. Falls du jemals siehst oder fühlst, daß ich dich in irgendeiner Weise verurteile, dann sag mir das bitte. Bist du dazu bereit?«
»Wenn jemals jemand herausfindet, was mein Vater mir angetan hat, würde niemand aus meiner Familie mehr mit mir reden.«	• *Validieren:* »Ich höre, daß du Angst hast, daß dieses Geheimnis gelüftet wird und daß du, wenn deine Familie erfährt, was geschehen ist, verstoßen würdest. Ist das korrekt so?« • *Alternativlösung:* »Wenn du uns erlaubst, die Wunde zu heilen, kannst du dich offenbaren, wem auch immer gegenüber du es willst. Das ist dann einzig und allein deine Entscheidung.«

Beschützer-Furcht	Gängige Reaktionen
»Du kannst mit meinem Schmerz niemals fertig werden.«	• *Validieren:* »Ich höre, daß du dir wegen meiner Fähigkeit, mit dem, was dir passiert ist, fertig zu werden und es zu verarbeiten, Sorgen machst. Habe ich durch irgend etwas, das ich gesagt oder getan habe, diesen Eindruck hervorgerufen? Oder fürchtest du nur, daß es so sein könnte?« • *Alternativlösung:* »Ich verrichte diese Arbeit nun schon ziemlich lange. Wenn du jemals etwas bemerken solltest, was dich an meinen Fähigkeiten zweifeln läßt, deinen Gefühlen zu folgen, dann teile mir das bitte mit. Ich möchte dir auch mitteilen, daß wir den Schmerz heilen werden, so daß du ihn nicht mehr zu spüren brauchst. Wie klingt das für dich?«
»Wenn es mir besser geht, werden wir nicht mehr zusammenarbeiten.«	• *Validieren:* »Ich höre, daß du Angst davor hast, die Verbindung zu mir zu verlieren, wenn es dir besser geht.« • *Alternativlösung:* »Du kannst selbst entscheiden, wie lange du bei mir in Behandlung bleiben willst. Ich weiß auch, daß sich deine jüngeren Anteile, wenn die Verletzung geheilt ist, sicher mit dir verbunden fühlen und nicht mehr so stark das Bedürfnis nach meiner Hilfe verspüren werden wie im Moment. Kannst du mit dieser Einschätzung etwas anfangen?«
»Immer wenn sich die Situation bessert oder wenn ich mich glücklich fühle, passiert etwas Schreckliches.«	• *Validieren:* »Ich höre, daß du es als beängstigend empfindest, dich gut zu fühlen. Möchtest du mir sonst noch etwas mitteilen? Oder habe ich damit vollständig erfaßt, was dich bedrückt?« • *Alternativlösung:* »Wie wäre es, wenn es für dich eine Möglichkeit gäbe, dich von dieser antizipierenden Furcht zu lösen? Was wäre, wenn du darauf vertrauen könntest, daß Steve in der Lage ist, mit allem, was auftaucht, fertig zu werden, sowohl mit dem Guten als auch mit dem Schlechten? Und wenn du dich nicht mehr um sein gegenwärtiges Leben zu kümmern bräuchtest? Würde dich diese Möglichkeit interessieren?«
»Dieses Selbst, von dem du ständig redest, existiert in mir nicht. Ich bin die Ausnahme von der Regel. Wir (Steves Anteile) kümmern uns um alles, was ihn betrifft, und tun das schon sein ganzes Leben lang.«	• *Validieren:* »Mir ist klar, daß du bisher alles für Steve hast erledigen müssen. Und ich habe auch verstanden, daß er sich nicht sonderlich oft hat blicken lassen und daß du nicht einmal glaubst, daß er so existiert, wie ich ihn beschreibe. Ist das korrekt?« • *Alternativlösung:* »Wie wäre es, wenn ich dir einen inneren Ort zeigen würde, der mit all dem Schmerz, den du durchlebt hast, fertig werden kann? Wärest du daran interessiert? Dazu müßtet ihr alle ein wenig zurücktreten. Es geht nur um ein paar Augenblicke. Wärest du bereit, das zu versuchen? Ich weiß, daß das eine große Bitte ist, und ich könnte verstehen, wenn du nicht dazu bereit bist. Es ist einzig und allein eure Entscheidung.«

KAPITEL 9

Über die 6 F für die Traumaarbeit hinaus

Einer der Hauptgründe für die mit der Behandlung Traumatisierter verbundene große Belastung ist die Intensität, Hartnäckigkeit und extreme Natur jener Traumasymptome, die der IFS-Ansatz als »Anteile« bezeichnet. Die 6 F sind die wichtigsten Schritte bei der Konfrontation mit Beschützer-Anteilen. Es geht uns darum, diese Anteile zu identifizieren, den Zugang zur Selbst-Energie zu erschließen, Aufgaben und Ängste der Anteile zu erkennen und herauszufinden, wen die Anteile schützen. Oft gelingt es allein mit diesen Schritten nicht, vollen Zugang zu den Verletzungen zu bekommen, die hartnäckige Beschützer-Anteile bewachen. Deshalb werden im folgenden weitere Schritte beschrieben, die nach meinen persönlichen Erfahrungen helfen, das Einverständnis der in ein Trauma involvierten Beschützer-Anteile zu sichern. Ich nenne diese zusätzlichen Schritte *Über die 6 F hinaus (Beyond the 6 Fs).*

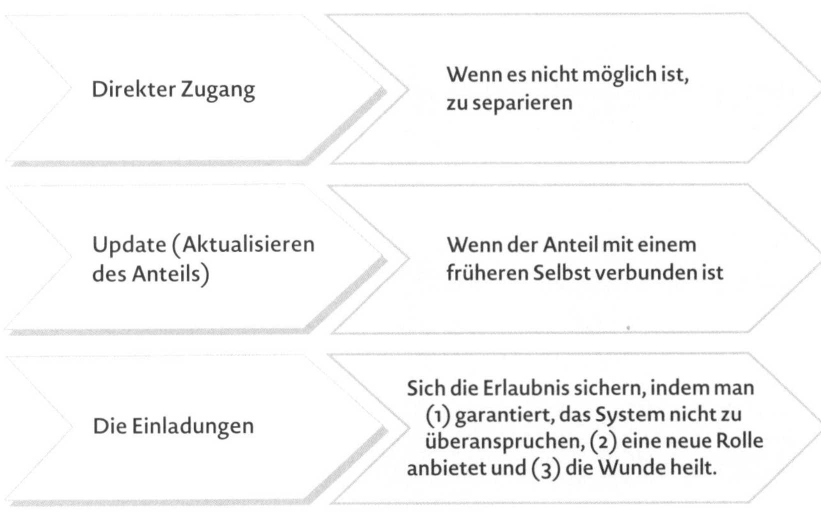

Direkter Zugang

Ein weiterer wichtiger Beitrag des IFS-Ansatzes zur Behandlung komplexer Traumata ist der *direkte Zugang*, was bedeutet, daß das Selbst des Therapeuten direkt mit dem Anteil des Klienten spricht (Schwartz & Sweezy 2020/2021). Direkter Zugang ist vor allem dann eine wichtige Fertigkeit, wenn Ihr Klient mit seinem Anteil vermischt ist oder wenn er einen nur geringen oder gar keinen Zugang zur Selbst-Energie hat. Werden traumatisierte Klienten getriggert, können sich die Anteile in einem Spektrum von physiologisch aktiviert oder sympathisch übererregt bis abgestumpft oder parasympathisch untererregt manifestieren.

Ergreifen diese extremen Anteile von einem Klienten Besitz, wird dessen Physiologie von den intensiven Zuständen dominiert, und ein nur geringer oder gar kein Zugang zum Selbst ist möglich. Die größte Chance, sich von diesen extremen Zuständen zu entmischen oder zu separieren, besteht darin, daß das Selbst des Therapeuten mit dem Anteil, der temporär die Kontrolle übernommen hat, direkt spricht. Natürlich ist dies abhängig von der Fähigkeit des Therapeuten, sein Selbst zu evozieren, ohne sich in Reaktion auf das intensive Ausagieren des Klienten von einem seiner eigenen Anteile überwältigen zu lassen.

Alle Therapeuten profitieren davon, wenn sie den direkten Zugang nutzen können und fähig sind, in diesen Modus zu wechseln und ihn wieder zu verlassen, als wäre dies ihre zweite Natur; dies gilt insbesondere für die Arbeit mit stark traumatisierten Klienten. Den direkten Zugang zu nutzen ist eine schnelle und effiziente Möglichkeit, Widerwillen und Starrsinn zu überwinden, denn vielen Beschützer-Anteilen widerstrebt es grundsätzlich nachzugeben. Sicherlich erfordert es eine gewisse Eingewöhnung und kann sich auch ein wenig merkwürdig anfühlen, diese Möglichkeit zum ersten Mal im Rahmen der klinischen Arbeit zu nutzen.

Der direkte Zugang ist eines der ersten Werkzeuge, mit denen ich mich auf der zweiten Stufe der IFS-Ausbildung, in der es um Traumata geht, beschäftige. Viele Therapeuten haben schon in ihrem Level-1-Kurs davon gehört, aber erfahrungsgemäß fühlen sich nur wenige Therapeuten wohl dabei, die Technik des direkten Zugangs regelmäßig in ihrer klinischen Praxis zu nutzen. Deshalb rate ich an dieser Stelle allen, die mit unter komplexen Traumata leidenden Klienten arbeiten, den direkten Zugang fest in ihr Ressourcenrepertoire einzubeziehen. Dies wird der Behandlung ganz sicher zugute kommen und es Ihren Klienten ermöglichen, sich schneller von ihren verstockten, hartnäckigen und erbitterten Anteilen zu separieren.

Impliziter direkter Zugang und expliziter direkter Zugang

Es gibt zwei Arten von direktem Zugang: den impliziten und den expliziten (Schwartz & Sweezy 2020/2021). Beim *expliziten direkten Zugang* benennt man einen bestimmten Anteil direkt, spricht ihn an und führt mit ihm ein Gespräch. Sie könnten beispielsweise sagen: »Du bist also der Anteil von Noah, der so viel ißt, richtig?« Anders verhält es sich beim *impliziten direkten Zugang*, bei dem der Therapeut den Anteil des Klienten auf indirekte, allgemeine oder passive Weise anspricht, ohne sich konkret als an einen »Anteil« an ihn zu wenden. Beispielsweise: »Ich spüre, daß du dich momentan wütend und aufgebracht fühlst« oder: »Bevor wir fortfahren, möchte ich wissen, daß sich alle sicher fühlen.«

Ich selbst benutze sowohl den impliziten als auch den expliziten direkten Zugang, aber letzterer sagt mir insbesondere bei der Arbeit mit traumatisierten Anteilen mehr zu. Diese übernehmen häufig die Kontrolle und dominieren das System des Klienten, wobei sie einander schnell abwechseln oder sich so fühlen, als wären sie der Klient in Person. Beispielsweise könnten Sie es mit einer Reaktion wie der folgenden zu tun bekommen: »Warum sagst du, ich sei *ein Teil* von Noah? Ich *bin* Noah!«

Bei solch einem Szenario verwende ich nicht viel Zeit auf den Versuch, den Anteil zu ermutigen, sich vom Selbst des Klienten zu separieren. Vielleicht frage ich ein- oder zweimal, aber wenn das zu nichts führt, wechsle ich zum direkten Zugang. Anteile reden ohnehin oft über den Klienten hinweg. Aus ihrer Sicht habe ich sie während des traumatischen Erlebnisses nicht im Stich gelassen, und sie sind oft neugierig, mich besser kennenzulernen – sie wollen sich selbst vergewissern, daß sie sich in meiner Gegenwart sicher fühlen und mir vertrauen können. Ich nutze den impliziten direkten Zugang oft schon relativ früh in einer Behandlung, wenn ich mich mit dem System des Klienten vertraut mache. Ich wende mich dann an ein Kollektiv von Anteilen, indem ich beispielsweise sage: »Ich weiß, daß sich viele von euch da drinnen momentan verletzt fühlen, und ich möchte euch darauf hinweisen, daß Hilfe auf dem Weg ist.«

Der direkte Zugang zielt hauptsächlich darauf, stark verwurzelten Anteilen zu helfen, sich vom Selbst zu separieren. Möglicherweise sind die Anteile auch daran interessiert, Sie besser kennenzulernen; aber hüten Sie sich davor, individuelle oder besondere Beziehungen zu bestimmten Anteilen zu entwickeln. Das könnte sich schnell als gefährlich erweisen und von einigen Anteilen als Reinszenierung erlebt werden, denn dies ist bei einigen relationalen Grenzverletzungen, bei denen »spezielle« oder »geheime« Beziehungen eine Rolle spielen, ein häufiges Dilemma.

Ich habe mir angewöhnt, grundsätzlich dem ganzen System mitzuteilen, was ich im Rahmen eines direkten Zugangs von einem Anteil erfahren habe. Besteht bei dem Klienten keine DIS, hört er gewöhnlich im Hintergrund mit, worüber ich mit seinem vermischten Anteil spreche. Klienten mit einer DIS hingegen sind häufig nicht präsent, hören nicht zu oder wollen nicht hören, was der Anteil mit mir beredet. In der Regel teile ich meinem Klienten mit, was ich durch seinen Anteil herausgefunden habe, denn ich möchte keine Geheimnisse für mich behalten und keine besonderen Beziehungen zu bestimmten Anteilen von Klienten aufbauen. Bei der Komplexen PTBS spielen Geheimnisse und verborgene Beziehungen oft eine Rolle, was ziemlich schädlich sein kann, und ich möchte zur Entstehung und Aufrechterhaltung eines solchen Teufelskreises nichts beitragen.

Bedenken Sie auch, daß Anteile eMails schreiben und SMS verschicken können. Verfolgen Sie deshalb genau, wer Ihnen was mitteilt, und vermeiden Sie, sich unabsichtlich an einem Reenactment zu beteiligen.

Meist setze ich ein Gespräch mit einem Anteil so lange fort, bis er davon überzeugt ist, daß ich seine Rolle, seine Sorge und seine Furcht sowie alles andere, was er mich wissen lassen will, vollständig verstehe. Wahrscheinlich ist der Anteil viel eher bereit, in den Hintergrund zu treten, wenn er das Gefühl hat, vollständig gehört, gesehen und validiert worden zu sein.

Beim folgenden Therapeut-Klient-Dialog spielt der explizite direkte Zugang eine Rolle. Das Beispiel zeigt, welche Art von Information man durch den direkten Austausch mit einem Anteil gewinnen kann.

THERAPEUT: Du bist also der besorgte Anteil von Sue, korrekt?

SUES ANTEIL: Ich bin ich selbst, und ich bin besorgt.

THERAPEUT: Ich weiß. Erzähle mir ein wenig von deiner Besorgnis.

SUES ANTEIL: Sie ist sehr hinderlich. Manchmal bin ich zu so gut wie nichts in der Lage und bekomme Bauchscherzen und Atembeschwerden.

THERAPEUT: Das klingt ja schrecklich. Wie lange ist das schon so?

SUES ANTEIL: Seit meiner Krebsdiagnose im vorigen September. Es ist für mich unerträglich, mir vorzustellen, daß meine Kinder ohne ihre Mutter aufwachsen müssen.

THERAPEUT: Das kann ich nur zu gut verstehen. Was möchtest du mir sonst noch mitteilen? Ich möchte über alles, was du bewahrst, informiert sein.

Sobald der Anteil alles ihn Belastende mitgeteilt hat und er sich hundertprozentig gehört fühlt, lädt der Therapeut Sues Selbst zur Teilnahme am Gespräch ein.

THERAPEUT: Kannst du Sue zurückbringen? Ich möchte sicherstellen, daß sie all das gehört hat.

SUES SELBST: Mir war nicht klar, wie stark meine Besorgnis auf meinen Kindern und mir selbst lastet. Außerdem habe ich gehört, wie müde dieser Anteil war.

THERAPEUT: Sehr gut, Sue. Machen Sie dem besorgten Anteil klar, daß Sie verstehen, wie er zu helfen versucht und wie müde er ist. Und sagen Sie ihm, daß wir ihm helfen können, wenn er das will.

SUES SELBST: Jetzt, wo Sie das sagen, fühle ich mich plötzlich ruhiger.

Update und Entschuldigung

Sobald das Selbst und der Anteil separiert sind und Sie anfangen, eine innere Beziehung zwischen ihnen zu fördern, besteht bei der Arbeit an relationalen Traumata eine der großen Herausforderungen darin sicherzustellen, daß der Ziel-Anteil mit dem *Alltags*-Selbst verbunden ist. Dies ist der zweite Schritt des Prozesses *Über die 6 F hinaus*; ihn zu vergessen oder zu übersehen kann beim Therapeuten Frustration und Verwirrung verursachen, weil trotz Vollziehens der Schritte des IFS-Protokolls kein Fortschritt zustande kommt.

Das Selbst ist mit dem Anteil verbunden – was gewöhnlich zuerst geschieht –, aber der Anteil sitzt in der Vergangenheit fest, nämlich in der Zeit, in der das Trauma entstanden ist – was nicht unbedingt der exakte Augenblick des traumatischen Ereignisses gewesen sein muß. Doch in der Zeit, in der das Trauma entstanden ist, ist es zu einer Spaltung zwischen dem Anteil, der das Ereignis ertragen hat, und dem Selbst des Klienten gekommen. Diese Spaltung ist durch die überwältigende Wirkung des Traumas verursacht worden. *Der Ziel-Anteil unterhält oft weiterhin eine Beziehung zu jenem früheren Selbst und hegt ihm gegenüber Gefühle.*

Es folgt ein Beispiel für einen Therapeut-Klient-Dialog, in dem versucht wird, ein Update des Anteils zu produzieren.

THERAPEUT: Amir, können Sie Ihrem besorgten Anteil die Liebe übermitteln, die Sie in diesem Augenblick für ihn empfinden, und feststellen, ob er bereit ist, sie anzunehmen?

KLIENT: Er will meine Liebe nicht. Er schaut weg.

Wenn ein Anteil nicht bereit ist, positive Beachtung von seiten des Selbst anzunehmen, so zeigt das eine Beziehung zu einem früheren Selbst an.

THERAPEUT: Amir, könnten Sie Ihren besorgten Anteil fragen, für wie alt er Sie hält? Sagen Sie einfach das erste, was Ihnen in den Sinn kommt. Filtern Sie Ihre Antwort nicht.

Oft gehen Klienten über das, was sie zuerst hören, hinweg, weil sie glauben, es sei nicht möglich, daß der Anteil den Klienten immer noch in diesem Alter sieht.

KLIENT: Wow, ich höre meinen Anteil ein Alter von zwölf Jahren nennen. Das ist doch verrückt.

THERAPEUT: Dann machen Sie ihm klar, daß Sie keine zwölf mehr sind, Amir.

Hier geht es um Wörter, welche die Selbst-Energie aktivieren, beispielsweise »Ihr Kern«, »Ihre innere Weisheit« oder: »das Du, das kein Anteil ist«. Vermeiden Sie unbedingt Ausdrücke wie »Ihr erwachsenes Selbst«, weil so etwas einen hocheffizienten Manager-Anteil ansprechen kann.

KLIENT: Er glaubt einfach nicht, wie alt ich bin. Ihm war nicht klar, daß ich mittlerweile erwachsen bin.

THERAPEUT: Lassen Sie ihm ein wenig Zeit, damit er Ihre Offenherzigkeit kennenlernen kann. Fragen Sie ihn, was er braucht, um Ihnen jetzt zu vertrauen.

Ein Anteil weiß in der Regel nicht, daß sich das Selbst nach einem traumatischen Erlebnis weiterentwickelt hat; und es interessiert ihn ohnehin nicht sonderlich, zum heutigen Selbst in Verbindung zu treten. Das ist deshalb so, weil ein Anteil Groll empfindet, wenn er das Gefühl hat, allein zurückgelassen worden zu sein und mit den Folgen der erlittenen schlechten Behandlung allein fertig werden zu müssen. Aus seiner Sicht hat das Selbst ihn im Stich gelassen.

Bei schwereren Traumaformen wie DIS und Bindungstrauma hassen die involvierten Anteile das Selbst oft anfangs, weil sie sich von ihm im Stich gelassen fühlen. Das Selbst wiederum ist in solchen Fällen wenig zugänglich, es tritt nur gelegentlich in Erscheinung, und es hat große Schwierigkeiten, sich verläßlich dem Anteil zu verpflichten. Anteile wissen das und zögern deshalb, zum aktuellen Selbst in Verbindung zu treten, bis sie die Beziehung als sicher und zuverlässig empfinden. Therapeuten sollten sich die Zeit nehmen, die Verbindung zwischen dem aktuellen Selbst und dem Ziel-Anteil zu stärken, denn wenn diese Beziehung sicher ist, wird es deutlich leichter, die Erlaubnis, sich der Verletzung zu nähern, zu erhalten.

Wir helfen, die zwischen dem Anteil und dem früheren Selbst entstandene Kluft zu überbrücken, indem wir den Anteil mit dem aktuellen Selbst bekannt machen und die neu entstandene Verbindung zwischen ihnen unterstützen. *Das aktuelle Selbst sollte sich für diese Kluft (obwohl sie nicht absichtlich verursacht wurde) entschuldigen und auch dafür, daß es den Anteil nicht so schützen konnte, wie es eigentlich notwendig gewesen wäre und wie es das zum damaligen Zeitpunkt gewollt hätte.*

Nachdem der Anteil dem aktuellen Selbst vorgestellt wurde, frage ich das Selbst des Klienten oft, ob es noch etwas zu dem jüngeren Anteil sagen möchte. Ist das Selbst völlig präsent, höre ich oft Äußerungen wie: »Es tut mir leid, daß ich nicht so für dich da war, wie du es von mir gebraucht hättest. Ich war damals erst zehn Jahre alt und habe mein Bestmögliches getan. Es tut mir wirklich leid, daß es so war.« Diese Reaktionsweise ist ein nützliches Barometer für die Selbst-Energie, denn wenn nicht genug Selbst-Energie verfügbar ist, fühlen sich solche Entschuldigungen leicht hohl und unauthentisch an. Ist das Selbst präsent, kommen seine Äußerungen von Herzen.

Ein gutes Beispiel hierfür ist Maya, eine erwachsene Klientin, die mit acht Jahren von einer Gruppe von Teenagern vergewaltigt wurde. Sie beschrieb, wie ihre Anteile das Bedürfnis verspürten, sich einzuschalten und ihr jüngeres Selbst zu retten:

> Einer von Mayas Beschützer-Anteilen sagte während einer Therapiesitzung: »Weil sie sich nicht schützen konnte, mußten wir uns einmischen und sie retten.«
>
> Mayas heutiges Selbst antwortete: »Meine Anteile trauen mir nicht. Ich habe sie damals im Stich gelassen. Ich konnte mit dem, was wir erlebt haben, nicht umgehen, und heute tut mir das sehr leid. Ich erinnere mich, daß ich mich damals geschlagen und völlig allein fühlte. Kein Mitglied meiner Familie hat mich jemals gefragt, was an jenem Tag passiert ist. Sie wußten, daß etwas Übles vorgefallen war, aber niemanden interessierte es genug, um mich danach zu fragen.«

Maya beschrieb, daß ihre Beschützer-Anteile die Last trugen, zu glauben, daß sie damals das Selbst schützen mußten, und daß es ihrem aktuellen Selbst leid tut, damals nicht stark genug gewesen zu sein, um die schlechte Behandlung zu ertragen. Ihre Beschützer-Anteile trugen die Last des Traumas, und ihr Selbst bewahrte das Bedauern, sich der Vergewaltigung nicht widersetzen zu können, sowie die mit dem Im-Stich-Lassen ihrer jüngeren Anteile verbundene Trauer. Die Wiederherstellung dieser Beziehung ist ein wichtiger Aspekt des Heilungsprozesses, und sie *beansprucht oft einen längeren Zeitraum, erfordert gegenseitiges Vertrauen und muß sehr vorsichtig in Angriff genommen werden.*

Dankbarkeit und Bedauern

Wenn wir mit extremen oder proaktiven Beschützer-Anteilen arbeiten, fühlen diese sich schließlich gehört, gekannt und gesehen, wodurch es ihnen allmählich möglich wird, auf eine für sie angenehme Weise eine neue Beziehung zum aktuellen Selbst des Klienten aufzubauen. Während der Entwicklung dieser Beziehung zwischen Selbst und Anteil stellen sich Gefühle wie Dankbarkeit und Bedauern ein. Die neu entstandene Beziehung ermöglicht es dem Selbst, seine Dankbarkeit dafür auszudrücken, daß sich der Anteil so intensiv bemüht hat, ihm zu helfen und sich für die Gaben zu bedanken, die mit diesen Bemühungen verbunden waren.

Beispielsweise sagte ein Klient mit Namen Joseph: »Ich schütze meinen Résumé-Anteil wirklich. Er hat mir so viele wundervolle Möglichkeiten erschlossen und mir geholfen, in meinem Beruf Kompetenz zu entwickeln.«

Sein Anteil war in der Lage, diese Dankbarkeit anzunehmen, und nach vielen Jahren fühlte er sich endlich wirklich geschätzt. Daraufhin erwiderte Joseph: »Er lächelt jedesmal, wenn ich das zu ihm sage. Ihm gefällt diese Anerkennung.«

Ebenso wichtig und oft ergreifender ist es, wenn das Selbst dem Anteil seine Trauer und sein Bedauern übermittelt, beispielsweise in Form einer Äußerung wie: »Ich kann wirklich verstehen, daß du dich so schlecht fühlst. Weil du dich so stark um Erfolg bemüht hast, warst du nicht in der Lage, dich intensiv deinen wahren Leidenschaften zu widmen, und deshalb konntest du keine Freude und Kreativität spüren. Ich weiß auch, daß du in deinem Leben möglicherweise keine tieferen Beziehungen aufgebaut hast, weil du ständig so hart gearbeitet hast, um erfolgreich zu sein. Deine Situation macht auch mich traurig.«

Es hat eine sehr tiefe Wirkung, mit Ihrem Klienten diesen Raum zu teilen, in dem das Selbst und der Anteil sich in Dankbarkeit und Reue miteinander verbinden können, auf mitfühlende und nicht beschämende Weise, im Bewußtsein der Geschenke und Mängel, die bei der Arbeit der Beschützer-Anteile aufgetreten sind. Entsteht dieses Maß an Nähe zwischen ihnen, so ist es an der Zeit, sich vorsichtig der untergründigen Verletzung zu nähern.

Erlaubnis erhalten

Ist zwischen dem heutigen Selbst und dem Ziel-Anteil eine Beziehung entstanden und sind Aufgabe und Angst des Anteils erkannt worden, bleibt nur noch, den Anteil um Erlaubnis zu bitten, zu der Verletzung in Kontakt zu treten. Beschützer-Anteile erlauben dies oft, wenn man ihnen ein Angebot macht, das sie nicht ablehnen zu können glauben. Diese Anteile erfüllen ihre Aufgabe seit langem, und ihr Schutzversuch war günstigenfalls kaum wirksam.

Das erste Angebot erhalten Beschützer-Anteile oft, wenn ein Anteil die Präsenz von Selbst-Energie zu sehen, zu fühlen und auf sie zu vertrauen beginnt. Dies erschließt dem Anteil eine neue Option, nämlich die Möglichkeit, seine Last zu verringern, nicht mehr so hart zu arbeiten und ein für alle Male seine Wachsamkeit zu mäßigen. Der Anteil spürt nun die Stärke, Macht und Fähigkeit des Selbst, und er läßt die Verringerung der Intensität und Häufigkeit seiner Belastung zu. Er weiß, daß seine Aufgabe immer noch wichtig ist, weil die Verletzung weiterhin besteht. Aber jetzt ist zum ersten Mal Hilfe da, und es könnte eine gewisse Linderung eintreten.

Es ist eine Art Zwischenstop auf dem Weg zur Lösung seines Problems eingetreten: Dem Anteil ist nun klar, daß er nur dann von seiner Beschützerrolle wirklich befreit werden kann, wenn die Verletzung vollständig geheilt ist. Doch die Ruhepause fühlt sich für den erschöpften und überarbeiteten Anteil gut an. *Dieses Angebot ermöglicht dem Anteil, seine Hartnäckigkeit bei dem Bemühen, seine Aufgaben zu erfüllen, zu reduzieren, weil er sich auf die Unterstützung und Kompetenz der Selbst-Energie verlassen kann.*

Ebenso wie ich den expliziten direkten Zugang dem impliziten gegenüber bevorzugte, schätze ich auch eine (von mir so genannte) *explizite Erlaubnis* mehr als eine *implizite*. Ich höre Anteile lieber explizit sagen: »Ja, ich gebe dir die Erlaubnis. Ich bin zwar nervös dabei, werde es aber trotzdem tun.« Fühlen Anteile sich geschätzt, werden sie oft spontan weicher oder treten ein wenig vom Geschehen zurück (d. h., sie geben eine implizite Erlaubnis). Im Fall einer impliziten Erlaubnis kommt es jedoch häufig vor, daß sich bestimmte Anteile wieder einmischen, wenn sie verängstigt sind oder von Gefühlen überfallen werden.

Deshalb sollte man vorab Zeit investieren, um Anteilen das Gefühl zu vermitteln, daß sie vom Selbst des Klienten und vom Therapeuten wirklich gehört, gesehen und gewürdigt werden und sich wohl fühlen, wenn sie explizit die Erlaubnis geben, mit der Arbeit fortzufahren. Erteilen sie die uneingeschränkte Erlaubnis, mischen sich die Beschützer-Anteile während des Entlastungsprozesses nur selten ein. Nach gelungener Heilung kommt es kaum jemals zu einem Rückschlag, und der gesamte Prozeß ist gewöhnlich deutlich früher abgeschlossen.

Die Einladungen

Sobald die Anteile dem Angebot der Präsenz des Selbst vertrauen und sich daran gewöhnt haben, ist es an der Zeit, ihnen eine der folgenden drei Einladungen zu präsentieren:

1. *Beschäftigung mit dem Überwältigtsein.* Sie könnten folgendes anbieten: »Wie wäre es, wenn wir garantieren könnten, daß das kleine Mädchen (eine Verbannte) oder der suizidale Anteil (ein extremer Beschützer) versprechen würde, das System durch ihre extremen Gefühle nicht funktionsunfähig zu machen? Würde dich das interessieren?«
2. *Anbieten einer neuen Rolle.* Sie könnten vorschlagen: »Wie wäre es, wenn du keine Angst mehr zu haben bräuchtest oder nicht mehr depressiv wärest oder nicht mehr zuviel essen würdest? Was würdest du dann statt dessen tun?«
3. *Anbieten, die Verletzung zu heilen.* Sie könnten empfehlen: »Wie wäre es, wenn wir den kleinen Billy heilen könnten und wenn du ihn nicht mehr zu schützen bräuchtest? Wäre das für dich interessant?«

Diese Einladungen sind für Beschützer-Anteile sehr verlockend. Sie bieten ihnen die Möglichkeit, von ihren Pflichten erlöst zu werden. Dick Schwartz hat einmal gesagt, eine Einladung biete »einem hoffnungslosen System Hoffnung an.«

Umgang mit Überwältigtsein

Der Umgang mit Beschützer-Ängsten kann für Therapeuten eine schwierigere Aufgabe sein und sowohl zu Frustration führen als auch das Vertrauen zum IFS-Modell verringern. Bei den meisten Traumata und insbesondere bei einer Komplexen PTBS ist das Überwältigtsein die am häufigsten vorkommende Beschützer-Angst.

Ich habe Dick Schwartz oft sagen hören: »Wenn ein Anteil zugesichert hat, nicht überwältigend auf das System einzuwirken, tut er das auch nicht. Er hält immer Wort.« Das war in meiner persönlichen Praxis allerdings lange nicht so. Ich bat Anteile von Klienten, das System nicht zu überfordern, und sie erklärten sich dazu bereit, übernahmen dann aber doch die Kontrolle über das System, sobald die Situation eskalierte. Ich fragte mich dann: »Was habe ich nur falsch gemacht?«

Mit der Zeit habe ich einiges über den Umgang mit Überwältigtsein gelernt. Zunächst muß man völlig davon überzeugt sein, daß Anteile in der Lage sind, das System nicht zu kapern, und man muß dies von einem Ort der Selbst-Energie aus verkörpern, bevor man es dem Anteil des Klienten glaubwürdig vorschlagen kann. Heute sage ich zu Anteilen: »Ich weiß, daß du das kannst. Ich bin mir sicher. Wir sollten nicht mit der Arbeit fortfahren, wenn du nicht versprechen kannst, Anthony nicht zu überwältigen. Nach meinen Erfahrungen bringt es in therapeutischer Hinsicht nichts, deine Traumata wiederzuerleben. Ich möchte, daß du und alle anderen dort drinnen in Sicherheit sind.«

Wenn sich Anteile weiterhin besorgt zeigen, sage ich: »Würdest du das gern mit mir üben? Ich möchte, daß du Anthony über alles informierst, was du bewahrst. Aber teile es bitte in kleinen, verkraftbaren Häppchen mit. Dann kann Anthony präsent bleiben und für dich auf eine Weise da sein, wie du es noch nicht erlebt hast.« Ich nutze hier bezogen auf den überwältigten Anteil des Klienten den direkten Zugang. In manchen Fällen schlage ich sogar ein kleines Experiment vor und lasse den Anteil dann ein oder zwei Prozent seiner Gefühle mitteilen, so daß er seine Fähigkeit, Überwältigtsein zu vermeiden, direkt erleben kann.

Deshalb kann auch ich heute aufgrund eigener Erfahrungen versichern, daß ein Anteil, der versprochen hat, nicht die Kontrolle zu übernehmen, dies auch nicht tut.

Eine neue Aufgabe und das Heilen der Verletzung

Dick sagt oft: »Ich biete Beschützer-Anteilen ständig drei Dinge an. *Erstens* überlasse ich ihnen die Kontrolle, indem ich sage: ›Du bist der Boss. Wir werden nichts tun, womit du nicht einverstanden bist.‹ *Zweitens* würdige ich, was sie erleben, indem ich beispielsweise sage: ›Ich verstehe, warum du dich so fühlst‹ oder: ›Das kann ich verstehen.‹ Und *drittens* biete ich dem Beschützer-Anteil Hoffnung, indem ich sage: ›Was wäre, wenn wir die Verletzung heilen könnten?‹«

Beschützer-Anteile mußten ihre Aufgabe erfüllen, weil das die Lösung war, die sie entwickelt hatten, als sie völlig allein waren und mit überwältigenden Erlebnissen fertig zu werden versuchten. Sie bemühten sich, Probleme zu lösen, die durch Grenzverletzungen in Beziehungen, ungleich verteilte Macht, Scham und Demütigung entstanden waren. Beschützer-Anteile nutzen, was sie wissen und aus ihrer Umgebung verinnerlicht haben; sie sind oft jung und verfügen aufgrund ihres Entwicklungsstandes über begrenzte kognitive Fähigkeiten.

Unsere Aufgabe ist es, den Beschützer-Anteilen die Kontrolle, die ihnen genommen wurde, zurückzugeben, ihre beherzten Bemühungen anzuerkennen und ihnen eine andere Möglichkeit, ihre Probleme zu bewältigen, zu erläutern. Manchmal fühle ich mich bei diesen Bemühungen eher wie ein Verkäufer als wie ein Therapeut. In der Zeit, die ich mit Beschützer-Anteilen verbringe, versuche ich ihnen hauptsächlich die Idee zu vermitteln, daß wir ihnen, wenn sie uns (dem Selbst des Klienten und mir) Raum und die Erlaubnis geben, helfen können, sich von den Verletzungen zu lösen, die sie so unerschütterlich schützen, und ihnen gleichzeitig eine neue Rolle innerhalb des Systems anzubieten. Manchmal muß man dieses Angebot besonders eifrigen Beschützer-Anteilen gegenüber mehrmals wiederholen, in einigen Fällen sogar Hunderte von Malen, bevor sie genug Vertrauen entwickeln und bereit sind, in den Hintergrund zu treten. Die von ihnen ursprünglich bevorzugte Lösung erfüllt offenbar ihren Zweck nicht so gut, denn sonst hätte sich der Klient kaum in Therapie begeben. Eigentlich müssen wir auf die Ineffektivität der Strategie des Beschützer-Anteils gar nicht hinweisen, denn sie ist offensichtlich. Wir können statt dessen auch eine neuartige Möglichkeit, das Dilemma zu überwinden, vorstellen, eine Möglichkeit, über die der betreffende Anteil noch nicht nachgedacht hat. Wir können ihn dazu anregen, sich von der Last seiner Bemühungen zu befreien und die neu gewonnene Freiheit zu genießen.

Der folgende Therapeut-Klient-Dialog veranschaulicht, wie sich dieses Angebot (an den Beschützer-Anteil) auswirken kann.

KLIENT: Was könnte ich denn statt dessen tun? Darüber habe ich noch nie nachgedacht. Was ich jetzt tue, war immer Bestandteil meiner Rolle. Etwas anderes kenne ich nicht.

THERAPEUT: Ich möchte, daß Sie sich ein wenig Zeit nehmen, um über die Möglichkeit nachzudenken, daß Sie etwas anders machen könnten.

KLIENT: Was würde ich dann tun?

THERAPEUT: Was Sie möchten. Das ist Ihre Sache. Sie entscheiden.

KLIENT: Das muß ich erst einmal überschlafen. So etwas hat mir noch nie jemand angeboten.

THERAPEUT: Das tue ich jetzt, und es ist für Sie wirklich eine Möglichkeit.

Die Idee, daß sie die Möglichkeit erhalten, etwas völlig anderes als bisher zu tun, ist für Beschützer-Anteile sehr verlockend. Bisher kennen sie nur, daß sie ihren Job erledigen *müssen*. Sie ähneln Hamstern, die sich in ihrem Laufrad abstrampeln und in dieser Rolle gefangen sind. Und es stimmt schon: Sie *müssen* diesen Job so lange erledigen, bis die Verletzung geheilt ist. Deshalb verwende ich nie zuviel Zeit darauf, Anteile davon zu überzeugen, daß sie mit Alkoholkonsum, übermäßigem Essen oder Zwangshandlungen aufhören sollen. Sie halten es für ihre Pflicht, diese Dinge zu tun. Ich respektiere ihre Sichtweise, mache sie aber auf eine andere Möglichkeit aufmerksam. Glücklicherweise wünschen sie sich Hilfe; sie haben nur bisher selbst keine andere Lösungsmöglichkeit gefunden. Aufgabe des Therapeuten ist es, Hoffnung zu wecken.

Mich respektvoll zu verhalten und um Erlaubnis zu bitten sind meine wichtigsten Prioritäten im Umgang mit traumatisierten Beschützer-Anteilen. Ich bemühe mich darum, daß sie sich wegen ihrer heldenhaften Bemühungen geschätzt und gewürdigt fühlen. Außerdem helfe ich ihnen, sich von ihren Pflichten zu befreien und uns zu ermöglichen, sie von dem durch harsche Äußerungen anderer Menschen, ihr negatives Verhalten und Mangel an fürsorglicher Zuwendung entstandenen Schaden zu erlösen.

Arbeit mit Beschützer-Anteilen bei Vorliegen eines Traumas

Bestmögliche Resultate erzielen Sie, indem Sie wie folgt vorgehen:

1. Identifizieren Sie den Ziel-Anteil des Klienten.
2. Fordern Sie den Klienten auf, seine Aufmerksamkeit nach innen zu richten.
3. Erforschen Sie mit dem Klienten zusammen den Ziel-Anteil, und bitten Sie diesen, ein wenig Raum zu geben (Separierung oder Entmischung).
4. Ist der Anteil nicht bereit zur Entmischung, können Sie (mittels direktem Zugang) direkt mit ihm sprechen.
5. Nach der Separierung identifizieren Sie die Selbst-Energie.
6. Fördern Sie die Beziehung zwischen Selbst und Anteil.
7. Ist der Anteil an der Verbindung mit dem Selbst nicht interessiert, können Sie ihn mit dem Alltags-Selbst bekannt machen und das Selbst dazu bringen, sich wegen seiner unzureichenden Unterstützung während des Traumas zu entschuldigen.
8. Helfen Sie dem Selbst, sich über die positiven Intentionen sowie über die Aufgabe und die Ängste des Anteils zu informieren.
9. Sprechen Sie die Ängste des Anteils an, und helfen Sie ihm zu garantieren, daß er das System nicht außer Funktion setzen wird.
10. Bieten Sie dem Anteil eine neue Rolle an, und bemühen Sie sich um seine Erlaubnis, seine Verletzungen zu heilen.

TEIL III

Neurowissenschaftliche Grundlagen von Trauma und Dissoziation

KAPITEL 10

Die Neurobiologie der PTBS

Die normale Furchtreaktion

Furcht ist eine normale Reaktion auf beunruhigende und ungewöhnliche Situationen. Mit etwas Bedrohlichem konfrontiert, reagieren wir auf zwei Ebenen: (1) zunächst unbewußt, vermittelt durch Schaltkreise in der Amygdala, die eine automatische Reaktion auslösen, und (2) anschließend bewußt über kognitive Systeme wie den Präfrontalkortex und den Hippocampus, welche die Furcht bewußt registrieren (LeDoux 2015/2016). *Wir reagieren also zunächst unbewußt auf eine Bedrohung und spüren sie dann bewußt als Furcht.*

Die Furcht wird *gelöscht*, wenn der ventromediale Teil des PFK das Feuern der Amygdala reguliert oder beruhigt, und der Hippocampus erschließt einen Kontext, in dem Lernen und eine Löschung möglich sind (LeDoux 2015/2016). Beispielsweise könnte Ihr Gehirn dem Körper mitteilen: »Das war zwar beängstigend, aber wir haben schon einmal etwas ähnliches erlebt, wir sind in Sicherheit und können mit der Situation fertig werden.« Wir nehmen eine Bedrohung wahr, reagieren, haben Angst, verarbeiten die Angst und erholen uns schließlich davon. Dies kann gelegentlich oder mehrmals täglich passieren, je nachdem, wie stark der Streß ist, mit dem wir konfrontiert werden. In diesem Zusammenhang ist einer der zentralen Grundsätze des IFS-Ansatzes wichtig: *Alle Beschützer-Anteile stehen in einer Beziehung zu Furcht.* Wenn Sie beispielsweise einen Klienten fragen: »Was, fürchten Sie, könnte passieren, wenn Sie keinen Alkohol tränken, nicht ängstlich reagierten oder sich nicht zurückzögen?«, so zielt dies darauf, zum Herzen dieser Furcht vorzudringen.

Implizite und explizite Erinnerung

Bei der Auseinandersetzung mit den neurobiologischen Grundlagen von PTBS und Dissoziation sollten wir uns genau anschauen, wie Erinnerungen und Furcht enkodiert und verarbeitet werden. Erinnerungen können als *implizite* und als *explizite* Erinnerungen enkodiert werden. *Implizite Erinnerungen* werden hauptsächlich in den ersten 18 Monaten des Lebens enkodiert. Wir können implizite Erinnerungen aber auch enkodieren, wenn wir ein Trauma erleben. Implizite Erinnerungen sind nicht sprachbasiert, sondern werden als Wahrnehmungen, Emotionen und Körperempfindungen gespeichert. Sie bereiten uns auf zukünftiges Handeln vor, sie sind unbewußt, und uns ist nicht klar, daß sie aus der Vergangenheit stammen (Anderson 2013). Nach meiner Auffassung basieren die meisten Verbannten und einige extreme reaktive Anteile auf impliziten Erinnerungen.

Das *explizite Gedächtnis* hingegen entwickelt sich erst ab dem Alter von zwei Jahren – in der Regel also dann, wenn wir zu sprechen anfangen. Es erfordert fokussierte Aufmerksamkeit, ist linear, faktenorientiert und bewußt und setzt ein Empfinden für Zeit und ein Narrativ voraus (Anderson 2013). Der Hippocampus spielt bei der Entwicklung des expliziten Gedächtnisses eine wichtige Rolle. Im Rahmen des IFS-Ansatzes ermöglichen wir unseren Klienten, ihre im impliziten Gedächtnis beheimateten unbewußten verbannten Anteile zu erkennen und diese durch einen Prozeß des Bezeugens, der Entlastung und der Bewältigung ihrer schmerzhaften Vergangenheit zu geleiten. Wir arbeiten also an der Verwandlung impliziter Erinnerungen in explizite Erinnerungen, und das sollte meiner Meinung nach ohnehin das übergeordnete Ziel jeder Traumatherapie sein.

Die Posttraumatische Belastungsstörung (PTBS)

Wir untersuchen nun, was im Gehirn und Körper im Fall einer extremeren Bedrohung oder bei wiederholten Verletzungen verbaler, körperlicher oder sexueller Art, die zur Entstehung einer PTBS führen, passiert.

In drei wichtigen Bereichen des Nervensystems kann es infolge eines Traumas zu Dysregulationen neuronaler Netzwerke und zur Entstehung von Symptomen kommen: im (1) neuroendokrinen (Hormone), (2) neurochemischen (Neurotransmitter) und (3) neuroanatomischen (Gehirnstrukturen) Bereich. Diese drei Bereiche müssen wir untersuchen, um besser zu verstehen, wie eine PTBS entsteht, wobei zu bedenken ist, daß sich die Beschützer-Anteile und Verletzungen wahrscheinlich im Geist befinden und über diese traumabasierten Netzwerke zum Ausdruck gelangen.

Hormonelle Faktoren

Bei einem belastenden Ereignis erhält unser Körper Informationen, die er über Nervenbahnen zum Thalamus übermittelt. Erscheinen diese Informationen als emotional relevant, werden sie zur Amygdala geleitet, die sie ohne Einbeziehung des Bewußtseins weiterverarbeitet, wodurch viele unterschiedliche Reaktionen hervorgerufen werden können. Eine von diesen besteht in der Aktivierung der HPA-Achse (Hypothalamus-Hypophysen-Nebennieren-Achse), die die Ausschüttung verschiedener Hormone steuert. Zunächst schüttet der Hypothalamus das *Corticotropin-releasing Hormon* (CRH) aus, das seinerseits die Ausschüttung des *Adrenocorticotropen Hormons* (ACTH) durch die Hypophyse veranlaßt, wodurch wiederum die Ausschüttung von Glukokortokoiden initiiert wird – bekannter unter dem Namen *Kortisol* (dem wichtigsten Streßhormon im Körper, das von den auf den Nieren sitzenden Nebennieren produziert wird).

Hormone, die durch die HPA-Achse ausgeschüttet werden

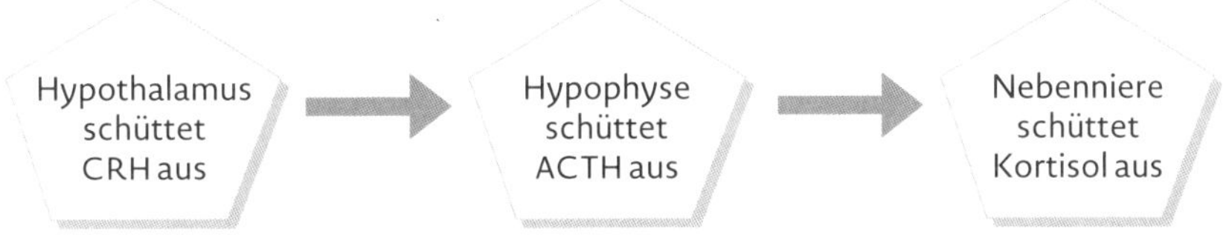
Hypothalamus schüttet CRH aus
Hypophyse schüttet ACTH aus
Nebenniere schüttet Kortisol aus

Kortisol mobilisiert uns und initiiert eine Reaktion, wenn wir etwas Gefährliches erleben. Dieses Hormon kann ungeheuer nützlich sein und unter bestimmten Umständen sogar das Leben retten, kann im Übermaß aber auch destruktiv wirken. In Krisensituationen verbessert Kortisol die emotionale Stabilität und mobilisiert Glukose oder Energie für Kampf-oder-Flucht-Reaktionen. Außerdem hat es eine starke Wirkung als Entzündungshemmer und Antiallergen. Kortisol kann für den Körper aber auch sehr schädlich sein, wenn wir länger unter Streß stehen und zuviel Kortisol ausgeschüttet wird. Bekannt ist seine toxische

Wirkung auf den Hippocampus. Es kann weiterhin zu Proteinabbau und damit Muskelschwund führen; und weil es sehr wirksam die Immunabwehr unterdrückt, erhöht es die Gefahr von Infektionen, psychischen Erkrankungen und der Entstehung bestimmter Formen von Krebs. Somit kann die richtige Menge Kortisol zwar von Nutzen sein, das Hormon im Übermaß aber auch schädlich oder neurotoxisch wirken.

Normalerweise aktiviert die Ausschüttung von Kortisol das Sympathische Nervensystem und erzeugt eine negative Feedbackschleife, die sowohl auf den Hypothalamus als auch auf die vordere Hirnanhangdrüse beruhigend wirkt. Allerdings funktioniert dieser Feedbackmechanismus bei einigen Menschen nicht (was auf einer erhöhten Sensibilität der HPA-Achse für negatives Feedback beruht), wodurch es letztlich zu einer Absenkung des Kortisolspiegels kommt. Außerdem haben Untersuchungen gezeigt, daß ein niedriger Kortisolspiegel zum Zeitpunkt eines traumatischen Ereignisses das Risiko der Entstehung einer PTBS erhöht (Sherin & Nemeroff 2011). Deshalb wird heute untersucht, ob man Kortisol für die Behandlung akuter Traumata einsetzen kann, damit die Patienten ihre traumatischen Erinnerungen konsolidieren und verarbeiten und so die Entstehung einer PTBS verhindern können.

Chemische Faktoren

So wie die Amygdala in einer Bedrohungssituation die Ausschüttung von Hormonen anregt, fördert sie auch die Ausschüttung bestimmter chemischer Stoffe, sogenannter Neurotransmitter. Mit diesen werden wir uns nun kurz beschäftigen und in Zusammenhang damit erklären, wie bestimmte Psychopharmaka, die Störungen der Neurotransmitter-Produktion entgegenwirken, bei der Behandlung von Anomalien infolge von Traumata von Nutzen sein können.

Zunächst geht es um Serotonin oder 5-HT, wie es häufig genannt wird. Dieser Stoff wird in einem Teil des Gehirns produziert, der dorsale und mediane Raphe genannt wird. Bei Menschen mit einer PTBS besteht bekanntlich ein niedriger Serotoninspiegel, und dieser Zustand wird mit Hypervigilanz, verstärkter Neigung zu Aggression und Impulsivität sowie mit dem vermehrten Auftreten intruviser Erinnerungen in Verbindung gebracht (Rege & Graham 2017). Serotonin reguliert auch den Noradrenalin- und den CRH-Spiegel, beides exzitatorisch wirkende Stoffe, deren Spiegel durch Streß erhöht werden.

Es ist allgemein bekannt, daß sich selektive Serotonin-Wiederaufnahmehemmer (SSRIs) bei der Behandlung von PTBS bewährt haben. Die Normalisierung des Serotoninspiegels hat eine allgemein beruhigende Wirkung auf das Nervensystem und den ganzen Körper. Außerdem vermögen SSRIs offenbar die Aktivität des Präfrontalkortex (PFK) wiederherzustellen.

Als nächstes werden wir uns dem Noradrenalin zuwenden, einem der wichtigsten chemischen Stoffe in Zusammenhang mit der Reaktion auf Streß. Noradrenalin entstammt hauptsächlich einem Gehirnbereich mit Namen *Locus coeruleus*. Das ausgeschüttete Noradrenalin wird in verschiedene Bereiche im Gehirn geleitet, die bei einer PTBS eine Rolle spielen; dazu zählen der PFK, die Amygdala, der Hippocampus, der Hypothalamus, das zentrale Höhlengrau (eine Struktur, die mit Erstarrungsreaktionen in Verbindung gebracht wird) und der Thalamus. Noradrenalin verstärkt Furcht, enkodiert emotionale Erinnerungen und erhöht das Arousal und die Wachsamkeit (Sherin & Nemeroff 2011). Wird unter Streß das Sympathische Nervensystem aktiviert, schütten die Nebennieren außer Kortisol auch Noradrenalin aus (LeDoux 2015/2016). Beide Stoffe werden im ganzen Körper verteilt und rufen Symptome wie eine Beschleunigung des Herzschlags, Kribbeln in den Gliedmaßen, Schwitzen und eine schnellere Atmung hervor.

Medikamente, die wie Propanolol (ein Beta-Blocker) den Noradrenalinspiegel im Körper senken, oder Medikamente wie Clonidin (ein Alpha-2-Agonist), sind sehr nützlich für die Verringerung der Erregbarkeit und die Behandlung akuter Traumata.

Dopamin ist wie Noradrenalin ein exzitatorisch wirkender Neurotransmitter, der Angst sowie eine Furchtkonditionierung fördern kann. Eine bestimmte genetische Komponente scheint die Verstoffwechslung von Dopamin im Körper zu beeinflussen und darüber zu entscheiden, ob ein Mensch eine PTBS entwikkelt oder nicht (Rege & Graham 2017).

Atypische Neuroleptika wie Quetiapin, Risperidon oder Aripiprazol, um nur einige zu nennen, können in niedriger Dosierung bei der Behandlung von Dissoziation nützlich sein. Sie blockieren teilweise die Dopamin-Produktion und die NMDA-Rezeptoren, die für Lernen und Gedächtnis von Bedeutung sind.

Glutamat ist der wichtigste *exzitatorische* Neurotransmitter im Gehirn, und Streß führt unmittelbar zu seiner Ausschüttung. Glutamat aktiviert die NMDA-Rezeptoren, und vermutlich trägt dieser Stoff zur Konsolidierung traumatischer Erinnerungen bei und spielt bei der Entstehung einer Dissoziation eine zentrale Rolle. Glutamat wirkt sehr toxisch und führt wahrscheinlich zum Verlust von Nervenzellen im Hippocampus und im PFK von PTBS-Patienten (Sherin & Nemeroff 2011).

Stimmungsstabilisatoren, die den Glutamatspiegel senken, können bei PTBS sehr positiv wirken. Allerdings haben viele dieser Präparate zahlreiche Nebenwirkungen, die Patienten ihre Einnahme erschweren.

GABA hingegen ist der wichtigste *inhibitorische* oder beruhigende Neurotransmitter im Gehirn. Er steht in enger Verbindung zum Benzodiazepin-Rezeptor, auf den Mittel wie Lorazepam oder Clonazepam einwirken. Streß verändert den GABA-Benzodiazepin-Rezeptor-Komplex (Sherin & Nemeroff 2011), und wahrscheinlich greifen deshalb so viele Menschen mit einer PTBS zu Benzodiazepinen, um ihr aktiviertes Gehirn zu beruhigen.

Benzodiazepine wirken positiv auf Angst und Aktivierungszustände, die in Zusammenhang mit einer PTBS auftreten. Sie können aber leider auch die Konsolidierung von Erinnerungen beeinträchtigen und süchtig machen, weshalb man sie sehr sparsam oder sogar nur in besonderen Fällen einsetzen sollte. Auch einige Stimmungsstabilisatoren erhöhen den GABA-Spiegel und wirken somit beruhigend auf das Nervensystem.

In der folgenden Tabelle sind die chemischen Stoffe erfaßt, die bei der Entstehung einer PTBS eine Rolle spielen, und es wird jeweils angemerkt, welche Psychopharmaka ihren Einfluß lindern können.

Serotonin (5-HT)	• allgemein beruhigende Wirkung • Spiegel bei PTBS verringert • SSRIs fördern die Produktion von 5-HT
Noradrenalin (NA)	• wichtigster Neurotransmitter bei der Streßreaktion • erhöhter Spiegel bei PTBS • Betablocker und Alpha-2-Antagonisten senken den NA-Spiegel
Dopamin (DA)	• wirkt generell exzitatorisch • erhöhter Spiegel bei Vorliegen einer PTBS oder bei Dissoziation • Antipsychotika senken den DA-Spiegel
Glutamat	• wichtigster exzitatorischer Neurotransmitter • erhöhter Spiegel bei PTBS und Dissoziation • Stimmungsstabilisatoren senken den Glutamatspiegel
GABA (Gamma-Aminobuttersäure)	• wichtigster beruhigend wirkender Neurotransmitter • wird im Falle einer PTBS verändert • Benzodiazepine und Stimmungsstabilisatoren erhöhen den GABA-Spiegel

Anatomische Faktoren

Neuroimaging-Untersuchungen bestätigen einige der wichtigsten strukturellen Veränderungen in den Gehirnen von PTBS-Patienten. Betroffen sind der Hippocampus, die Amygdala und der PFK. Letzterer umfaßt den anterioren zingulären Kortex, die Insel und den Orbitofrontalkortex (Sherin & Nemeroff 2011).

Der *Hippocampus*, der das Feuern der Amygdala verringern kann, ist für Lernen, Gedächtnis und die Eliminierung von Furcht wichtig. Ein verringertes Hippocampus-Volumen ist charakteristisch für eine PTBS. Kortisol und Glutamat, die beide exzitatorisch wirken, beeinträchtigen das Wachsen neuer neuronaler Verbindungen und schädigen außerdem Nervenzellen im Hippocampus (Rege & Graham 2017). Einige Forscher erwägen, ob ein geringeres Hippocampus-Volumen für die Entstehung einer PTBS prädisponiert oder eine solche Entwicklung ankündigt oder ob es sich bei einer solchen Verkleinerung um ein Resultat der toxischen Wirkungen des Traumas selbst handelt (Sherin & Nemeroff 2011).

Die *Amygdala* ist bei der Verarbeitung von Emotionen und der Löschung von Furcht wichtig. Bei erhöhtem Streß schüttet die Amygdala Glutamat aus, das traumatische Erinnerungen über die NMDA-Rezeptoren enkodiert. Untersuchungen haben bei unter PTBS leidenden Klienten eine stark erhöhte Empfindlichkeit und Reaktivität der Amygdala nachgewiesen (Sherin & Nemeroff 2011).

Der *ventromediale Teil des PFK* hemmt die Streßreaktion und die emotionale Reaktivität, indem er das Feuern der Amygdala unterdrückt (Sherin & Nemeroff 2011). Bei Menschen mit einer PTBS ist das Volumen sowohl des PFK als auch des zingulären Kortex infolge der schädlichen Traumanachwirkungen geringer, was man für eine Folge des Traumas hält, nicht für einen möglicherweise schon vor diesem entstandenen Zustand, wie einige bezüglich des Hippocampus vermutet haben (Rege & Graham 2017).

Hippocampus	Amygdala	Präfrontalkortex
• wirkt beruhigend auf das Feuern der Amygdala • verringertes Volumen bei Vorliegen einer PTBS • vorbestehender Zustand oder Folge von toxischem Streß?	• erhöht den Glutamatspiegel und konsolidiert traumatische Erinnerungen • gesteigerte Reizbarkeit und Reaktivität infolge einer PTBS	• verringert Furcht durch Hemmung der Amygdala • verringertes Volumen des ventromedialen PFK und des anterioren zingulären Kortex bei PTBS

Es ist wohl kaum überraschend, daß sich Streß negativ auf Teile des Gehirns auswirken kann, die für die Erholung von Bedrohungen, Furcht und Verletzungen wichtig sind. Und wenn eine solche Erholung nicht möglich ist, entstehen Symptome, die einer PTBS entsprechen. Glücklicherweise können Medikamente wie die soeben vorgestellten einige der erwähnten zerebralen Veränderungen rückgängig machen.

Noch bemerkenswerter ist, daß die IFS-Methode Klienten helfen kann, zu traumatisierten Anteilen in Verbindung zu treten, die auf irgendeine Weise zu hormonellen, biochemischen und strukturellen Veränderungen in Gehirn und Körper führen können. Wenn wir unsere Klienten dabei unterstützen, zur Selbst-Energie in Kontakt zu treten, können sie sich von ihren Wunden und den mit ihrer relationalen Verletzung zusammenhängenden Gedanken, Gefühlen und Empfindungen lösen und möglicherweise auch ihr Gehirn wieder in seinen ursprünglichen, nicht traumatisierten Zustand zurückversetzen. Die Verbindung zwischen dem IFS-Ansatz, Traumata und dem Gehirn fasziniert mich, und ich hoffe, daß zukünftige Forschungsprojekte mir helfen werden, diese Verbindung immer besser zu verstehen.

Zusammenfassung aller genannten Faktoren

Im Falle eines intrusiven Erlebnisses bemühen wir uns nach Kräften, den Angriff abzuwehren und uns von dem Gefühl der Bedrohung zu erholen. Sensorischer Input aus dem Körper gelangt zum Thalamus und von dort zum PFK und zur Amygdala. Dabei ist zu bedenken, daß die Amygdala schnell und unabhängig vom Bewußtsein agiert, wohingegen der PFK Informationen langsamer und bewußt verarbeitet (van der Kolk 2014/2015). Die Amygdala regt die Ausschüttung von Hormonen (CRH, ACTH und Kortisol) und chemischen Stoffen (Serotonin, Acetylcholin, Noradrenalin und Dopamin) an, löst so eine Erstarrungsreaktion aus, und reguliert das Sympathische und Parasympathische Nervensystem, um die Genesung zu erreichen. PFK und Hippocampus verarbeiten dann die Informationen und versuchen, die Aktivierung der Amygdala zu verringern oder zu beruhigen (um die Genesung oder die Elimination zu erreichen).

Wenn sich die traumatischen Umstände wiederholen, wenn sie extrem sind und es an Liebe und Verbundenheit mangelt, produziert die Amygdala (exzitatorisch wirkendes) Glutamat und stimuliert dadurch die Ausschüttung großer Mengen von Noradrenalin in das Gehirn und den Körper. Auch die Kortisolausschüttung eskaliert weiter, bis ein Erschöpfungszustand eintritt. Weil die exzitatorisch wirkenden chemischen Stoffe und Hormone für den PFK und den Hippocampus toxisch werden, können diese den Zustand der Aufgebrachtheit nicht verringern, was die Entstehung einer PTBS zur Folge hat.

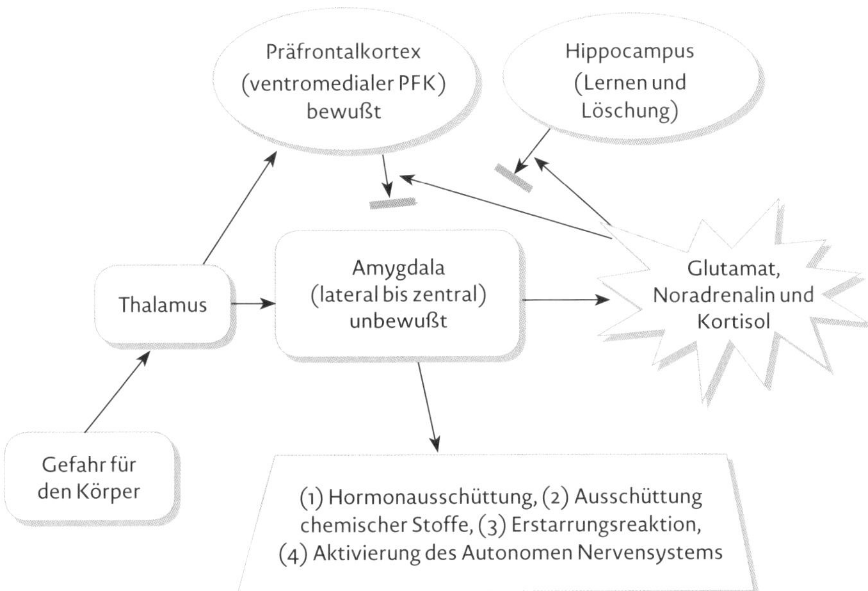

Diese im obigen Diagramm dargestellte exzitatorische Reaktion steht für einen »aktivierten Subtypus« der PTBS, den Lanius und Kollegen beschrieben haben. Dieser liegt bei 70 Prozent der PTBS-Fälle vor und geht bei den Betroffenen mit Wiedererleben des Traumas und physiologischem Hyperarousal einher (Frewen & Lanius 2015; Lanius et al. 2010). Neuroimaging-Studien haben bestätigt, daß es bei diesen Klienten zu einer geringen Aktivierung des PFK und des anterioren zingulären Kortex kommt, was Lanius als »fehlgeschlagene Hemmung« bezeichnet oder als Unfähigkeit des PFK, sich zu beruhigen oder ein Feuern der Amygdala zu verhindern (Lanius et al. 2010). In solchen Fällen sind starke Emotionen, ein aktivierter Zustand des Körpers und geringe kognitive Aktivität charakteristisch.

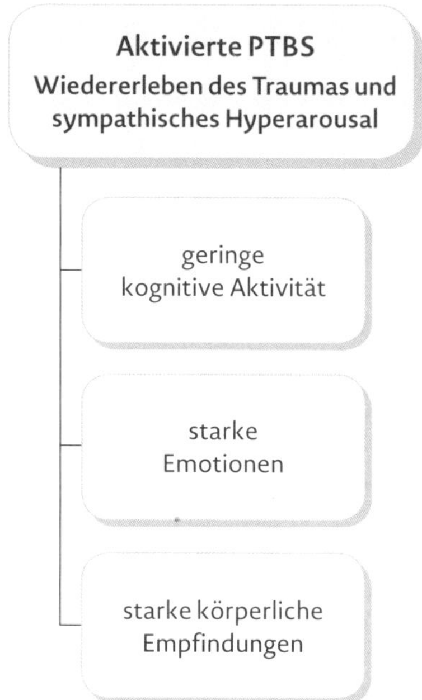
Aktivierte PTBS
Wiedererleben des Traumas und sympathisches Hyperarousal
geringe kognitive Aktivität
starke Emotionen
starke körperliche Empfindungen

Nachdem wir uns mit der aktivierten PTBS auseinandergesetzt haben, bitte ich Sie, sich für einen Augenblick der anderen Seite der Geschichte zuzuwenden, nämlich der Situation eines PTBS-Klienten mit Symptomen oder Anteilen, die abgestumpft, gefühllos, verschlossen oder dissoziativ sind. Diese Art von PTBS liegt in 30 Prozent der Fälle vor (Frewen & Lanius 2015), aber diese Variante wurde bisher weniger gründlich erforscht und wird im Gegensatz zur aktivierten PTBS auch weniger gut verstanden.

LeDoux und Kollegen ist es jedoch gelungen, eine Veränderung in der Amygdala zu erkennen, die in Verbindung mit der Vermeidungsreaktion auftritt. Anders als bei der Furchtkonditionierungsreaktion, bei der während der Vermeidungsreaktion Informationen von der lateralen zur zentralen Amygdala übermittelt werden, gelangen in diesem Fall Informationen von der lateralen zur basalen Amygdala. *Diese weitergeleiteten Informationen hemmen die Erstarrungsreaktion und lösen eine Rückzugsreaktion aus.* Die basale Amygdala ist mit einer Gehirnstruktur mit Namen ventrales Striatum (noch spezifischer mit dem *Nucleus accumbens*) verbunden, was motorische Aktivitäten wie Flucht und Vermeiden ermöglicht (LeDoux 2015/2016). Das folgende Diagramm ist eine schematische Darstellung der Vermeidungsreaktion.

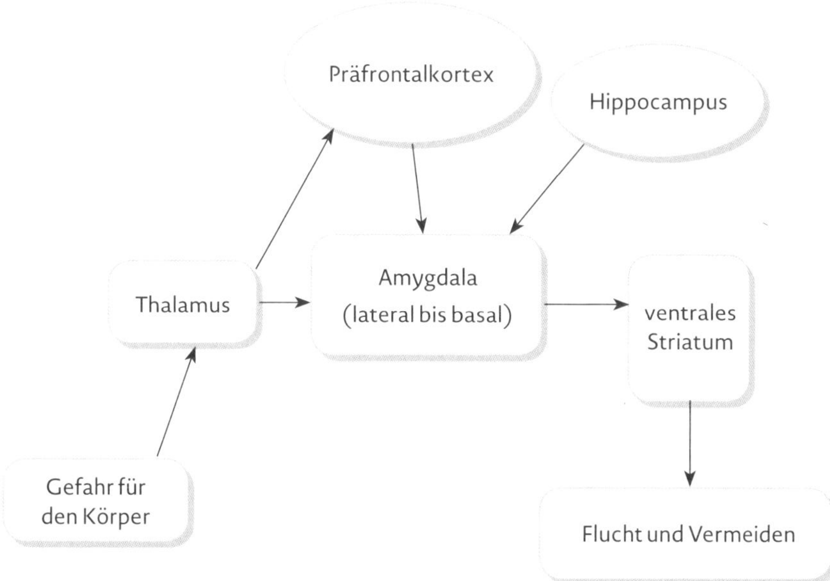

Auch Stephen Porges, am Kinsey Institute tätiger Wissenschaftler und Professor an der University of North Carolina, hilft uns durch seine Polyvagal-Theorie, die Vermeidungs-, Dissoziations-, Betäubungs- und Shutdown-Reaktionen zu verstehen. Seine Theorie bezieht sich auf das Autonome Nervensystem und unsere verschiedenen Arten, auf Sicherheit, Streß und Lebensgefahr zu reagieren.

Porges beschreibt, wie unser Körper ohne Mitwirkung des Bewußtseins unablässig unsere Umgebung untersucht, um mit Hilfe eines von ihm *Neurozeption* genannten Prozesses herauszufinden, ob wir in Sicherheit sind oder nicht (Porges 2017/2017). Erleben wir Sicherheit im Zustand der Verbundenheit, ist der Polyvagal-Theorie zufolge der *ventral-vagale Zweig des Parasympathischen Nervensystems* aktiv. Erleben wir Gefahr, wird unser *Sympathisches Nervensystem* aktiviert, was uns zur allgemein bekannten Kampf-oder-Flucht-Reaktion veranlaßt. Nehmen wir die Gefahr als lebensbedrohlich und unausweichlich wahr, wird der *dorsal-vagale Zweig des PNS* aktiviert, was zur Folge hat, daß wir den Zustand der Verbundenheit auflösen, uns verschließen und dissoziieren, um unser Überleben zu sichern (Porges 2017/2017).

Lanius hat auch beschrieben, was bei chronisch Traumatisierten im Gehirn vor sich geht, die vermeiden, wie betäubt wirken und dissoziative Symptome zeigen. Aus Neuroimaging-Studien geht hervor, daß Menschen mit dieser Art von abgestumpfter PTBS genau entgegengesetzt zu denjenigen mit Hyperarousal reagieren, bei denen die Aktivität des PFK verringert ist. Bei den Klienten mit abgestumpfter PTBS ist eine *verstärkte* Reaktion im PFK und im anterioren zingulären Kortex zu erkennen. Lanius nennt diesen Zustand »Übermodulation« oder Über-Hemmung der emotionalen Responsivität (Lanius et al. 2010). Im Fall einer abgestumpften PTBS ist die kognitive Suppression stark, wohingegen die Emotionalität und die physischen Empfindungen schwach sind.

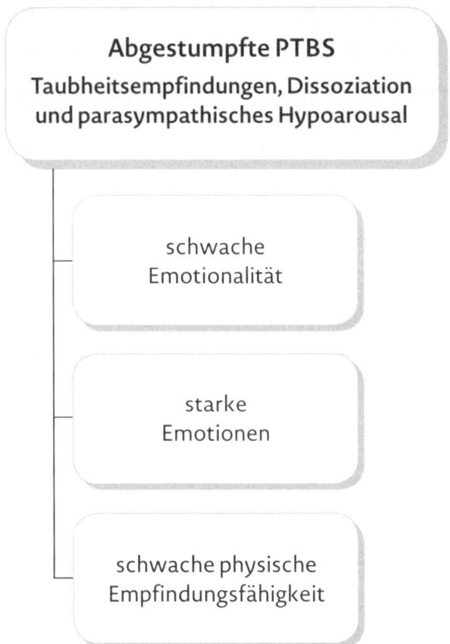

Lanius und ihre Gruppe haben zwei Subtypen von PTBS beschrieben: einen zu Wiedererleben und Übererregung neigenden (die aktivierte PTBS) und einen dissoziativen und untererregten Typus (die abgestumpfte PTBS – Frewen & Lanius 2015). Im Sinne des IFS-Ansatzes verstehen wir diese Subtypen als unterschiedliche extreme Beschützer-Anteile, die in Form eines aktivierten oder übererregten Zustandes zum Ausdruck gelangen können, wohingegen andere Anteile auf abgestumpfte, zurückgezogene oder dissoziative Weise beschützen.

KAPITEL 11

Über den Umgang mit extremen Anteilen

Wie sich Erkenntnisse der Neurowissenschaft auf therapeutische Entscheidungen auswirken

Eine weitere Untersuchung der beiden Subtypen der PTBS und beider Arten extremer Anteile – übererregter und untererregter –, die traumabedingte Verletzungen zu schützen versuchen, ist sinnvoll und wird sich als sehr nützlich erweisen.

Die starken Reaktionen von Anteilen, die gemeinhin mit relationalen Traumata in Verbindung gebracht werden, sind meist der Grund für besondere Schwierigkeiten bei der Arbeit mit solchen Klienten. Ernst und Eifer solcher Ersthelfer-Anteile können selbst den besten und erfahrensten Therapeuten in Schwierigkeiten bringen. Insbesondere bei nicht nachlassender Reaktivität und Intensität sollte man bedenken, *daß sich ein Beschützer-Anteil möglicherweise entlasten muß, bevor er bereit ist, Zugang zu einer Verletzung zuzulassen.* Extreme Anteile bewahren oft so viel Schmerz und Selbsthaß, daß sie sich von ihrem Schmerz lösen müssen, bevor sie sich um die Heilung der Verletzung kümmern wollen.

Mit extremen Beschützer-Anteilen konfrontiert, können wir oft nicht innehalten, eine Pause einlegen und herausfinden, was in uns aktiviert wird, bevor wir auf diese Anteile reagieren. Als Therapeuten sollten wir uns in solchen Augenblicken nach Kräften bemühen, nicht überzureagieren – den aktivierten Anteilen unserer Klienten Raum zu geben und ihnen das Gefühl zu vermitteln, gehört, gesehen und in ihrem Bemühen zu helfen geschätzt zu werden. Solche Anteile sabotieren oft die Behandlung, verhindern jeden Fortschritt und lenken von der Auseinandersetzung mit innerem Schmerz und Verletzlichkeit ab. Neurologische Kenntnisse helfen Therapeuten in solchen Fällen, strategische therapeutische Entscheidungen zu treffen, die geeignet sind, solche häufig vorkommenden Hindernisse zu überwinden, und die extremen Anteilen helfen, sich wirksamer zu entmischen und Zugang zu gewähren.

Wenn ich mich mit extremen Anteilen beschäftige, konzentriere ich mich zunächst auf die *Energie*, über die sie verfügen und die im Behandlungsraum zum Ausdruck kommt. Vielleicht sagt ein Alkohol konsumierender Anteil: »Ich habe so die Nase voll von ihm. Gib mir jetzt den verdammten Wodka. Ich bin so sauer, daß ich ihn umbringen könnte.« Die Energie ist in diesem Fall reaktiv und sympathisch übererregt. Ein anderer Alkohol konsumierender Anteil, der resignative Energie präsentiert, sagt vielleicht: »Ich hab's satt. Was soll das alles noch? Ich geb's auf. Gib mir den Wodka – ich bin raus.« In diesem Fall handelt es sich eher um zurückgezogene, hoffnungslose und parasympathisch untererregte Energie. Anteile können sich mit starker oder schwacher Energie vorstellen, und man sollte sehr genau zwischen diesen Fällen unterscheiden, weil beide eine aus neurowissenschaftlicher Sicht unterschiedliche IFS-Reaktion des Therapeuten erfordern.

Nachdem Sie festgestellt haben, von welcher Art von Energie der Anteil Ihres Klienten angetrieben wird, sollten Sie sich auch darüber klar werden, welche Anteile von Ihnen selbst in der Situation präsent sind. Fragen Sie sich: »Wie reagiere ich innerlich auf die Energie des Anteils meines Klienten?« Vielleicht merken Sie dann, daß Sie etwas denken wie: »Ich bin es leid, daß sie Woche für Woche herkommt und sich über diese andere Person beklagt und daß sie zu allem Überfluß auch noch keine andere Möglichkeit sieht, mit der Situation fertig zu werden, als sich zu betrinken.« Dies ist eine wütende und aktivierte Reaktion von einem Ihrer eigenen Anteile. Sie könnten aber auch denken: »Mein Geist schweift immer wieder ab. Ich habe das Gefühl, daß diese Sitzung ewig weitergehen könnte. Wird es der Klientin wohl jemals besser gehen?« Dies ist eine gelangweilte, abgelenkte und defätistische Reaktion eines Ihrer Anteile.

Wir müssen unsere eigenen aktivierten Anteile identifizieren und sie bitten, uns Raum zu geben, damit wir den Anteilen unserer Klienten gegenüber völlig präsent sein können. Das Selbst des Therapeuten würde mitfühlend, offen und neugierig reagieren.

Aktivierte und übererregte Anteile

Wenn Klienten mit übererregten oder energetisch starken Anteilen vermischt sind, sollten wir uns klar machen, daß wir neurowissenschaftlichen Erkenntnissen gemäß in solchen Augenblicken nur geringen oder keinen Zugang zu ihrem PFK haben. Dies führt zum Aufkommen starker Emotionen und körperlicher Empfindungen, während die Fähigkeit zu objektiven Einschätzungen und plausiblen Schlußfolgerungen auf der Strecke bleibt. *In solchen Situationen begegnet man den Betreffenden am besten mitfühlend, nicht empathisch.* Mitgefühl beinhaltet, sich dem Leiden eines anderen Menschen mit dem Wunsch zu helfen zuzuwenden. Charakteristisch für Mitgefühl sind Distanz und Verhältnismäßigkeit und im Sinne der IFS-Terminologie »Entmischung«, und außerdem steht Mitgefühl mit Selbst-Energie im Einklang. Ist das Gehirn des Klienten für diesen zeitweise nicht verfügbar, können Sie ihm die Separierung, Fürsorge und gelassene Sicht anbieten, die er braucht, sich aber zur Zeit nicht selbst verschaffen kann.

Sie können einem Anteil mitfühlend begegnen, indem Sie beispielsweise sagen: »Du scheinst im Moment wütend zu sein. Ich weiß aber, daß du darüber hinwegkommen kannst. Ich bin hier und kann dir auf jede mir mögliche Art helfen.« Solch eine Reaktion hilft dem Anteil eher, sich zu entspannen und zu entmischen.

Neigen Sie hingegen stärker zu empathischer Resonanz (d. h., Sie empfinden oft ähnlich wie Ihr Klient), besteht die Gefahr, daß Sie die Aktivierung des Klienten noch weiter anfachen. Dies kann passieren, wenn Sie etwas sagen wie: »Sie wirken momentan ziemlich ängstlich. Ich weiß, wie sich das anfühlt. Ich selbst empfinde im Moment auch ein wenig Angst.« Bedenken Sie stets, daß Emotionen weitere Emotionen hervorbringen.

Falls Sie es mit einem Klienten mit aktivierten Anteilen zu tun haben, sollten Sie sich nach Kräften bemühen, eine fürsorgliche, mitfühlende und entmischte Haltung zu bewahren. Hilft dies dem Betreffenden nicht, sich zu separieren, und bleiben seine Anteile weiterhin vermischt, empfehle ich Ihnen, es mit dem *direkten Zugang* zu versuchen. Leihen Sie dem Klienten Ihren eigenen PFK – oder anders ausgedrückt: Lassen Sie Ihr Selbst einen Dialog mit dem erregten Anteil beginnen, vorausgesetzt, Sie haben im betreffenden Moment Zugang zu Ihrem Selbst. Es kann direkt mit dem Anteil des Klienten sprechen, was besonders nützlich ist, wenn das Gehirn des Klienten zeitweise »offline« ist.

Bezüglich aktivierter extremer Anteile sollten Sie folgende Schritte einleiten:

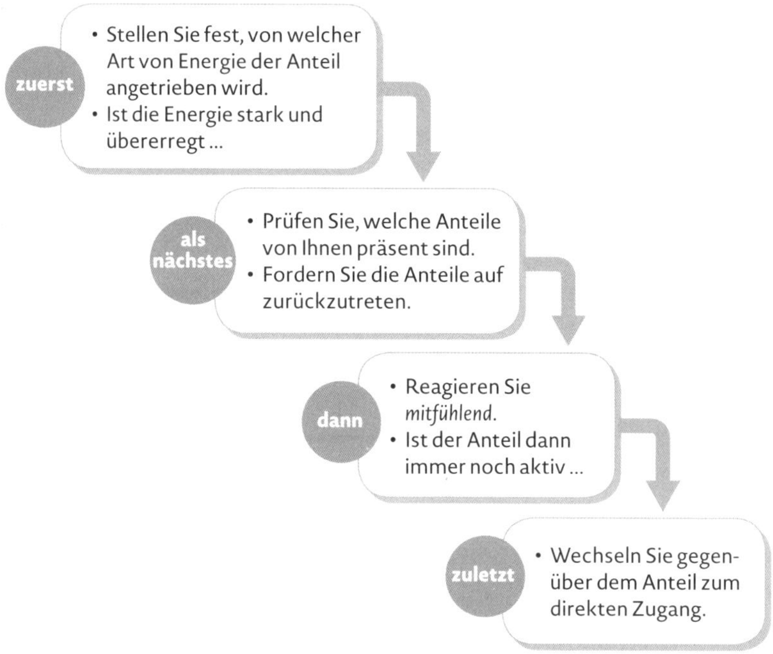

Empfindungslose und dissoziierte Anteile

Ist die Energie des Anteils eher stumpf, beschämt oder reserviert, empfinden Klienten sie innerlich oft als problematischer als übererregte Energie. Stephen Porges hat uns darauf aufmerksam gemacht, daß bei Lebensgefahr der dorsale Zweig des Vagus aktiviert wird. Auch ist wohlbekannt, daß es länger dauert, von einem Shutdown-Zustand zu genesen, als sich von einer Kampf-oder-Flucht-Reaktion zu erholen. Wir wissen auch, daß unser PFK im zurückgezogenen Zustand überaktiv ist (im Arousalzustand hingegen unteraktiv) und daß er alles unter ihm Liegende von oben nach unten deaktiviert. Dies führt dazu, daß wir wenig oder keinen Zugang zu Gedanken, Gefühlen und körperlichen Empfindungen haben.

Wenn ein Anteil eines Klienten sich mit langsamer, schwacher oder unverbundener Energie präsentiert, empfehle ich Ihnen, zunächst herauszufinden, inwieweit das System des Betreffenden momentan deaktiviert ist. Ich würde dann zu solch einem Klienten etwas sagen wie: »Können Sie im Moment Ihre Finger bewegen? Fühlen Sie irgend etwas? Woran denken Sie jetzt?« So stelle ich fest, wie stark der Klient abgeschnitten ist – ob sein Körper, seine Gefühle oder seine Gedanken betroffen sind. Weil übermäßige Hemmung neurowissenschaftlichen

Erkenntnissen gemäß ein Top-down-Prozeß ist, ist es sinnvoll, »von unten nach oben« zu evaluieren.

Wenn ich festgestellt habe, wie stark die Abgetrenntheit des Klienten ist, überprüfe ich bei mir, ob irgendwelche meiner eigenen Anteile präsent sind. Ist das nicht so, versuche ich, dem Anteil des Klienten bei der Separierung zu helfen, und zwar in diesem Fall mit Hilfe von Empathie statt Mitgefühl. *Empathische Resonanz* hilft einem solchen Klienten eher, sein Shutdown-System zu reaktivieren. Ich sage dann z. B.: »Ich bin im Moment bei dir. Ich spüre, daß das, was geschehen ist, für dich sehr beunruhigend gewesen sein muß. Ich weiß, wie es sich anfühlt, beschämt zu werden. Es ist schrecklich. Ich kann das nachempfinden.«

Vermag meine empathische Verbindung dem Anteil des Klienten nicht zu helfen, sich zu entmischen, wechsle ich zum *direkten Zugang* und nutze meine Selbst-Energie, um zu dem Anteil des Klienten, der sich im Shutdown befindet, in Verbindung zu treten.

Probieren Sie folgende Schritte aus:

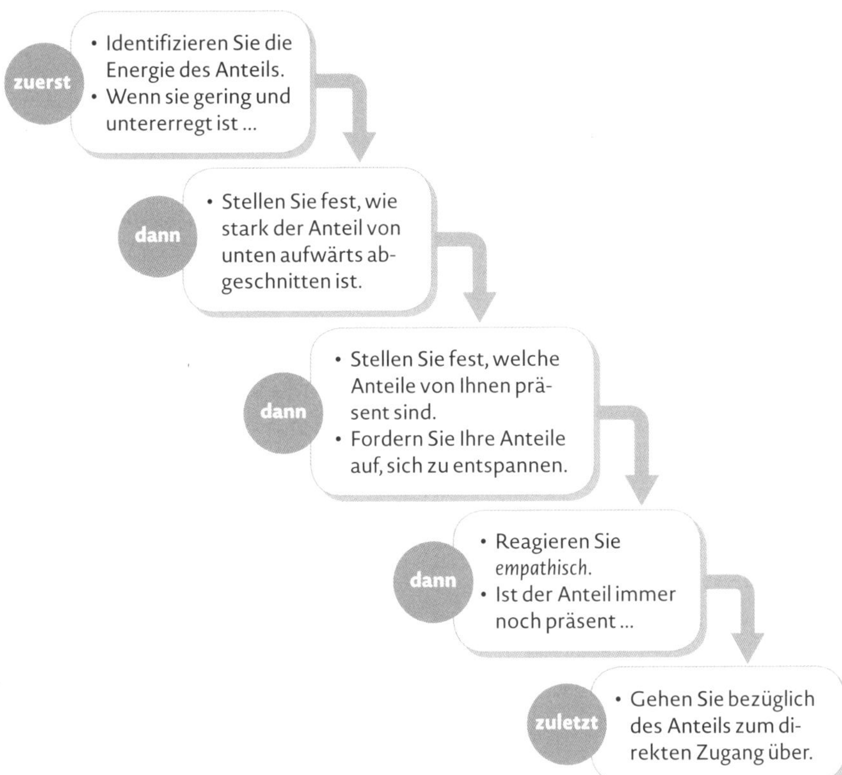

Es folgt eine Zusammenfassung neurowissenschaftlich fundierter Interventionen beim Umgang mit extremen Anteilen. Da im Falle eines schwereren Traumas, etwa bei einer Dissoziativen Identitätsstörung (DIS), die präsenten Anteile schnell wechseln können, kann es schwierig sein herauszufinden, welcher Anteil in einem bestimmten Augenblick präsent und welche Energie mit ihm verbunden ist. Bei der Arbeit mit extrem traumatisierten Anteilen eine klare Strategie zu haben ist für Therapeuten wie Klienten von Vorteil. Die Anteile der Klienten können sich dann entspannen und schneller entmischen, und außerdem wird die Wahrscheinlichkeit, daß Anteile des Therapeuten aktiviert werden, verringert.

Aktivierte Anteile	**Empfindungslose oder dissoziierte Anteile**
Unter-Hemmung Sympathische Übererregung PFK und Hippocampus sind offline	**Über-Hemmung** Parasympathischer Rückzug PFK, basale Amygdala und dorsaler Vagus sind überaktiv
Nutzung von Top-down-Strategien für das Entmischen Zuerst Gedanken, dann Gefühle, dann Körperempfindungen Mitgefühl wichtiger als Empathie Einen Sinn und eine Perspektive vermitteln Helfen, Gefühle in Worte zu fassen	**Nutzung von Bottom-up-Strategien für das Entmischen** Einschätzung der Stärke des Shutdown Zuerst Körperempfindungen, dann Gefühle, dann Gedanken Empathie wichtiger als Mitgefühl Verlangsamung und Übergabe der Kontrolle
Direkter Zugang, wenn sich die Anteile nicht separieren lassen	**Direkter Zugang,** wenn sich die Anteile nicht separieren lassen

TEIL IV

Bindung und relationales Trauma

KAPITEL 12

Stufen und Stile der Bindung

Wie wir eine normale Bindung entwickeln

Nach Gabor Maté und Gordon Neufeld bildet die Bindung das Herz von Beziehungen und sozialen Bezügen. Die beiden Autoren definieren Bindung als Bemühen um Nähe und Verbundenheit und deren Aufrechterhaltung: in physischer, behavioraler, emotionaler und psychischer Hinsicht (Neufeld & Maté 2014/2022). Demnach entwickeln Kinder Bindungen auf sechs unterschiedliche Arten, nämlich:

1. durch die *Sinne* (physische Nähe),
2. durch *Gleichheit* oder *Identifikation* (man will so sein wie die Person, der man sich nahe fühlt),
3. durch *Zugehörigkeit und Loyalität,*
4. durch *Bedeutung* (das Gefühl, für jemanden wichtig zu sein),
5. durch *Fühlen* (Nähe durch Emotionen empfinden, etwa indem man sich warmherzig, liebevoll, herzlich oder emotional vertraut fühlt),
6. durch *Gekannt-Werden* (was die Autoren – ebenso wie ich – für am schwersten zu erreichen halten; Neufeld & Maté 2014/2022).

Neufeld und Maté erklären auch, daß diese Arten, sich zu verbinden, dem Drang nach Verbundenheit zugrundeliegen. Dieser Drang steht bei relationalen Traumata im Mittelpunkt: Dem natürlichen Verlangen nach einer Bindung und nach Verbundenheit folgen unglücklicherweise Verrat, Verlassenwerden und Beziehungsbruch.

Kinder haben einen biologisch basierten Instinkt, eine Bindung zu entwickeln, weil das für ihr Überleben wichtig ist (van der Kolk 2014/2015). Die Qualität der elterlichen Fürsorge in den ersten beiden Lebensjahren fördert bei Kindern einen bestimmten »Bindungsstil«, und dadurch entsteht ein Muster für zukünftige Beziehungen im Erwachsenenalter (Fisher 2017/2019). Außerdem werden diese frühen Bindungserlebnisse später erinnert – nicht als visuelle oder verbale Narrative, sondern als implizite Erinnerungen und erlernte autonome, motorische, viszerale und behaviorale Reaktionen. Dies ist die Grundlage für die Entwicklung der Affekttoleranz, der Fähigkeit zur Selbstberuhigung und eines integrierten Selbstempfindens später im Leben (Fisher 2017/2019).

Es gilt als gesichert, daß normale Interaktionen zwischen Eltern und Kindern letzteren helfen, einen sicheren Bindungsstil zu entwickeln, der ihnen im Erwachsenenalter die Entwicklung stabiler und positiver Beziehungen ermöglicht. Gelingt das jedoch in dieser frühen Entwicklungsphase nicht, können lebenslange Beziehungsprobleme die Folge sein.

Bindungsstile

Vier häufig vorkommende Bindungsstile sind die sichere, vermeidende, ängstliche und desorganisierte Bindung. Einschlägigen Untersuchungen zufolge sind 62 Prozent der Menschen sicher gebunden, 15 Prozent vermeidend gebunden, 9 Prozent ängstlich oder ambivalent gebunden, und bei 15 Prozent besteht eine sogenannte desorganisierte Bindung (van der Kolk 2014/2015).

Man vermutet, daß Kinder eine sichere Bindung entwickeln, wenn sie unter der Obhut einer Mutter aufwachsen, die ihnen gegenüber aufgeschlossen ist und auf ihre Bedürfnisse eingeht. *Sicher gebundene* Kinder entwickeln eine innere Kontrollüberzeugung. Sie wissen, was dazu führt, daß sie sich gut oder schlecht fühlen, und sie haben das Gefühl, selbst *handlungsfähig* zu sein (van der Kolk 2014/2015, dt. S. 117).

Hingegen entwickeln Kinder, deren Mutter ihnen gegenüber verschlossen ist und sie zurückweist, eine *unsichere Bindung*, was eine der beiden im folgenden beschriebenen Reaktionen hervorruft. (Allerdings beschäftigen sich alle bekannten Untersuchungen mit Müttern, und das erscheint mir aus naheliegenden Gründen als problematisch. Wie steht es denn mit der Rolle der Väter, insbesondere wenn sie die primären Bezugspersonen sind?) Eine der beiden möglichen Reaktionen unsicher gebundener Kinder besteht in *Ängstlichkeit* oder Übererregtheit, weshalb diese Kinder oft weinen, brüllen, sich beklagen und ihre Hilfsbedürftigkeit ausdrücken. Ein unsicher gebundenes Kind kann aber auch *vermeidend* oder untererregt reagieren. In diesem zweiten Fall verhalten sich die Kinder distanziert und desinteressiert, als wäre ihnen nichts wichtig oder als würde sie nichts beschäftigen (van der Kolk 2014/2015).

Eine *desorganisierte Bindung* entwickeln Kinder in Reaktion auf Mütter, die sich ihnen gegenüber feindselig oder zudringlich und hilflos oder ängstlich verhalten (Lyons-Ruth & Block 1996). Sie wirken verängstigt und verfügen nicht über eine klare Strategie, um sich Verbundenheit zu sichern. Karlen Lyons-Ruth, Professorin für Psychologie an der Harvard University, hat sich eingehend mit der Bindungsproblematik beschäftigt und sich insbesondere für Menschen mit desorganisierter Bindung interessiert. Ihren Erkenntnissen zufolge hat der emotionale Rückzug einer Mutter, nicht ihre Zudringlichkeit, die tiefreichendste und anhaltendste Wirkung auf die psychische Instabilität eines Kindes (Lyons-Ruth & Block 1996). Nach Lyons-Ruth entwickeln Kinder mit viel höherer Wahrscheinlichkeit als junge Erwachsene dissoziative Symptome, wenn sie bei Müttern aufwachsen, die in den ersten beiden Lebensjahren ihres Kindes fehleingestimmt sind. Solche Kinder fühlen sich als junge Erwachsene verloren, überwältigt und unverbunden und sehen sich als nicht geliebt, inhaltsleer und hilflos (Lyons-Ruth 2003).

Die Bindungstheorie belegt die Bedeutung einer gesunden, »hinreichend guten« elterlichen Betreuung für die Entwicklung eines Kindes und lenkt unsere Aufmerksamkeit auf die psychischen und relationalen Probleme, die entstehen können, wenn ein Kind vernachlässigt, ignoriert und wiederholt intrusiv behandelt wird. Diese Erkenntnisse entsprechen den Resultaten der in Kapitel 2 vorgestellten ACE-Studie.

Eine andere Art, Bindungsstörungen zu verstehen

Ich stimme der Auffassung zu, daß eine qualitativ gute Bindung für Sicherheit und Wohlbefinden von Kindern notwendig und wichtig ist. Sie können nicht überleben, wenn sie keine Bindung entwickelt haben. Verbundenheit zählt sowohl für Kinder als auch für Erwachsene zu den wichtigsten Dingen im Leben.

Allerdings habe ich eine etwas andere Sicht der Bindungsstile, und das hängt mit der IFS-Therapie zusammen. Ich glaube nicht unbedingt an die Existenz von Bindungsstilen, und ich glaube auch nicht, daß sie sich in den beiden ersten Lebensjahren entwickeln und dann das ganze Leben lang bestehen bleiben. *Vielmehr glaube ich, daß bei Kindern verschiedene Anteile im Laufe des Lebens eine Bindung zu bestimmten Anteilen ihrer primären Bezugspersonen entwickeln.*

Beispielsweise entwickelte ein Anteil von mir eine ängstliche Bindung zu einem Anteil meiner Mutter, der häufig die Realität leugnete. Ein anderer Anteil von mir entwickelte eine vermeidende Verbindung zu einem Anteil meiner Mutter, der manchmal zudringlich wurde.

Ich glaube auch, daß bestimmte Anteile von mir sicher an Anteile von ihr gebunden sind, die sich stets liebevoll und unterstützend verhalten haben (d. h., sie sind an ihr Selbst gebunden). Bestimmte Anteile von mir haben eine desorganisierte Beziehung zu ihren verwirrenden und oft widersprüchlichen Anteilen entwickelt. Ich halte dies nicht für dauerhafte oder tief verwurzelte Charakteristika von mir, und ich glaube auch nicht, daß ich als Erwachsener zu den meisten Menschen auf die beschriebenen Arten in Beziehung trete. *Vielmehr bin ich der Meinung, daß die meisten Bindungsstile im Sinne der IFS-Theorie Verletzungen oder Beschützer-Anteile sind, die durch schwierige Interaktionen entstanden sind* und daß sie einen starken Einfluß auf unser Leben als Erwachsene haben, insbesondere wenn sie unbeachtet bleiben und nicht geheilt werden. Ich bin davon überzeugt, daß wir alle unterschiedliche Anteile haben, die zu Anteilen anderer Menschen in Beziehung treten. Außerdem meine ich, daß wir mit allen diesen »Stilen« oder »unterschiedlichen Anteilen«, die mit den verschiedenen Anteilen anderer Menschen verbunden sind, Erfahrungen gemacht haben.

Ich habe das gleiche Phänomen auch von der anderen Seite, als Vater meiner Kinder, erlebt. Sie wissen, wen sie fragen müssen, wenn sie möchten, daß jemand etwas für sie kocht, an wen sie sich wenden müssen, wenn sie mit dem Fahrrad los oder Trampolin springen wollen, und wem sie besser aus dem Weg gehen, wenn sie sich streiten. Ich glaube, daß meine beiden Jungen sich sicher fühlen, wenn sie mit mir in Verbindung stehen und ich mit meiner Selbst-Energie in Kontakt bin. Ich habe auch beobachtet, daß sie es als verwirrend und desorganisierend empfinden, wenn ich wütend bin und für sie zu einem völlig anderen Menschen werde. Wenn sie mit dem vernünftigen, ruhigen und nicht getriggerten Anteil ihres Vaters in Kontakt waren, schockiert sie zweifellos, daß ein extremer, irrationaler und intensiver Anteil von mir in den Vordergrund tritt. Zuerst bin ich der vernünftige Vater, den sie kennen und lieben, und im nächsten Moment verkörpere ich im getriggerten Zustand eine völlig andere Persönlichkeit. Dies muß ziemlich verwirrend für sie sein, insbesondere wenn ich nicht die Verantwortung für meine Handlungen übernehme und mich nicht bei ihnen entschuldige, nachdem ich mich wieder beruhigt habe. Leider ergeht es vielen, die komplexe Traumata erlebt haben, ähnlich: Der Elternteil übernimmt für seine Rolle in der Situation keine Verantwortung, das Kind verinnerlicht das

Erlebte, nimmt selbst die Verantwortung auf sich und versucht auf sich gestellt zu verstehen, was tatsächlich passiert ist.

Ich habe es oft mit Klienten zu tun, die zweifellos die Kriterien für einen desorganisierten Bindungsstil erfüllen. Nähert man sich ihnen jedoch aus der IFS-Perspektive, erkennt man schnell, daß es um zwei unterschiedliche Anteile mit zwei unterschiedlichen Sichtweisen geht, die aufgrund komplexer Beziehungsdynamiken entstanden sind. Bestimmte Anteile solcher Klienten denken oft: »Beziehungen sind gefährlich; ich muß um jeden Preis ihre Entstehung verhindern« (ein Beschützer) und: »Ich sehne mich nach Verbundenheit und werde alles daransetzen, um zu erreichen, daß diese Person in meinem Leben präsent bleibt« (eine Wunde). Meinem Gefühl nach kann eine desorganisierte Bindung auf eine Person, die sich in einer Beziehung zu den beiden beschriebenen unterschiedlichen Anteilen befindet, desorganisierender wirken als auf eine Person mit gegenteiligen Ansichten. Wenn wir dies jedoch aus einer IFS-Perspektive betrachten, machen wir uns eine neugierige Haltung zu eigen, wir hören beiden konträren Anteilen zu, und beide Sichtweisen erscheinen uns dann als plausibel. Was sie beinhalten, erscheint uns nicht als desorganisiert, sondern als völlig klar.

Das folgende Diagramm zeigt die Bindungstheorie aus IFS-Perspektive.

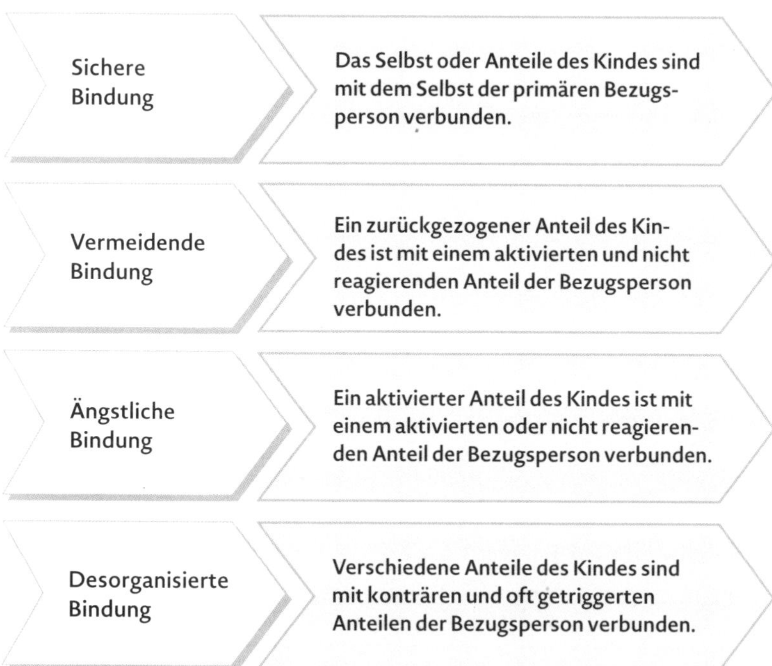

KAPITEL 13

Der IFS-Ansatz als innere Bindungsarbeit

Die Macht des Bindungstraumas

Die Anteile, die infolge anhaltender früher Bindungsverletzungen entstehen, können sehr stark und umfassend wirken. Sie können das Leben eines Menschen insbesondere dann dominieren, wenn der Betreffende ins Erwachsenenalter eintritt und eine intime Beziehung aufzubauen versucht. Ich bin davon überzeugt, daß sich die meisten, wenn nicht sogar alle Bindungsverletzungen im impliziten Gedächtnis befinden, das dauerhaft und großenteils unbewußt ist, weder mit einer zeitlichen Reihenfolge noch mit einem organisierenden Narrativ verbunden.

Viele Klienten ringen mit diesem Problem. Beim Nachdenken über diese problematische Prävalenz kommt mir merkwürdigerweise der Song »*Run the World (Girls)*« von Beyoncé in den Sinn. Nur würde ich die ursprüngliche Zeile »*Who run the world? Girls*« abwandeln zu: »*Who run the world? Exiles*« (Verbannte). Denn Verbannte, die Anteile, die Verletzungen bewahren, existieren in großer Zahl. Denken Sie einmal darüber nach: Tatsächlich bestimmen frühe Bindungsverletzungen das Geschehen in der Welt und versuchen, bei unseren relationalen Entscheidungen das Bestmögliche für uns zu erreichen. *Ein Bindungstrauma verbindet die Vergangenheit mit einem Versuch, in der Gegenwart die Erlösung zu erreichen.* Der IFS-Ansatz hilft Klienten, die Vergangenheit von der Gegenwart zu »entkoppeln«, wodurch der Drang, Traumata wiederzuerleben, geringer wird.

Erwachsene verfügen in der Regel über Willens- und Wahlfreiheit, wenn es um Entscheidungen über Beziehungen geht. Sie können in einer schmerzhaften, unbefriedigenden oder mißbräuchlichen Beziehung bleiben oder sie verlassen. Kindern ist das nicht möglich; sie sind gezwungen zu bleiben. Haben Erwachsene in jüngeren Jahren wiederholt unter Beziehungsbrüchen gelitten und nicht an der Heilung solcher Verletzungen gearbeitet, ziehen sie sich die Verletzungen häufig erneut zu. Sie bleiben oft an ihre Vergangenheit gebunden, glauben, sie könnten diese nicht hinter sich lassen, und reinszenieren das traumatische Geschehen aus ihrer Kindheit mit ihren erwachsenen Partnern.

Diese frühen Bindungsverletzungen treffen im Erwachsenenalter die meisten relationalen Entscheidungen und versuchen auf diese Weise, die Vergangenheit ungeschehen zu machen. Beispielsweise könnten sie denken: »Dieser Mann wird mich besser behandeln, als mein Vater es jemals getan hat« oder: »Sie wird mich lieben und akzeptieren, wie meine Mutter es nie konnte.« Die Anteile halten aber weiter an alten Überzeugungen fest und reagieren innerlich in Form von Gedanken wie: »Ich kann ihn nicht verlassen. Männer haben nun einmal die Macht – sie haben immer die Kontrolle« oder: »Frauen sind meist herrschsüchtig. Wenn ich eine andere Meinung vertrete, werde ich wahrscheinlich kritisiert.« Diese verbannten Anteile befinden sich an der Wurzel von Attraktion und Begehren, sind aber nicht besonders gut in der Lage, mit Beziehungen zwischen Erwachsenen auf eine gesunde und reife Weise umzugehen. Damit sind ideale Voraussetzungen für wiederholte relationale Reenactments früher Bindungsverletzungen im Erwachsenenalter gegeben.

Gelingt es, solche Verletzungen zu heilen, erschließt das die Möglichkeit, sich in Beziehungen anders als bisher zu verhalten, also nicht mehr alte Verhaltensmuster zu wiederholen oder auf Instandsetzung und Erlösung zu hoffen, sondern anderen Erwachsenen offenherzig und mit Selbst-Energie zu begegnen. Bei der Arbeit mit Klienten, die sich noch nicht mit ihrem Bindungtrauma auseinandergesetzt haben, spüren wir häufig die Energie und Kraft solcher jungen Anteile. Sie agieren jedoch häufig »unter dem Radar« und werden auch nur selten namentlich genannt. Die jungen Anteile sind aber ständig präsent und spürbar und haben starken Einfluß auf das Leben unserer Klienten. Und wenn wir sie in der Therapie schließlich anerkennen und ansprechen, kann es Monate oder sogar Jahre dauern, bis die Heilung dieser Verbannten gelingt.

Unterschiedliche Bindungsverletzungen

Nach meinen Erfahrungen setzen sich solche Bindungsverletzungen häufig aus einer Anzahl von Verletzungen und Treubrüchen zusammen, die sich im Laufe mehrerer Jahre angesammelt haben und in einem zentralen Anteil bewahrt werden. Diesen zentralen Anteil bezeichne ich als *kollektive Bindungsverletzung*, was nichts anderes bedeutet, als daß eine Anzahl traumatischer Erlebnisse unter einem Haupt-Verbannten zusammengefaßt werden. Dieser wird oft »mein Kleiner« genannt oder hat einen Namen wie »Klein Toni« oder »Kleine Samantha«.

Versuchen Sie einmal, sich die Situation eines Klienten, den wir hier Daniel nennen werden, vorzustellen. Daniel war ein sehr erfolgreicher Informatiker, der stets einer der Klassenbesten gewesen war. Er war ständig damit beschäftigt, sich mit der attraktivsten Frau, die er finden konnte, zu verabreden, um sie später zu heiraten und Kinder mit ihr zu bekommen. Nach vielen Fehlschlägen fand Daniel schließlich die »perfekte Frau«, wie er es nannte, und gründete mit ihr tatsächlich eine Familie. Daniel kam nach Meinungsverschiedenheiten mit seiner Frau häufig zu Therapiesitzungen und sagte: »Ich bin ein entsetzlicher Versager. Es gelingt mir einfach nicht, sie davon abzubringen, immer wieder wütend auf mich zu werden. Ich würde es ihr nicht vorwerfen, wenn sie mich verließe.«

Nichts war für Daniel jemals gut genug, und er war nie damit zufrieden, wie sich die Dinge in seinem Leben entwickelten. Nachdem er jedoch viele seiner intensiven Beschützer-Anteile kennengelernt hatte, gelang es ihm, zu einem jüngeren Anteil in Kontakt zu treten, der mit dem Gefühl, »nicht gut genug« und unzulänglich zu sein, aufgewachsen war.

Er erklärte mir: »Momentan macht es mich fertig, diesen ›kleinen Kerl‹ zu treffen. Ich kann es einfach nicht glauben, daß jede meiner Entscheidungen im Leben von ihm bestimmt war. Er fühlt sich völlig unzulänglich. Die meisten meiner Entscheidungen, wenn nicht sogar alle, waren verzweifelte Versuche, etwas dagegen zu unternehmen, wie sich dieser kleine Kerl fühlt. Diese Arbeit mit meinen Anteilen ist unglaublich.«

Nach einem Bindungstrauma kann es auch passieren, daß mehrere Verbannte ähnliche schmerzhafte Erlebnisse viele Jahre lang bewahren. Ich bezeichne so etwas als *Entwicklungsverletzungen (developmental wounds)*, und wir werden uns in Kapitel 23 eingehender damit beschäftigen. Es folgt ein typisches Beispiel: Ein drei Jahre alter Anteil, ein neun Jahre alter Anteil und ein sechzehn Jahre alter Anteil tragen alle die Last, daß sie von ihrer Mutter körperlich mißhandelt wurden. Verletzungen dieser Art können auch eine starke Wirkung auf die Beziehungsentscheidungen von Erwachsenen haben.

Ein anderes Beispiel hierfür ist die Situation von Olivia, einer Kinderärztin, die zu mir kam, weil sie sich in ihrer zweiten Ehe unglücklich fühlte. Sie hatte drei Kinder: zwei aus der früheren Ehe und eines mit ihrem neuen Partner. Sie kämpfte mit einem strengen inneren Kritiker-Anteil, der manchmal auch ihrem Mann gegenüber aggressiv wurde, sowie mit einem intellektuellen Anteil, der sie von den meisten, wenn nicht sogar allen Gefühlen fernhielt. Es war mir nie gelungen, ihren klinischen Zustand zu verstehen. Ihre Vorgeschichte paßte nicht zu ihren Symptomen und ihren aktuellen Problemen. Ich sah keine Verbindung zwischen ihren Schwierigkeiten mit Nähe und ihrer Vorgeschichte.

Ganz allmählich gelang es, jene Art von Heilungsarbeit zu initiieren, die viele Therapeuten bei sogenannten »kleinen Traumata« *(»small 't' trauma«)* durchzuführen versuchen. Wir halfen einem Anteil von Olivia, der sich als Kind in einem Ferien-Camp ignoriert gefühlt hatte; außerdem einem Anteil, der sich unwichtiger als Olivias ältere Schwester und als in deren Schatten stehend fühlte; und einem dritten Anteil, der von ihrem Vater laut angebrüllt worden war, als dieser anläßlich einer Hochzeit einmal zuviel getrunken hatte; und schließlich kümmerten wir uns auch noch um einen Anteil, der sich in der Mittelstufe der Schule beschämt gefühlt hatte, weil die Klassenstars unter den Mädchen Olivia als unsportlich gehänselt hatten. Zu unserer Überraschung fühlte sich Olivia nach dieser Arbeit viel stärker und war viel zuversichtlicher. Sie konnte sich nun in ihrem Beruf und in der Familie ihrem Mann gegenüber offen, positiv und konstruktiv äußern. Auch als Mutter wurde sie selbstbewußter, fühlte sich deutlich glücklicher und äußerte deshalb den Wunsch, das Antidepressivum, das sie bisher eingenommen hatte, allmählich abzusetzen.

»Mir war absolut nicht klar, daß all die Dinge, die in meiner Kindheit passiert sind, eine so starke Wirkung auf mich hatten«, erklärte sie. »Ich erkenne jetzt, daß alle diese Erlebnisse mit Scham und dem Gefühl, nicht gut genug zu sein, verbunden waren. Wahrscheinlich haben sich die kleinen Verletzungen mit der Zeit summiert und wirkten dann insgesamt ziemlich stark.«

Ich antwortete: »Ich bin so froh, daß wir allen Ihren Anteilen haben helfen können, sich von dem, was sie so lange bewahrt haben, zu befreien.«

Aber nicht die gesamte Energie und alle Entscheidungen, die auf Bindungsverletzungen beruhen, sind negativ. Die jungen Anteile können auch das Durchhaltevermögen fördern und einen inneren Antrieb erzeugen, der es Klienten ermöglicht, Unglaubliches zu erreichen. Olivia erklärte: »Ohne die jungen Anteile hätte ich nie mein Medizinstudium geschafft. Sie haben mir in meinem ganzen Leben sehr geholfen, aber jetzt wird es Zeit, daß ich ihnen helfe.«

Separierung und präverbale Traumata

Bei Bindungsverletzungen kann eine Separierung – vom Selbst getrennten Anteilen zu helfen – besonders schwierig sein. Sie klammern sich oft verzweifelt fest und empfinden das Bedürfnis, verbunden zu bleiben, als entscheidend für das Überleben. Ihre Verbindung zum Selbst zu verringern oder sich auch nur ein wenig davon zu lösen erscheint ihnen als völlig unmöglich.

Bei solchen Klienten ist die Kreativität des Therapeuten entscheidend. Ich empfehle Ihnen, die jungen bedürftigen Anteile Ihres Klienten phantasievoll davon zu überzeugen, daß eine Separierung trotz des damit verbundenen vermeintlichen Paradoxes möglich und von Nutzen ist. Beispielsweise bemühe ich mich bei solchen jungen Anteilen oft um direkten Zugang, indem ich etwas sage wie: »Wenn du bereit bist, dich von Dan ein wenig zu separieren, wird er so mit dir zusammen sein können, wie du es dir immer gewünscht hast, und du brauchst nicht mehr allein zu sein.« Dann schlage ich eine Form von Separierung kombiniert mit einer Fortsetzung der Verbundenheit vor: »Wenn du Dans Hand halten oder auf seinem Schoß sitzen und versuchen würdest, ihn anzuschauen, fühltest du dich vielleicht stärker mit ihm verbunden.« Es geht darum, Vorschläge zu machen, die die Separierung fördern und gleichzeitig Kontakt ermöglichen, wonach sich diese Anteile sehnen und was sie dringend brauchen, um sich sicher zu fühlen.

Bindungstraumata können auch in präverbaler Form zum Ausdruck gelangen. Denken Sie daran, daß in den ersten beiden Lebensjahren – in dieser Zeit ist nur das implizite Gedächtnis voll funktionsfähig – Verlassenheit, Treubruch und intrusive Erlebnisse nonverbal enkodiert werden. Die Anteile können aber auch dann gut kommunizieren, wenn ihre sprachlichen Fähigkeiten noch nicht entwickelt sind. Sie können sich durch Gefühle, physische Empfindungen, Vorstellungsbilder, Geräusche und erstaunlicherweise auch durch Gedankenübertragung verständlich machen. Ich empfehle meinen Klienten, gegenüber allen diesen Arten, auf die ihre Anteile mit ihnen kommunizieren wollen oder müssen, offen zu sein.

Bei den präverbalen Anteilen scheint es eine bestimmte Sequenz der Nutzung kommunikativer Möglichkeiten zu geben. In der Regel handelt es sich um ein *Bottom-up-Muster* der Informationsübermittlung. Beispielsweise kommen zuerst Körperempfindungen zur Geltung, gefolgt vom Ausdruck von Emotionen, und schließlich offenbart sich eine Erzählung oder ein Narrativ. Es kommt auch häufig vor, daß präverbale Anteile *unbeseelt oder eindimensional beginnen und sich allmählich zu einer menschlichen Gestalt entwickeln*, wenn das Selbst sie besser kennenlernt.

Ein Beispiel hierfür ist Fatima, eine meiner Klientinnen, die oft sagte, ihr Körper verspüre das Bedürfnis, sich zu bewegen, während sie mich schüchtern fragte, ob sie sich während der Therapiesitzungen in meinem Behandlungsraum auf die Couch legen könne. Sie fing dann allmählich an, sich in einem ungewöhnlichen Rhythmus zu bewegen; das ging über mehrere Sitzungen so, bis sie schließlich auch zu weinen anfing. Ich hatte das Gefühl, ich bräuchte nichts weiter zu tun, als präsent zu bleiben, ohne zu wissen, wohin dieser Prozeß führen würde. Schließlich wurden die Empfindungen und Gefühle mit einer Erinnerung verbunden, und irgendwann gelang es ihr, diese in Worte zu fassen. Sie beschrieb ein Baby auf dem Rücksitz eines Autos, das miterlebte, wie sein Bruder bei einem Autounfall ums Leben kam. Diese präverbale Erinnerung, über deren Existenz sich Fatima vorher nicht im klaren gewesen war, war schließlich entlastet worden, und zu ihrer Überraschung löste sich daraufhin auch ihre lebenslange Angst vor dem Autofahren auf.

Wir können sogar Anteilen begegnen, die im Uterus kommunizieren, wie das folgende Fallbeispiel veranschaulicht. Dabei ist es wichtig, daß Sie alle Ihre skeptischen Anteile dazu bringen, zurückzutreten und zuzulassen, daß sich der Prozeß organisch entfaltet. Solchen Szenarien zu vertrauen kann für Klienten schwer sein, aber mit der Zeit erscheinen sie ihnen gewöhnlich als plausibel, und sie passen wie die Teile eines Puzzles in den Kontext ihres Lebens.

Vor den Worten – Brandon (wird Brianna)

Brandon, ein Vierundzwanzigjähriger, der sich auf die Geschlechtsumwandlung vorbereitet, war kürzlich in der Therapie mit einem Hindernis konfrontiert worden:

BRANDON: Aus irgendeinem Grund fällt es mir schwer, »sie« und »ihr« zu sagen. Ich fühlte mich in diesem männlichen Körper immer gefangen, und mein Selbst weiß, daß ich eine Frau bin, aber etwas hindert mich daran, den nächsten Schritt auf meinem Weg zu gehen.

FRANK: Schauen wir uns doch einmal ein wenig innen um und versuchen, mehr herauszufinden.

BRANDON: Ich höre nur: »Wir sind falsch, wir sind falsch, und niemand wird uns jemals lieben.«

FRANK: Teilen Sie diesen Anteilen mit, daß Sie sie hören und daß wir hier sind, um ihnen zu helfen.

BRANDON: Jetzt sehe ich die Anteile, die sich so bemüht haben, sich anzupassen. Ich sehe mich Onkel Mike anschauen und versuchen, mich so zu verhalten und zu bewegen, wie er es getan hat, um normal zu wirken. Ich sehe, wie ich mit den Jungen von nebenan Star Wars spiele, wobei ich insgeheim immer Prinzessin Leia sein wollte, aber wußte, daß ich solche Gedanken für mich behalten mußte. Ich kann mich sogar noch an den angeekelten Gesichtsausdruck erinnern, mit dem andere Menschen reagierten, wenn mir versehentlich eine meiner mädchenhaften Sehnsüchte herausrutschte. Ich habe in meiner ganzen Kindheit versucht, jemand anders zu sein. Es ist wirklich traurig.

FRANK: Ja, das ist es, Brandon. Versuche, diesen Anteilen ein wenig Liebe und Wertschätzung dafür zu übermitteln, daß sie versucht haben, dir über diese Jahre hinwegzuhelfen.

BRANDON: Das gefällt ihnen. Sie haben mir wirklich das Leben gerettet.

FRANK: Ja, ich weiß das.

BRANDON: Ich sehe jetzt einen winzigen Säugling in einer Art Mutterleib. Der Säugling spürte, daß etwas völlig falsch lief. Bei mir taucht das Gefühl auf, daß sich das Baby beschädigt und nicht liebenswert fühlte.

FRANK: Brandon, können Sie, wenn es sich für Sie im Herzen richtig anfühlt, dem Säugling mitteilen, daß Ihnen all das klar ist? Können Sie ihm Liebe senden und ihm klar machen, daß er vollkommen ist, so, wie er ist?

BRANDON: Es gefällt ihm sehr, das zu hören, und er kann zum ersten Mal Liebe annehmen. Er entspannt sich und beruhigt sich offenbar. Genau das brauchte dieses Baby. Es ist unglaublich, er teilt mir aus tiefstem Herzen mit, daß wir von Anfang an eine »sie« waren und daß unser Name nicht Brandon, sondern Brianna ist.

FRANK: Das ist wunderbar. *(Ich antworte mit Tränen in den Augen.)* Sag dem Kind, daß wir unser Bestes tun werden, damit das Äußere dem Inneren besser entspricht.

BRANDON: Das gefällt ihr!

Das Selbst des Klienten als therapeutische Wirkkraft: Wiederherstellen der inneren Beziehung

Bindungsorientierte Therapien konzentrieren sich in der Regel auf die Wiederherstellung der Vertrauensbeziehung zwischen Therapeut und Klient. Man hofft, dadurch die früher entstandenen dysfunktionalen Bindungsmuster des Klienten korrigieren und reparieren zu können. Ich bin mir sicher, daß Bindung und Verbundenheit nicht nur wichtig sind, sondern entscheidend für die Heilung der durch komplexe Beziehungsverletzungen entstehenden Kluft. Doch wie ich schon früher erklärt habe, vertritt der IFS-Ansatz die Auffassung, daß (1) die Beziehung zwischen dem Selbst eines Klienten und seinem verletzten Anteil primär und (2) die Beziehung zwischen Therapeut und Klient hinsichtlich der Heilung von Verletzungen sekundär ist. Niemand kann durch die Vergangenheit verursachte Verletzungen so heilen wie das Selbst – nicht einmal der beste Therapeut.

Bindung und korrigierendes Erlebnis

Während einer Therapiesitzung gelang einer meiner Klientinnen mit Namen Joan die Entlastung eines jüngeren Anteils, der sich im Sommer-Camp von seinen Betreuern übergangen und ignoriert gefühlt hatte, als Joan elf Jahre alt gewesen war. Eine Woche danach kam Joan zu ihrer wöchentlichen Therapiesitzung zu mir.

Es kam zu folgendem Dialog:

FRANK: Wie geht es Ihrem jüngeren Anteil? Haben Sie, wie Sie es versprochen hatten, jeden Tag Kontakt zu der Elfjährigen aufgenommen?

JOAN: Ich glaube, es sieht ziemlich gut aus. Das Mädchen entwickelt eine neuartige Zuversicht, die ich bisher nicht von ihm kenne.

FRANK: Das ist ja großartig, Joan. Aber was meinen Sie mit »ich glaube«?

JOAN: Als ich während der Woche Kontakt zu ihr aufnahm, ist sie in die Vergangenheit zurückgewichen, und ich weiß nicht so recht warum.

FRANK: Wollte sie vielleicht noch etwas anderes mitteilen?

Joans elfjähriger Anteil berichtete über Joans ältere Schwester Samantha und darüber, wie sehr die kleine Joan ihre ältere Schwester liebte, zu ihr aufblickte und sie vermißte.

»Ich wollte genauso sein wie sie. Sie war interessant, ich nicht. Alle mochten Samantha«, antwortete der junge Anteil.

FRANK: Lassen wir Ihren jungen Anteil noch etwas mehr darüber reden, Joan.

Nach einer kurzen Zeit des Schweigens fing die Frau, die vor mir saß, an, still zu weinen.

JOAN: Alles drehte sich um die Liebe und Aufmerksamkeit meiner Mutter. Das kleine Mädchen wußte, daß meine Mutter ihre älteste Tochter mehr liebte. Samantha war klüger, hübscher und bei allen Kindern im Sommer-Camp beliebter. Das kleine Mädchen dachte, wenn sie Samantha ähnlicher wäre, würde die Mutter sie vielleicht auch mehr mögen.

Wir hielten einen Augenblick inne und reflektierten über die Gefühle, die sich hinter dieser Äußerung verbargen.

FRANK: Joan, was würden Sie ihr gern über diese Sache sagen?

JOAN *(zu der Elfjährigen)*: Es bricht mir das Herz, daß du nicht die Aufmerksamkeit bekommen hast, die du von der Mutter gebraucht hättest. Du bist interessant. Was du heute erlebt hast, ist interessant. Du bist es wert, daß man dir zuhört. Du bist liebenswert. Ich liebe dich.

FRANK: Hört das Kind Ihnen zu und versteht, was Sie zu ihm sagen?

JOAN: Ja, total. Mir gefällt, daß ich in der Zeit reisen und ihr geben kann, was sie damals gebraucht und sich gewünscht hätte. Sie ist jetzt sehr glücklich. Wir gehen nebeneinander und halten uns an den Händen.

FRANK *(lächelt)*: Das ist wunderbar.

»Was würden Sie ihr gern darüber sagen?« ist eine der sehr wichtigen Fragen, die wir stellen, wenn bei einem verbannten Anteil Selbst-Energie präsent ist. *Das Selbst ist das ultimative korrigierende Erlebnis.* Wenn die ursprüngliche Bezugsperson – in diesem Fall Joans Mutter – nicht in der Lage ist, Liebe, Trost und Heilung zu bieten, fungiert das Selbst als nächstbeste Instanz. Im vorliegenden Fall ist das Selbst unglaublich mächtig und freigiebig – und indem es vom Herzen aus spricht, gibt es dem Anteil, was dieser braucht und sich wünscht.

Vorsicht: Anteile binden sich leicht an den Therapeuten als das ersehnte korrigierende Objekt. In neun von zehn Fällen entscheidet sich der Anteil statt für das Selbst des Klienten für den Therapeuten als die heilende Instanz. Aber nicht der Therapeut hat den Anteil im Stich gelassen. Deshalb sollten wir in solchen Fällen an unsere eigenen fürsorglichen Anteile denken. Wenn wir uns nicht vorsehen, können wir diese Beziehung auf eine Weise fördern, die den Bruch zwischen dem Selbst des Klienten und dem Anteil verstärkt. Je stärker die Verbindung dieser Anteile zu uns ist, um so schwerer wird es – wie Dick Schwarz es ausdrückt –, »den Stab an das Selbst des Klienten als die primäre Heilkraft zurückzugeben«, aber genau darum geht es.

Beziehungen, Behandlung und Bindungstrauma

Bei der Behandlung von Klienten mit einem Bindungstrauma wird oft eine bestimmte Ordnung oder ein Rhythmus hinsichtlich der Beziehungen der Betroffenen im Erwachsenenalter sichtbar. Viele dieser Menschen sind anfangs übermäßig von denjenigen abhängig, mit denen sie verbunden sind. Ihre jüngeren Anteile tauchen auf und werden von den Menschen in ihrer Umgebung oft als verzweifelt, bedürftig und überwältigt erlebt. Wenn die Klienten mit der Behandlung beginnen und ihre Therapeuten ihnen helfen, sich von ihren jüngeren Anteilen zu separieren, verändern sich die Bedürfnisse und Prioritäten ihrer äußeren Beziehung. In dieser Phase werden die Klienten oft unabhängiger und eigenverantwortlicher. Sie beenden dysfunktionale, co-abhängige Beziehungen und verwenden Zeit darauf, für ihr persönliches Wohlgefühl zu sorgen, wobei sie sich manchmal dafür entscheiden, eine Zeitlang allein zu leben.

In dieser Phase beginnender Unabhängigkeit bin ich von meinen Klienten oft begeistert, weil dies für sie eine sowohl innerlich als auch äußerlich wichtige Entwicklung ist. Manchmal denke ich etwas wie: »Endlich kann Jim auf eigenen Füßen stehen, allein zurechtkommen und sich aus dysfunktionalen Beziehungen lösen. Er fühlt sich offensichtlich mit sich selbst und seinen Anteilen wohl und braucht zum ersten Mal im Leben niemand anderen, um zurechtzukommen und glücklich zu sein. Er profitiert von der Stärke der Unabhängigkeit seines Selbst.«

Als Therapeuten sollten wir diese Phase genau beobachten und verhindern, daß sich Klienten nicht *zu* wohl fühlen und infolgedessen zu bequem werden. Auf unser Beispiel bezogen könnten wir darüber nachdenken, daß Jim auf die Idee kommen könnte, zu versuchen, auf sich gestellt glücklich zu werden, indem er Beziehungen und Nähe grundsätzlich vermeidet, weil seine Erinnerungen an entsprechende Erlebnisse so schmerzhaft, herzzerreißend und von Vergeblichkeit geprägt sind. Statt dessen möchte ich Jim helfen, seine neu gefundene Separierung zu schätzen, aber nicht zulassen, daß er sich in dieser Komfortzone verschanzt. Ich muß ihn sanft dazu bringen, sich seinem früheren Schmerz zu nähern, damit er an der Heilung tief verborgener Beziehungsverletzungen zu arbeiten beginnen kann. Anschließend würde ich ihn zu einer Haltung offenherziger Neugier geleiten und bei ihm einen echten Wunsch nach Verbundenheit mit einem anderen Menschen wecken, der von einem Fundus der Selbst-Energie gespeist wird. Ich möchte nicht, daß er isoliert bleibt, weiterhin vermeidet und sich vor Nähe fürchtet.

Klienten mit einem Bindungstrauma erscheinen in Beziehungen oft als bedürftig, und manchmal verschanzen sie sich in einer für sie dysfunktionalen Zone des Behagens im Alleinsein. Als Therapeuten müssen wir den Betroffenen in solchen Fällen helfen, sich mit ihrem Schmerz auseinanderzusetzen, ihre Wunden zu heilen und mit einem ihnen bisher fremden Verlangen nach Nähe zurechtzukommen, das von ihrem Selbst ausgeht, nicht von ihren nach Erlösung strebenden vergangenheitsorientierten Anteilen.

Phasen der Behandlung im Falle von Bindungsverletzungen

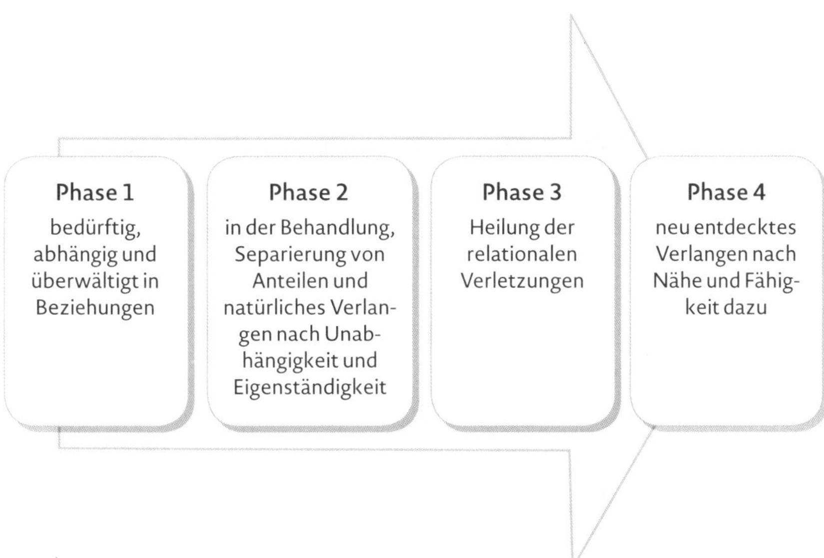

Neurowissenschaftliche Hintergründe von Verbundenheit

Lane Beckes und James Coan haben an der University of Virginia Untersuchungen durchgeführt, die etwas eigentlich Offensichtliches demonstrieren: *Verbundenheit ist wichtig und wertvoll.* Einzigartig an ihrer Arbeit ist die Validierung ihrer Erkenntnisse aus neurowissenschaftlicher Perspektive. Die *Social Baseline Theory* (SBT) – so nennen sie ihren Ansatz – beinhaltet, daß die Gegenwart anderer Menschen uns hilft, aufgrund der sozialen Regulierung unserer Emotionen wichtige und metabolisch oft kostspielige somatische (körperliche) und neurologische Ressourcen zu konservieren (Beckes & Coan 2011). Anders ausgedrückt helfen uns Beziehungen, mit unseren Emotionen umzugehen, ohne daß wir dazu eigene physische oder neurologische Ressourcen beanspruchen müssen.

Nach Beckes und Coan hilft uns die Qualität unserer Verbindungen, negative Emotionen zu regulieren oder uns von ihnen zu lösen. Die neuronalen Strukturen, die wir normalerweise für den Umgang mit unseren Emotionen nutzen, sind *weniger* aktiv, wenn wir uns auf qualitativ hochwertige soziale Unterstützung verlassen können. Erhalten wir soziale Verbindungen aufrecht, ist unser Gehirn in Reaktion auf Bedrohungen weniger wachsam, und wir brauchen uns um emotionale Selbstregulation nicht zu kümmern. Man könnte auch sagen, Nähe repräsentiere eine angeborene Baseline-Strategie für die menschliche Emotionsregulierung, die kein bewußtes Handeln unsererseits erfordert (Beckes & Coan 2011).

Beckes und Coan haben auch untersucht, wie Frauen reagieren, wenn sie in drei unterschiedlichen Szenarien mit einem Schock oder einer Bedrohung konfrontiert werden. Befinden sich die Betroffenen in Beziehungen von höchster Qualität (wenn sie die Hand eines Partners halten), ist für die Genesung die geringste Gehirnaktivität erforderlich. Aufgrund ihrer körperlichen Verbindung zu ihren Partnern können sie sich schneller erholen und brauchen weniger zerebrale Energie auf diesen Prozeß zu verwenden. Bei geringerer Qualität dieser Verbindung mußten sie für ihre Genesung mehr Gehirnstrukturen aktivieren. Bei allen drei untersuchten Gruppen von Frauen wurden die *rechte vordere Insel,* der *Gyrus frontalis superior* und der *Hypothalamus* aktiviert. Frauen, die einem Fremden die Hand hielten, aktivierten *zusätzlich* die *Colliculi superiores,* den *rechten dorsolateralen PFK,* den *Nucleus caudatus* und den *Nucleus accumbens.*

Frauen, die allein waren, *aktivierten zusätzlich den ventralen anterioren Gyrus cinguli, den posterioren Gyrus cinguli, den Gyrus supramarginalis und den Gyrus postcentralis*, um sich von der Bedrohung zu erholen.

Sie brauchen sich nicht alle Gehirnstrukturen zu merken, die bei der Erholung von einer Bedrohung eine Rolle spielen. Nützlich ist es jedoch, sich über die Bedeutung der Verbundenheit klar zu sein, denn sie ist bei der Genesung von Streß und Traumata von Bedeutung. *Selbstregulation* oder die Erholung von einer Bedrohung erfordert, wenn wir allein sind, von unserem Gehirn und Körper harte Arbeit, die Nutzung von viel Energie und erheblichen inneren Ressourcen, wenn man die durch die Gefahr entstandene emotionale Aktivierung hemmen oder reduzieren will. Bestand bei den Probandinnen eine sichere und qualitativ hochwertige Verbindung zu einem anderen Menschen, brauchten sie keine Energie aufzuwenden, um sich von der Bedrohung zu erholen; sie mußten nicht einmal eine emotionale Reaktion entwickeln.

Das Bestehen einer Verbindung erwies sich als zuverlässige Möglichkeit der Verringerung kardiovaskulärer Erregung, der Förderung der Entwicklung eines nicht von Angst bestimmten Gefühlszustandes, der Minderung der Produktion von Streßhormonen, der Abschwächung der bedrohungsbedingten neuronalen Aktivierung und der generellen Förderung von Gesundheit und Langlebigkeit. Andererseits konnte auch nachgewiesen werden, daß soziale Unterordnung, Zurückweisung und Isolation wichtige Ursachen für Streß und Gesundheitsbeeinträchtigungen sind (Beckes & Coan 2011).

Bindung und Verbundenheit sind für uns alle in jedem Alter sehr wichtig. Leben wir in einer funktionalen, qualitativ hochwertigen Beziehung, werden unsere Anteile weniger oft aktiviert, das Selbst ist präsenter, und es ist leichter und weniger anstrengend, eine Verletzung zu überwinden. Leben wir hingegen allein oder in einer unbefriedigenden Beziehung, können wir zwar auch genesen, aber unsere Beschützer-Anteile werden dann leichter getriggert, wir wenden mehr emotionale Energie auf, und wir beanspruchen unser Nervensystem in Reaktion auf eine wahrgenommene Gefahr.

Unter schwierigeren Umständen oder bei wiederholtem Erleben relationaler Traumata ist es für uns deutlich schwerer, wenn nicht sogar völlig unmöglich, uns zu erholen. Dann werden extreme Anteile in einem Spektrum von übererregt bis dissoziativ aktiviert und versuchen, durch den Angriff verursachten Schmerz und Leid abzuwehren. Ist eine Genesung nicht möglich, entsteht eine PTBS, die Symptome verfestigen sich, und die Anteile werden auf den Zeitpunkt des Geschehens fixiert und versuchen entweder, überwältigende Gefühle möglichst fernzuhalten, oder erleben diese Emotionen, wenn sie getriggert werden, jedesmal neu.

Glücklicherweise bietet der IFS-Ansatz Hoffnung und erschließt eine Möglichkeit, die Chronizität der relationalen traumatischen Erlebnisse rückgängig zu machen und aufzulösen.

TEIL V

Häufige Reaktionen auf relationale Traumata

KAPITEL 14

Verletzlichkeit

Verletzlichkeit: ein Schimpfwort

Bei den meisten, wenn nicht sogar bei allen Beziehungsverletzungen geht es um Schädigungen der verletzlichsten Aspekte unseres Selbst – unserer jungen Anteile, der Juwelen unserer Persönlichkeit. Die meisten schützenden Reaktionen, die durch solch ein Erlebnis entstehen, sollen hauptsächlich den Schmerz abwehren, den unsere Verbannten-Anteile verkörpern. Menschen setzen Verletzlichkeit oft mit Verletztwerden gleich und versuchen deshalb, sich grundsätzlich nicht verletzlich zu zeigen. Ich halte das für eine *verzerrte Überzeugung*, die durch ein Trauma entstanden ist, und wir können unseren Klienten als Therapeuten helfen, die Dinge aus einem anderen Blickwinkel zu betrachten, der die Verzerrung korrigiert und das Selbst einbezieht.

Auf meinen Vorschlag, die Klienten sollten versuchen, sich in Gegenwart ihres Partners, ihrer Freunde oder ihrer Kinder verletzlich zu zeigen, reagieren meine Klienten, als redete ich in einer Fremdsprache mit ihnen. Sie reagieren allergisch auf die bloße Vorstellung und antworten mit Äußerungen wie »Machst du dich über mich lustig?«, »Warum sollte ich das tun?«, »Das wäre ein Zeichen von Schwäche« und: »Deshalb bin ich doch verletzt worden! Hast du noch nicht einmal das kapiert?«

Die Definition von *Verletzlichkeit* lautet dem Oxford English Dictionary gemäß: »die Möglichkeit, körperlich oder emotional angegriffen und geschädigt zu werden.« Logisch betrachtet wird Verletzlichkeit als etwas erlebt, das man vermeiden sollte, wenn es mit der Gefahr, verletzt oder verwundet zu werden, verbunden ist, statt daß wir es mit dem Ausdruck dessen in Verbindung bringen, was wir tief innerlich empfinden.

Brené Brown beschäftigt sich mit unserer kulturellen Wahrnehmung von Verletzlichkeit als einer Schwäche und definiert sie zu einer Stärke im Gegensatz zu einem Mangel um. Sie erklärt: »Verletzlichkeit bildet den Kern aller Emotionen und Empfindungen. Zu fühlen bedeutet, verletzlich zu sein. Verletzlichkeit ist die Geburtsstätte von Liebe, Zugehörigkeit, Freude, Mut, Empathie und Kreativität« (Brown 2012/2013). Die Autorin definiert Verletzlichkeit auch als Unsicherheit, Wagnis und emotionales Sich-Aussetzen.

Auch ich halte Verletzlichkeit für eine starke Kraft, nicht für eine Schwäche. *Aus meiner Sicht umfaßt Verletzlichkeit zwei unterschiedliche Komponenten: (1) Selbst-Verbundenheit oder die Fähigkeit, zu dem, was wir fühlen, oder zu unserer Wahrheit in Verbindung zu treten; und (2) die Fähigkeit, sich einem anderen Menschen über diesen Zustand mitzuteilen.* Für mich beinhaltet Verletzlichkeit, uns selbst und anderen gegenüber authentisch zu sein. Es bedeutet, von der eigenen Wahrheit nicht abzuweichen und sich nicht darüber zu sorgen, wie die andere Person auf den Ausdruck unserer wahren Gefühle reagieren wird.

Eine häufige Reaktion Traumatisierter ist: »Wenn ich ehrlich bin und mich verletzlich zeige, verliere ich diese Beziehung. Soll ich mich von dem, was, wie ich weiß, wahr ist, distanzieren, um die Beziehung zu retten? Hat mich jemals jemand wirklich gekannt oder war ich jemals in der Lage, zu meinen Gefühlen in Kontakt zu treten?«

Sich verletzlich zu zeigen kann als großes Wagnis empfunden werden, wie Brené Brown beschreibt, insbesondere wenn man wiederholt heruntergeputzt, beschämt, kritisiert oder angegriffen wurde, weil man sich in Gegenwart eines anderen Menschen frei geäußert hat (Brown 2012/2013). Leider passiert das bei Menschen mit komplexen Traumata nur zu oft, und viele von ihnen haben festgestellt, daß es unweigerlich entsetzliche Folgen hat, wenn sie zu einem anderen Menschen in Kontakt treten und ihm ihre Gefühle mitteilen; deshalb lassen sie es lieber gleich bleiben. Wurde man wiederholt auf diese Weise verletzt, entwikkelt man einen wirksamen Schutzmechanismus, um emotionalen Schmerz fernzuhalten. *Eine der wundervollen Errungenschaften der IFS-Therapie hinsichtlich komplexer Traumata ist ihre Fähigkeit, das Leiden, das durch den Angriff eines anderen Menschen auf unsere Wahrheit entsteht, aufzulösen.*

Mit allen Unzulänglichkeiten gesehen und gekannt zu werden und wirklich die Person zu sein, die man ist – offen und frei mit einem anderen Menschen in Verbindung zu sein – kann zweifellos beängstigend wirken. Wenn alles gut geht, kann es aber auch eine belebende, verblüffende und sehr befreiende Wirkung haben. Im Grunde beinhaltet Verletzlichkeit, daß wir im Umgang mit uns selbst und anderen Nähe zulassen können.

Ich habe viele Stunden selbst in therapeutischer Behandlung verbracht, bevor ich die Vorstellung zulassen konnte, mich als die Person, die ich bin, zu lieben und mich zuversichtlich und wohl dabei zu fühlen, dies den Menschen in meinem Leben gegenüber frei zum Ausdruck zu bringen – insbesondere als schwuler Mann mit einer Traumavorgeschichte. Doch das Resultat hat diese Mühe belohnt, denn je älter ich werde, um so mehr werde ich »ich selbst« und um so besser kann ich diese Wahrheit anderen gegenüber klar und selbstsicher zum Ausdruck bringen. Meine Reise ist aber keineswegs zuende; ich werde immer in Therapie bleiben, mich weiterentwickeln und mich auf wunderbare und überraschende Weise entfalten.

Reaktionen auf Gefühle

Vielen Traumatisierten, die noch Teile ihrer Traumata in sich tragen, ist nicht völlig klar, daß die Reaktion der Täter auf ihre Gefühle das eigentliche Problem ist, nicht der Ausdruck ihrer eigenen Verletzlichkeit. Die Komplexe PTBS, so wie wir sie hier definiert haben, wird in der Regel als relationale Verletzung verstanden. Nach meiner Auffassung ist das Problem durch die Reaktionsweise der anderen Person entstanden, durch das, was sie gesagt oder getan hat. Ich sage meinen Klienten oft: »Es geht um die Anteile der anderen Person, nicht um Ihre eigenen.« Eine Last entsteht, weil ein Anteil verletzt wurde und sich gezwungen sah, den mit der *Reaktion* auf den Ausdruck ihrer Wahrheit verbundenen Schmerz zu bewahren. Denn nicht der Ausdruck unserer Gefühle ist das Problem, sondern *die Reaktion auf sie.* Dies wird ständig verwechselt, insbesondere wenn Kinder es gewöhnt sind, die Verantwortung für das, was ihnen gesagt oder angetan wurde, auf sich zu nehmen und die andere Person – in der Regel ein Erwachsener – dies nicht tut.

Letztlich geht es um irrige Vorstellungen bezüglich der Frage der *Verantwortung.* Wer ist für was verantwortlich? In Therapiesitzungen höre ich Anteile von Klienten manchmal sagen: »Ich habe genug von dir! Wie oft muß ich dir noch sagen, daß du endlich still sein sollst?« (Das ist so, als würden Eltern ihr Kind anbrüllen.) oder: »Ich bin ein Idiot. Es ist meine Schuld. Ich bin ein schrecklicher Versager!« (So könnte ein Kind auf Beschimpfungen reagieren.) Reaktionen dieser Art sind oft verinnerlichte kritisierende Täter-Anteile, die versuchen, sich die Kontrolle über etwas anzueignen, das sie als beängstigend und schmerzhaft empfinden. Werden Kinder mit ihren traumatischen Erlebnissen allein gelassen, müssen sie sich ihre Situation irgendwie plausibel erklären, und oft machen sie sich dann selbst für das verantwortlich, was ihnen angetan wurde. *So werden verzerrte Überzeugungen eingebettet, und Verletzlichkeit wird als das »eigentliche« Problem ausgemacht.*

Verletzlichkeit und Verbundenheit

Nach Gabor Maté haben Menschen zwei Grundbedürfnisse: (1) das Bedürfnis nach einer Bindung und (2) das Bedürfnis nach Authentizität (zu wissen, was wir fühlen, und ausdrücken zu können, wer wir sind – Maté 2011/2020). Er beschreibt auch, was geschieht, wenn sich diese beiden Bedürfnisse nicht im Einklang befinden. Empfangen Kinder Informationen über sich, die nicht mit ihrem authentischen Selbst im Einklang stehen, müssen sie sich für eines der beiden oben genannten Bedürfnisse entscheiden, und sie wählen dann oft Bindung zulasten der Authentizität, um ihr Überleben zu sichern (Maté 2011/2020). Sie lösen ihre Verbindung zu ihrem wahren Selbst oder unterdrücken sie. Nach Maté kann wiederholte Fehleinstimmung oder Unterbrechung der Verbundenheit später zu jenen psychischen Problemen führen, mit denen wir in unserer Gesellschaft konfrontiert sind, beispielsweise zu Substanzabhängigkeiten und körperlichen Erkrankungen. Daß Substanzabhängigkeit und körperliche Krankheiten durch relationale Traumata entstehen können, ist zwar eine sehr kühne Sicht, aber ich stimme ihr vorbehaltslos zu.

Bei einer Komplexen PTBS empfangen die Klienten wiederholt Botschaften, die nicht mit jener authentischen Wahrheit in Einklang stehen, die sie verletzlich macht. Sie lösen sich von ihrem Selbst und verinnerlichen die Botschaften, die sie empfangen. Die entsprechenden Gefühle werden häufig von ihren Verbannten-Anteilen bewahrt, und ein komplexes System soll sie vor dem Mißverstehen ihrer Wahrheit und der Isolierung von ihrem Selbst schützen. Empfangen Traumatisierte eine Botschaft, die sich mit ihrer Wahrheit oder ihrem Selbst im Einklang befindet, ist es für sie oft schwer, diese in sich aufzunehmen, weil sie noch unter dem Einfluß eines vorherigen Angriffs stehen. Sagt jemand zu ihnen: »Ich glaube, Sie sind freundlich und liebenswert«, klingt das für sie nicht wahr, und es fällt ihnen schwer, die Botschaft an sich heranzulassen, da es bei ihnen Anteile gibt, die Überzeugungen wie »Du bist wertlos«, »Du bist häßlich« und »Du bist nicht liebenswert« hegen.

Eines der Hauptziele der IFS-Therapie ist, Klienten zu helfen, die Verbindung wiederherzustellen, damit sie ihren Gefühlen und ihrem Selbst wieder vertrauen können. Sagt ein Klient beispielsweise etwas über mich oder merkt, daß ich abgelenkt oder müde bin, bemühe ich mich, das Erleben des Betreffenden zu validieren. Ich antworte beispielsweise: »Ja, Sie haben recht; ich war in diesem Moment in Gedanken abgeschweift. Geben Sie mir ein wenig Zeit, damit ich mir darüber klar werde, was momentan für mich vor sich geht« oder: »Sie haben recht. Ich habe reagiert, als Sie mir sagten, wie ich mich fühle.« Wenn Klienten ihre Wahrheit zum Ausdruck bringen können und wir das, was sie erleben, validieren, helfen wir ihnen, zu ihrem Bauchgefühl in Kontakt zu treten, und ermöglichen ihnen, ihrer inneren Weisheit wieder zu vertrauen. Dieses Vertrauen auf die Selbst-Führung wurde ja durch das Trauma zerstört.

Sind Sie als die Person, die Sie sind, akzeptiert worden? Entsprachen die Botschaften, die Sie empfingen, Ihrem Bauchgefühl? Oder fühlten Sie sich durch die Reaktion auf Ihre Verletzlichkeit beschämt, kritisiert oder angegriffen? Beim relationalen Trauma geht es um den Schmerz, den wir infolge der Reaktion des Täters darauf empfinden, wer *»sie«* glaubten, das wir seien, was wir nach ihrer Meinung fühlen oder wer wir nach ihrer Auffassung sein sollten. Die Art, wie wir übervorteilt, überwältigt, zurückgewiesen und entfremdet werden, verursacht die Verletzung. Ein relationales Trauma ist eine Verletzung einer gesunden liebevollen Verbindung, echter Nähe und des Akzeptierens unseres wahren verletzlichen Selbst.

Verletzlichkeit der Anteile oder des Selbst?

Man muß differenzieren, woher die Verletzlichkeit kommt. Stammt sie vom Selbst oder von einem Anteil? Wenn jüngere Anteile sich durch Gefühle, Überzeugungen oder physische Empfindungen ausdrücken, ist damit oft eine gewisse Intensität und eine Absicht verbunden. Sie sehnen sich verzweifelt danach, gesehen und gehört zu werden, und gewöhnlich streben sie nach Erlösung von einer früheren Verletzung. Doch wenn Anteile ihre Verletzlichkeit auf diese Weise ausdrücken, aktivieren sie dadurch wahrscheinlich leider auch bei der anderen Person einen Anteil und erleben aufgrund dessen ihre ursprüngliche Verletzung erneut. Vergessen Sie nie, daß Anteile weitere Anteile erzeugen. Wenn wir von einem Anteil aus reagieren, rufen wir wahrscheinlich auch bei einem Anteil der anderen Person eine Reaktion hervor. Verbannte erzeugen gewöhnlich nicht die Reaktion, auf die sie aus sind, weshalb ihre Wunden häufig verstärkt werden. Es ist durchaus möglich, daß Sie den verletzlichen Anteil eines Klienten sagen hören: »Ich bin so einsam und verängstigt. Bitte, bleibe bei mir, und versprich mir, daß du mich nie mehr verläßt.«

Bringt hingegen das Selbst die Verletzlichkeit zum Ausdruck, erzielt es viel wahrscheinlicher das gewünschte Resultat. Beim Selbst ist die Wahrscheinlichkeit wesentlich größer, daß es eine korrigierende oder wiederherstellende Reaktion hervorruft. Wayne Baker, ein guter Freund und IFS-Kollege, hat gesagt: »Das Selbst ist der ultimative Beschützer unserer Verletzlichkeit« (persönliche Mitteilung, 16. September 2019). Wenn wir uns im Zustand der Selbst-Energie befinden, fällt unser Schutzschirm, unsere Beschützer entspannen sich, und wir können uns verbinden und von einem Ort der Stärke, nicht der Verzweiflung, zu unseren Gefühlen und unseren tiefsten Gedanken in Kontakt treten und über sie sprechen. Hier sind wir von einem Ort der Stärke aus verletzlich, nicht der Verzweiflung. Außerdem kann das Selbst besser beurteilen, wem wir unsere Verletzlichkeit offenbaren sollten – wem wir vertrauen können bzw. wer uns retten kann.

Der IFS-Ansatz verhilft unseren Klienten zur Heilung von dem Leiden, das ihre Anteile haben durchstehen müssen. Wir können unseren Klienten das Gute in ihrem Inneren wieder zugänglich machen und ihnen ermöglichen, sich von den unwirschen Worten, Handlungen und Überzeugungen der Täter zu lösen, die ihre Anteile bewahren. Ein Trauma kann Nähe und Verletzlichkeit als gefährlich oder beängstigend erscheinen lassen, und das Selbst hilft verletzten Anteilen zu sehen, daß letztlich nicht sie das Problem sind, und Verletzlichkeit als Stärke und Freude statt als Schwäche oder unglückliche Entscheidung zu erleben. *Ein Trauma blockiert die Selbstliebe, und die Verletzlichkeit des Selbst fördert stärkere Verbundenheit und tiefer reichende Intimität.*

KAPITEL 15

Reaktionen auf Traumata

Häufige Reaktionen auf relationale Verletzungen

Relationale Traumata beinhalten eine Mißachtung unserer Verletzlichkeit, der in Gefühlen enthaltenen Wahrheit und eine Beeinträchtigung unseres Vertrauens zu anderen Menschen. Zur Eingrenzung des resultierenden Leids entwickelt sich eine Kaskade schützender Maßnahmen. Therapeuten verwenden in der Regel den größten Teil ihrer Zeit darauf, störrische oder widerständige Beschützer-Anteile dazu zu bringen, sich zu entspannen und den Zugang den von ihnen behüteten Verletzungen freizugeben.

Es folgt eine keineswegs vollständige Liste von Beschützer-Anteilen, mit denen Therapeuten bei Klienten mit einer Komplexen PTBS häufig in Kontakt kommen.

- dissoziative Anteile
- suizidale Anteile
- betäubende Anteile
- beschämende Anteile
- suchterzeugende Anteile
- passive Anteile
- Täter-Anteile
- substanzkonsumierende Anteile
- sexuell exzessive Anteile
- Sex vermeidende Anteile
- depressive Anteile
- panische Anteile
- ängstliche Anteile
- kritisierende Anteile
- vigilante Anteile
- Geschichten erzählende Anteile
- sich sorgende Anteile
- kontrollbesessene Anteile
- schüchterne Anteile
- starre Anteile
- wütende Anteile
- intellektuelle Anteile
- zwanghafte Anteile
- Konflikte vermeidende Anteile

Als nächstes werden wir einige der häufigeren beschützenden Reaktionen untersuchen und uns mit den speziellen Interaktionsweisen dieser Anteile in ihrem Bemühen, ihre verletzlichen Pendants zu schützen, beschäftigen.

Dissoziative Anteile

In Teil III wurde bereits erläutert, daß Anteile, die sich abkoppeln, sich betäuben oder sich entfernen, sich in diese Rollen versetzen, wenn sie eine Gefahr wahrnehmen. Die Information in der Amygdala wird vom lateralen zum basalen Nucleus umgelenkt, und dadurch wird das *Striatum ventrale* aktiviert; der PFK wird übertrieben stark gehemmt; und das dorsale Parasympatische Nervensystem wird aktiviert.

Nach meiner Auffassung manifestiert sich die Dissoziation in einem Spektrum. Wir alle haben Tagträume, driften gelegentlich in Gedanken ab oder sind manchmal besonders zerstreut, und alle diese Reaktionsweisen bilden das eine Ende des dissoziativen Spektrums. An seinem anderen Ende sind diejenigen zu verorten, die ständig den Faden verlieren, sich im Tagesverlauf an große Zeitabschnitte nicht erinnern können oder sogar eigenständige Identitäten abspalten, die unabhängig voneinander agieren und einander nicht erkennen. Dick Schwartz sagt oft, der IFS-Ansatz sehe die Dissoziation als einen Anteil, nicht als einen pathologischen Prozeß.

Bemerke ich bei einem Klienten eine Dissoziation, sage ich etwas wie: »Emily, mir ist aufgefallen, daß sich soeben ein Anteil von Ihnen verabschiedet hat. Ist Ihnen das klar? Ich schlage vor, daß wir mehr darüber herauszufinden versuchen, warum der Anteil dieses Bedürfnis entwickelt hat.« Bedenken Sie, daß die meisten dissoziativen, vermeidenden oder abwesenden Anteile nicht sonderlich an einem Gespräch interessiert sind. Ihnen geht es darum, sich zu schützen, indem sie die Verbindung lösen, nicht darum, Gespräche zu führen. Der IFS-Ansatz versucht nicht, mit diesem Problem durch Erdungstechniken fertig zu werden, wie andere Therapien es empfehlen (was im Grunde darauf hinausläuft, daß man von einem Anteil in einen anderen wechselt), sondern indem er den Anteil direkt anspricht und sich seine Sicht anhört. Ich halte diese Technik für effizienter, effektiver und den Anteilen des Klienten gegenüber respektvoller.

Beispielsweise könnte ich sagen: »Du bist es also, die Emily gerade eben entfernt hat, richtig?« Während ich auf eine Antwort warte, setze ich das Gespräch oft fort, weil ich weiß, daß dissoziative Anteile ein wenig Zeit brauchen, um aktiv zu werden. Danach sage ich beispielsweise: »Ich nehme an, es gab einen guten

Grund dafür, daß du dich in diesem Moment eingeschaltet hast. Wahrscheinlich hattest du das schon seit einiger Zeit vor. Mich interessiert wirklich, wie es sich damit verhält.« Oft verändert der Körper der Klientin dann allmählich seine Haltung und wird ein wenig weicher. Dies zeigt an, daß eine Verbindung zwischen uns entstanden ist und wir mit dem Dialog beginnen können.

Anteile werden aktiv, weil sie das Gefühl haben, es zu müssen. Bezieht man sie in ein Gespräch ein, fühlen sie sich gehört, gekannt und validiert. Erdungsstrategien bewirken aus IFS-Sicht, daß im System der Inneren Familie ein anderer Anteil aktiviert wird und den ursprünglich aktiven Anteil in den Hintergrund drängt. Das kann dazu führen, daß sich dissoziierte Anteile mißachtet oder nicht gewürdigt fühlen. Denken Sie daran, daß »Weggehen« in einem beängstigenden oder überwältigenden traumatischen Augenblick oft die beste Lösung ist. Statt mich von solchen Anteilen frustrieren oder quälen zu lassen, habe ich gelernt, sie wegen ihrer Hartnäckigkeit und Beharrlichkeit zu lieben.

Suizidale Anteile

Im Extremfall entzieht sich ein Anteil einer unerträglichen Situation durch Suizid. Wir wissen zwar, daß jeder Anteil dem IFS-Ansatz gemäß eine positive Intention verfolgt, doch wir sind durch unseren Beruf und den Einfluß unserer Kultur bemüht, einen Suizid unbedingt zu verhindern. Dabei steht mir die momentan erhöhte Zahl von Suiziden unter Jugendlichen vor Augen, die wahrscheinlich dem technologischen Fortschritt und dem Mangel an Liebe, Verbundenheit und adäquater Begleitung geschuldet ist, den diese Altersgruppe erlebt. Ich bin nicht dafür, Suizide einfach geschehen zu lassen, und bin der Meinung, daß wir mit dem Phänomen gehäufter Suizide falsch umgehen. Natürlich müssen wir klären, ob die Suizidtendenzen auf eine biologisch basierte Depression zurückzuführen sind, und wenn ja, müssen wir diese adäquat behandeln. Noch wichtiger ist aber, daß wir die Intentionen verzweifelter Anteile, die als letzten Ausweg den Suizid anstreben, verstehen.

Wenn Sie suizidalen Anteilen wirklich mit offenherziger Neugier begegnen können, finden Sie schnell heraus, daß sie oft keineswegs sterben wollen. *Sie tauchen meist auf, wenn der Schmerz groß und Liebe nur in geringem Maße oder gar nicht erreichbar ist.* Diese Anteile sind oft jung und glauben nicht, daß der Suizid zu ihrer Auflösung führen wird. Sie sind die ultimativen Fluchtkünstler. »Wenn die Situation unerträglich wird, habe ich die Möglichkeit, den Schmerz zu beenden« hören wir von diesen heroischen Anteilen immer wieder. Wir sollten sie wegen der ungeheuren Last und der Verantwortung, die sie im Gesamtsystem übernehmen, schätzen.

Damit Therapeuten zu einer solchen mitfühlenden Einstellung fähig sind, müssen sie mit ihren eigenen durch solche Wünsche aktivierten Anteilen arbeiten und sich von ihren beruflichen Pflichten lösen. Es ist normal zu denken: »Es ist meine Aufgabe, Hilary zu hindern, sich umzubringen. Tue ich das nicht, habe ich versagt, und man wird mich ziemlich sicher verklagen.« Ärzte, die Klienten sterben sehen, geben sich normalerweise nicht die Schuld an deren Tod, sondern sehen es als einen normalen Aspekt des Lebens. Therapeuten hingegen übernehmen oft mehr Verantwortung, als in einer solchen Situation angebracht ist.

Wir müssen uns auch von allen potentiellen Belastungen durch unsere eigene Vorgeschichte lösen. Beispielsweise hat sich eine Nichte von mir vor einigen Jahren versehentlich umgebracht. Deshalb muß ich beim Auftauchen eines suizidalen Anteils bei Klienten diesen immer unter Kontrolle halten – denjenigen, der sich einzumischen und sie davon zu überzeugen versucht, wie verheerend sich ein Suizid auf die anderen Menschen in ihrem Leben auswirken würde. Wir alle müssen diese Anteile ernst nehmen. Wenn wir gegenüber der Bedeutung ihrer Aufgabe und dem ungeheuren Schmerz, den sie zu verdrängen versuchen, sensibler sind, entwickeln sich die Dinge wesentlich besser; gewöhnlich eskalieren die suizidalen Anteile das Geschehen nicht, sondern beruhigen sich schließlich wieder, weil sie sich gehört fühlen.

Täter-Anteile und passive Anteile: Beschützende innere Polaritäten

Wird ein verletzlicher Bereich angegriffen und der mit einem solchen Erlebnis verbundene emotionale Schmerz überwiegend in Verbannten-Anteilen bewahrt, entwickeln sich unabhängig von einander und konträr zueinander zwei häufig vorkommende Schutzreaktionen. Es handelt sich dabei um passive Anteile und Täter-Anteile.

Passive Anteile können beschützend wirken und das Leben eines Menschen dominieren, auch wenn sie sich nur sanft, still und unter dem Radar manifestieren oder sogar verborgen bleiben. Oft steuern sie vom Spielfeldrand aus, was geschieht. Passive Anteile können unmittelbar durch Verbannten-Energie entstehen. Sie äußern sich beispielsweise: »Ich bin zu schlapp oder erschöpft, um auf irgend jemanden oder irgend etwas zu reagieren. Ich bin hilflos.« Ist ihr wichtigstes Ziel, zu schützen, können sie aber auch erklären: »Wenn ich ruhig bleibe, ist die Gefahr, daß ich die Aufmerksamkeit auf mich ziehe und verletzt werde, geringer. Nichts zu tun ist sicherer, als aufzufallen und sich zu äußeren. Wenn ich mich klein mache, brüllt mein Vater mich nicht an.«

Solche Anteile setzen physiologisch auf parasympathische Abstumpfung oder auf Rückzug und aktivieren oft Anteile des Therapeuten. Daß ich das sage, basiert auf persönlicher Erfahrung. Ich bin oft frustriert, weil ich bei Klienten jegliche Motivation, sich zu verändern, vermisse, denn sie machen oft keinerlei Anstalten oder sind völlig unfähig, sich zu mobilisieren. Manchmal stelle ich dann Fragen wie: »Haben Sie Ihrem Mann sagen können, daß Sie an Entscheidungen darüber, wo Ihre Familie Urlaub machen wird, beteiligt werden möchten? Haben Sie Ihrer Tochter gesagt, sie solle nicht so beleidigend mit Ihnen reden? Haben Sie Ihrem Chef gesagt, daß Sie keine weitere Nachtschicht übernehmen können?« Auf solche Fragen erhalte ich gewöhnlich die Antwort »Nein«. Meine eigenen Anteile reagieren frustriert, weil ein Klient sich nicht zur Wehr setzt oder sich auch nur bemerkbar macht, wie er es eigentlich sollte – was vermutlich mit der Dominanz seiner passiven Anteile zusammenhängt, die sich überarbeiten, um die Verbannten-Anteile vor Gefahren zu schützen. Ich muß mich in solchen Fällen eigenen Anteilen zuwenden, die durch Passivität aktiviert werden. Mittlerweile ist mir klar, daß Passivität in meiner eigenen Lebensgeschichte bedeutete, daß ich mich selbst in Gefahr gebracht hatte. Meine Anteile hielten es für notwendig, blitzschnell zu handeln und zu reagieren, um meine Sicherheit zu gewährleisten. Passivität war für sie beängstigend – sie fühlten sich dabei ungefähr so wie eine Lockente auf einem Schießstand.

Um dies zu veranschaulichen, stelle ich Ihnen nun einen Dialog mit einem Klienten vor.

WILL *(Klient)*: Ich weiß nicht mehr, wo ich mich noch verstecken könnte. Ich war nie wirklich ehrlich mir selbst gegenüber, und das fliegt mir jetzt um die Ohren. Meine Bedürfnisse haben nie eine Rolle gespielt, und ich bereue mittlerweile immer mehr von dem, was in meinem Leben geschehen ist. Mir bleiben wohl nur noch etwa zwanzig Jahre in meinem Leben, und ich kann nicht mehr so weiter machen wie bisher.

FRANK: Ich finde es großartig, daß Sie in Ihrem Leben einiges verändern wollen, Will. Aber wir sollten diese Anteile nicht einfach so entsorgen. Es wäre besser, wenn wir sie genauer nach ihrer Geschichte befragen.

WILL: Sie haben wohl etwas mit meinem trinkenden Anteil zu tun und damit, wie dieser Gefühle um jeden Preis meidet. Vermutlich sind sie wohl noch ziemlich jung. Ich höre sie immer wieder sagen: »Wir können uns nicht zur Wehr setzen. Das dürfen wir nicht«, »Wenn wir reden, werden wir geschlagen und noch lauter angebrüllt« und: »Das ist für uns keine Option.«

FRANK: Machen Sie ihnen klar, daß wir hören, was sie sagen, Will. Es klingt für mich, als wäre es für sie beängstigend gewesen, sich zu wehren, und als glaubten sie, daß sie mit Sicherheit verletzt worden wären, wenn sie es dennoch getan hätten.

WILL: Das könnte stimmen. Sie haben sehr früh gelernt, Gefühle zu ignorieren und nie über irgend etwas zu reden.

FRANK: Das mußten sie wohl, Will. Mir scheint, für sie ging es dabei um das Überleben.

WILL: Das war ganz sicher so *(weint still).*

Einige Verbannte lernen sehr früh, daß es besser ist, still zu bleiben, als sich zur Wehr zu setzen. Diese Bevorzugung der Passivität wird verinnerlicht, bleibt so bis ins Erwachsenenalter bestehen und kommt auf viele Arten zum Ausdruck. Deshalb bleiben viele Klienten mit Komplexer PTBS passiv, fühlen sich als Opfer und sind nicht in der Lage oder bereit, sich für die Erfüllung ihrer Bedürfnisse einzusetzen. Verfolgen Sie den weiteren Verlauf meines Gesprächs mit Will.

FRANK: Will, es ist wirklich wichtig, daß wir mehr darüber herausfinden, warum es für Sie so schwierig war, sich selbst gegenüber ehrlich zu sein und in Ihrem Leben als Erwachsener für die Erfüllung Ihrer Bedürfnisse zu sorgen. Sagen Sie diesen Anteilen, daß Sie allmählich erkennen, weshalb sie solche Angst davor hatten, zu ihren Bedürfnissen zu stehen, und daß wir nachvollziehen können, warum sie immer wieder vor ihren Gefühlen davonlaufen mußten, um sich weiter sicher zu fühlen.

WILL: Es gefällt ihnen, daß ich mich jetzt mit diesen Dingen beschäftige. Sie sagen: »Es wird Zeit dafür.«

FRANK: Unsere Gefühle sind unser Barometer für die Wahrheit. Sie sorgen dafür, daß wir mit unserem moralischen Kompaß und unserem wahren Selbst verbunden bleiben. Das war Ihnen als Kind nicht möglich, wenn Sie ständig verängstigt waren. Was innerlich wahr ist, kann man nur wissen, wenn man sich sicher genug fühlt. Und wir können nur offen über unsere Emotionen sprechen und die Gefühle anderer zulassen, wenn die verantwortlichen Menschen den Raum dafür schaffen, daß dies in einer Atmosphäre der Sicherheit möglich ist.

Will: Darüber habe ich noch nie nachgedacht. Es erschien mir nie möglich, meine eigenen Gefühle zuzulassen und den anderen ihre Gefühle zu lassen; das wäre für mich ein Desaster gewesen.

Frank: Ich glaube gern, daß das früher einmal so war. Aber wenn Sie und ich Zeit mit diesen jüngeren Anteilen verbringen – mit denen, die sich zurückziehen und still bleiben mußten, um überleben zu können –, können wir ihnen helfen, sich von dem, woran sie so verzweifelt festhalten, zu lösen. Und Sie werden das in Ihrem gegenwärtigen Leben viel besser können.

Will: Es fällt mir zwar schwer, das zu glauben, aber ich bin dabei! Ich habe ja schon gesagt: Mir läuft die Zeit davon.

Auch Täter-Anteile spielen bei relationalen Traumata häufig eine Rolle, und sie repräsentieren eine entgegengesetzte Position. Bei den meisten Traumatisierten gibt es sowohl passive Anteile als auch Täter-Anteile, und beide anzuerkennen und zu akzeptieren ist schwer. Täter-Anteile nehmen die Energie und Wirkmacht des Täters auf. Gewöhnlich sind diese Anteile sympathisch aktiviert und übererregt. Und unglücklicherweise sehen und spüren unsere Klienten auch, wie wirksam die Dominanz und Macht des Täters war, denn sie waren ja die Empfänger dieser Energie. Junge Beschützer-Anteile nehmen diese Energie häufig auf, um sich groß und mächtig fühlen zu können. Sie begründen das ungefähr wie folgt: »Wenn ich andere Menschen so angreife, wie mein Onkel mich angegriffen hat, wird mich niemand mehr schikanieren.«

Beim Umgang mit Täter-Anteilen muß man unterscheiden, wieviel Prozent dem Klienten selbst zuzuschreiben sind (das, was er verinnerlicht hat) und wieviel Prozent mit einer Erblast (mehr darüber in Kapitel 25) assoziiert sind (Energie, die dem Täter gehört und die mit dem System des Klienten verbunden ist). Meist liegt eine Kombination der beiden genannten Faktoren vor: des Anteils des Klienten und der mit dem Klienten verbundenen Täterenergie. Glücklicherweise können beide aufgelöst werden.

Eine wichtige Frage, die Ihnen helfen kann, zwischen beiden zu unterscheiden, lautet: »Gehört diese Energie in Ihrem Inneren Ihrem Onkel oder Ihnen selbst?« Die Antwort darauf könnte lauten: »Vierzig Prozent sind von mir, der Rest gehört meinem Onkel.« Eine nützliche Reaktion wäre: »Wenn es Ihnen als sinnvoll erscheint, möchte ich vorschlagen, daß wir zuerst seinen Anteil auflösen und dann dem Ihnen gehörenden Anteil zu helfen versuchen.«

Zu Täter-Anteilen in Verbindung zu treten kann für Traumatisierte sehr schmerzhaft sein. Ich höre immer wieder Äußerungen wie: »Ich kann nicht glauben, daß ich selbst genau das getan habe, was mir angetan worden ist«, und ich habe das auch persönlich empfunden, wenn ich meine Kinder angebrüllt habe, weil ein Täter-Anteil von mir getriggert worden war. Dann meldet sich gewöhnlich mein innerer Kritiker zu Wort, wird diesem wütenden Täter-Anteil gegenüber extrem barsch und ermahnt ihn durch Äußerungen wie: »Schau dir an, was du gerade getan hast! Du weißt selbst, daß das nicht richtig war. Du bist Therapeut und lebst davon, anderen beizubringen, wie sie sich korrekt verhalten, du Trottel!«

So schwierig es auch manchmal sein mag, diese Täter-Anteile brauchen es, um ihrer guten Absichten willen, nicht wegen dem, was sie tatsächlich bewirken, geliebt und geschätzt zu werden. Ich weiß es mittlerweile zu schätzen, wie mein Täter-Anteil beherzt eingreift, um den jungen Anteil in mir zu schützen, der völlig verängstigt reagiert, wenn meine beiden Kinder sich streiten. Ich habe auch gelernt, meinem inneren Kritiker gegenüber dankbar zu sein, denn er gibt sich große Mühe, meine Kinder vor der Wut des Täters zu schützen.

Kritisierende Anteile

Bei Traumata spielen innere und äußere Kritiker eine wichtige Rolle, und oft handelt es sich um verinnerlichte Täter-Energie, die in irgendeiner Form von Urteil oder verbalen Beleidigungen wurzelt. Sie äußern sich in Form von fulminanten Beleidigungen wie: »Du wirst es nie zu etwas bringen. Du bist so verdammt faul. Du machst mich völlig krank.« Unglücklicherweise ist sich der Empfänger solcher Vorwürfe über die Wirkung und den Schaden im klaren, die sie verursachen; oft fühlen sie sich wie ein Angriff auf die Seele an.

Helfen Sie Ihren Klienten, die Intention solcher Kritiker-Anteile zu erkennen. Sie können präemptiv (im Fall von Manager-Anteilen) oder reaktiv (im Fall von Feuerbekämpfer-Anteilen) orientiert sein, und sie bemühen sich nach Kräften, Ihren Klienten zu schützen, indem sie ihn dazu bringen, sich gut zu benehmen, perfekt zu sein, keine Fehler zu machen und potentielle Angreifer abzuwehren.

Zu fragen, wo sie gelernt haben, ihre Arbeit zu tun – und ob sie interessiert sind, eine neue Art zu helfen kennenzulernen –, ist ein relationaler Ansatz der Arbeit mit extremen Kritikern, den ich von Chris Burris erlernt habe, einen Senior Lead-Trainer am IFS-Institut. Gewöhnlich haben sie in der Gesellschaft, in Familien und bei Therapeuten einen schlechten Ruf, und das ist ihnen klar. Und wenn sie durch ihre Aktivität Aufmerksamkeit auf sich ziehen, empfinden sie unvermeidlich Scham, und das entfacht ihr Feuer noch stärker. Auch diesbezüglich trägt eine wohlwollende Haltung der positiven Intention des Kritikers gegenüber sehr dazu bei, den Zugang zu der realen Verletzung zu erschließen – die der ursprüngliche Täter verursacht hat, nicht der beste Absichten verfolgende Schüler.

Emotionen prägen unsere Wahrheit und helfen uns, mit dem, was aus unserer Sicht richtig ist, in Einklang zu bleiben – dies ist eine Beschreibung von Selbstverbundenheit wie aus dem Lehrbuch. Es gibt für uns nichts zu bedauern, wenn wir zu dem in Verbindung treten, was wir fühlen, und wenn wir unserer Wahrheit gemäß leben und uns äußern. Im Falle von Traumata entstehen jedoch häufig polare Gegensätze zwischen passiven Anteilen und Kritiker-Anteilen oder Täter-Anteilen, die dazu beitragen, den mit unseren überwältigenden Erlebnissen verbundenen Schmerz wegzustoßen. Einer meiner Klienten hat einmal bekannt: »Ich bin ständig im Konflikt zwischen zu hartem Kämpfen und Nie-Aufgeben oder Zurücktreten und der Neigung, andere für mich entscheiden zu lassen. Es gelingt mir nie, zwischen beidem die richtige Balance zu finden.« Diesem Klienten versicherte ich, der IFS-Ansatz helfe, solche Gegensätzlichkeiten aufzulösen, indem er die beiden Positionen miteinander verbindet, die Bemühungen der Anteile würdigt und anbietet, den Schmerz, den sie schützen, aufzulösen.

KAPITEL 16

Substanzkonsum

Außen nach Schutz suchen

Nur selten wird man bei der Arbeit an relationalen Traumata nicht mit Anteilen konfrontiert, die in irgendeiner Form mit einem Suchtverhalten verbunden sind. Viele beschädigte innere Systeme suchen in der Außenwelt nach Linderung, Flucht und Schutz, weil sie früh im Leben keine Sicherheit und Liebe kennengelernt haben. Dies ist oft so, wenn Anteile ihre Probleme mit Hilfe potentiell suchterzeugender Substanzen und Verhaltensweisen zu lösen versuchen, etwa in Form von übermäßigem Essen, Drogen, Sex, Technikbesessenheit und Spielsucht, um nur einige zu nennen. Beim Umgang mit solchen Anteilen versuchen wir, der inneren Weisheit des Klienten über die bestmögliche Sequenz der Heilungsbemühungen zu folgen. Diese Systeme sind meist komplex und umfassen oft zahlreiche Dimensionen, darunter Facetten, die mit der Vergangenheit, und andere, die mit der Gegenwart verbunden sind. *Beispielsweise gibt es oft mehr als nur einen substanzabhängigen Anteil, und diese Anteile schützen nicht nur eine Verletzung.*

Denken Sie stets daran, daß unsere Arbeit im Sinne des IFS-Ansatzes nicht darauf zielt, den konsumierenden Anteil dazu zu bringen, die Substanz, die er bevorzugt, nicht mehr zu benutzen; unser Hauptziel ist, etwas über Rolle, Furcht oder positive Intention dieser Anteile herauszufinden und ihnen eine andere Möglichkeit zur Lösung ihres Problems zu erschließen. Dieses Ziel entspricht einer Äußerung von Johann Hari im Jahre 2015 in einem TED-Talk über Sucht: »Das Gegenteil von Sucht ist nicht Abstinenz, sondern Verbundenheit.« Bedenken Sie stets, daß die umfassende Lösung gewöhnlich darin besteht, eine Verletzung zu heilen, die in der Regel in der Vergangenheit entstanden ist, sowie darin, sich mit den entstandenen Sekundärproblemen auseinanderzusetzen, die in der Regel mit Gegebenheiten in der aktuellen Situation zusammenhängen (siehe hierzu die Graphik auf der nächsten Seite).

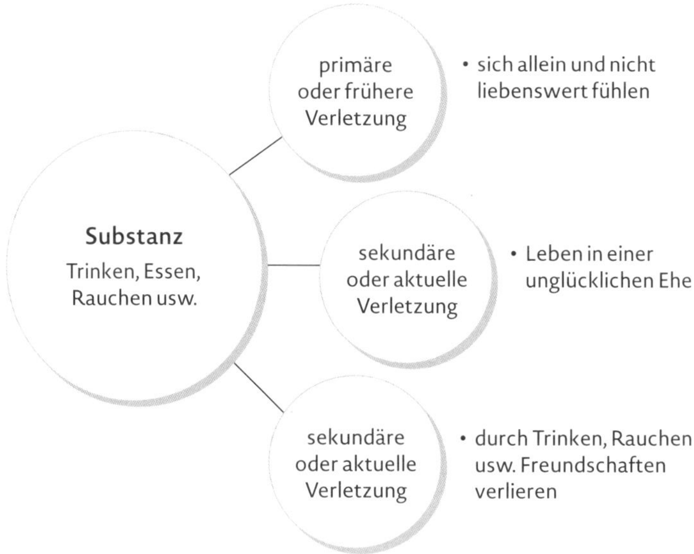
primäre
oder frühere
Verletzung
• sich allein und nicht
liebenswert fühlen
Substanz
Trinken, Essen,
Rauchen usw.
sekundäre
oder aktuelle
Verletzung
• Leben in einer
unglücklichen Ehe
sekundäre
oder aktuelle
Verletzung
• durch Trinken, Rauchen
usw. Freundschaften
verlieren

Beispielsweise könnte ein Klient sagen: »Ich fürchte, wenn ich zu essen aufhöre, kann ich meine sexuellen Impulse nicht mehr unterdrücken, und ich fange wieder eine Affäre an«, womit er ein Problem in der gegenwärtigen Situation thematisiert hat. Möglicherweise berichtet der Klient auch über eine zugrundeliegende Verletzung, die ihren Ursprung wahrscheinlich in der Vergangenheit hat: »Ich fürchte, wenn ich zu essen aufhöre, fühle ich mich wieder ungeliebt, unwichtig und wertlos, so wie ich es als Kind empfunden habe.« Substanzen konsumierende Beschützer-Anteile schützen oft schließlich sowohl eine ursprüngliche Verletzung als auch mehrere Sekundärverletzungen, von denen einige durch die konsumierte Substanz selbst entstehen.

Es kommt nicht nur oft vor, daß eine Substanz mehrere Verletzungen schützt, sondern häufig sind auch mehrere Anteile am gleichen Schutzkonstrukt beteiligt. Beispielsweise gibt es bei Sexsucht oft einen aktivierten oder übererregten Anteil, der sich zu sexuellen Eroberungen und Aktivitäten getrieben fühlt und durch einen Orgasmus Erlösung zu erreichen hofft. Außerdem existiert in solchen Fällen oft ein einschränkender oder untererregter Anteil, der die nach einer sexuellen Eroberung zurückbleibenden Schuldgefühle abwehrt, und ein Anteil, der sich verzweifelt nach einer sexuellen Beziehung sehnt.

Um dieses Phänomen zu veranschaulichen, wenden wir uns nun dem Fall eines Klienten mit Namen Jon zu. Er war schon eine Weile bei mir in Behandlung, hauptsächlich um an seinen Problemen mit dem Essen zu arbeiten, die mit einer schwierigen Scheidung zusammenhingen sowie damit, daß er als Kind in der Schule schikaniert worden war. Jon hatte sich immer wieder um ein stationäres Behandlungsprogramm bemüht, das ihm helfen sollte abzunehmen, weil er mit diesem Problem schon sein ganzes Leben lang gerungen hatte. Als wir uns daranmachten, die positive Intention hinter seiner Eßstörung zu erforschen, entdeckte er schnell, daß bei ihm viele unterschiedliche Anteile etwas mit der Nahrungsaufnahme zu tun hatten. Beispielsweise gab es einen Anteil, der »aß, um sich zu beruhigen«. Jon erinnerte sich noch, daß er, wenn er schikaniert worden war, eine ganze Tüte Schokoriegel aß, obwohl sein Magen das nicht gut vertrug. Er beschrieb auch einen »Krieger«, der aß, um stärker zu werden und genug Energie zu speichern, damit er in der Schule den Tag nach der Attacke durchstehen konnte. Außerdem gab es einen »Letztes Abendmahl«-Anteil, der sonntagsabends so viel wie möglich aß, weil Jon sich vorgenommen hatte, am nächsten Morgen mit einer Diät zu beginnen, damit seine Frau ihn wieder attraktiver finden und nicht mehr ausschimpfen würde. Schließlich berichtete Jon auch noch über den »Bürgermeister«, einen Anteil, der wußte, wie er sich »um alle in der Stadt kümmern mußte« und dem auch klar war, was es bedeutete, gesund zu essen, und was eine gesunde Lebensweise ausmachte.

Wenn verschiedene Suchtanteile entdeckt werden, sollte man nicht automatisch annehmen, daß sie alle die gleiche Verletzung schützen. Manchmal beschützt ein Anteil mehrere innere Verletzungen, in anderen Fällen schützen unterschiedliche Anteile verschiedene Verbannte – so war es bei Jon.

Anteile, Gewohnheiten und die Biologie

Geht es um Suchtstoffe, helfen wir den Klienten, die Verletzung zu erkennen, die durch die Sucht geschützt werden soll, und sie zu heilen. Wie ich herausgefunden habe, ist es aber auch wichtig, Klienten zu helfen, sich mit der *Gewohnheit* und den *biologischen Konsequenzen* auseinanderzusetzen, die mit der konsumierten Substanz zusammenhängen. Manchmal sagt ein Klient: »Ich rauche immer nach dem Essen und beim Autofahren eine Zigarette« (d. h., es handelt sich um eine Verhaltensgewohnheit) oder: »Wie kann ich mit dem Trinken aufhören, ohne einen Entzug zu durchleben oder Krampfanfälle zu bekommen (d. h. ohne eine biochemische Auswirkung)?«

Ich beschäftige mich auch gern mit dem Unterschied zwischen Sucht und Abhängigkeit und beider Beziehung zu Anteilen, Gewohnheiten und biologischen

Wirkungen. *Sucht* wird als zwanghafter Substanzkonsum ungeachtet potentiell schädlicher Folgen definiert und ist oft mit einer Unfähigkeit, mit dem Konsum aufzuhören, verbunden. *Abhängigkeit* hingegen entsteht, wenn der Körper sich an eine Substanz anpaßt, wodurch er immer mehr davon braucht, um die ersehnte Wirkung zu erzielen (d. h., er entwickelt eine Toleranz dem Stoff gegenüber), und wenn der Konsum des Stoffes abrupt unterbunden wird, treten bestimmte körperliche oder mentale Symptome auf (d. h., es findet ein Entzug statt; National Institute on Drug Abuse 2020). *Nach meiner Auffassung sind Beschützer-Anteile und Gewohnheiten häufiger in Verbindung mit einer Sucht zu finden, wohingegen biologische Auswirkungen eher mit Abhängigkeit verbunden sind.*

Meist bemühen wir uns zunächst, bestehende Verletzungen zu heilen, und beginnen erst danach, die Gewohnheit zu verändern und den biochemischen Entzug zu lindern. Als ich im Sinne des IFS-Ansatzes an Suchtproblemen zu arbeiten anfing, nahm ich an, die Heilung der Verletzung werde automatisch das Problem der Gewohnheit und der biochemischen Abhängigkeit lösen. Das war aber leider nicht immer der Fall. Manchmal erwiesen sich Gewohnheiten als Beschützer-Anteile, die ihre Aufgabe weiter erfüllten, weil sie über das Stattfinden einer Entlastung nicht informiert worden waren. Gewohnheiten können sich auch so stark verfestigen, daß es lange dauert, sie zu verändern, und sie können mit einem Beschützer-Anteil verbunden sein oder nicht.

Wenn Sie Klienten bitten, in ihrem inneren System nachzufragen, können Sie in der Regel herausfinden, ob es sich um eine Gewohnheit oder einen Anteil handelt. »Jasmin, nehmen Sie sich ein wenig Zeit und fragen innen nach, ob ein Anteil weiß, warum Sie nach dem Abendessen noch ein Dessert essen, und ob einer der Anteile etwas mit dieser Gewohnheit zu tun hat.« Jasmin antwortete: »Der Anteil sagt, daß er gewöhnlich ißt, um sich von belastenden oder überwältigenden Gefühlen zu entfernen, daß aber abends zusätzlich die Gewohnheit ins Spiel kommt und einfach mit dem Essen fortfährt.« Wenn Anteile unsicher sind oder für das Verhalten keine Verantwortung übernehmen, geht es wahrscheinlich um eine Gewohnheit. Außerdem kann die gezielte Distanzierung von Suchtstoffen (d. h. die Auseinandersetzung mit den biochemischen Aspekten der Sucht) die Unterstützung durch einen Arzt erforderlich machen, damit eine vorsichtige Entwöhnung ermöglicht und das Auftreten belastender oder sogar gefährlicher Nebenwirkungen verhindert wird.

Hinsichtlich der konsumierten Substanz müssen alle wichtigen Facetten berücksichtigt werden. Ist die Einschränkung der Nahrungsaufnahme auf einen Beschützer-Anteil zurückzuführen, der zu verhindern versucht, daß ein Verbannter sich nicht geliebt fühlt? Basiert sie auf einer Gewohnheit? (Äußerungen wie »Seit meiner College-Zeit habe ich Frühstück und Lunch ausgelassen« oder: »Ich war immer so stark beschäftigt, daß diese Gewohnheit zu einem festen Bestandteil meines Tagesverlaufs geworden ist« können dies bestätigen.) Oder handelt es sich um das Symptom verringerten Appetits, das bei einer biologischen Depression auftreten kann?

Vertrauen Sie hinsichtlich der Reihenfolge, in der Sie sich mit den Aspekten Gewohnheit und Biologie befassen, auf die innere Weisheit Ihres Klienten. Einem meiner Klienten war klar, daß er seinen Alkoholkonsum reduzieren mußte, bevor er sich ehrlich mit seinen Gefühlen bezüglich seines Ruhestandes würde auseinandersetzen können. Eine andere Klientin hatte einen Anteil, der ihrem Selbst noch nicht genug vertraute und der sich von ihr wünschte, daß sie Worten Taten folgen lassen würde. Der Anteil forderte sie auf, mit einem Körpertraining zu beginnen und sich den Weight Watchers anzuschließen, weil er ihr erst dann genug vertrauen zu können glaubte, um sich mit ihren Unzulänglichkeitsgefühlen zu beschäftigen. Ein anderer Klient konnte den kleinen Jungen in seinem Inneren, der als Kind von seinem Onkel vergewaltigt worden war, entlasten. Als sein Verbannter die Liebe und Güte zu spüren anfing, um die sein Onkel ihn gebracht hatte, beschloß sein System, an einem Programm für Menschen mit Eßstörungen teilzunehmen, um einige Verhaltensweisen zu verändern, die in seinem Leben immer noch eine Rolle spielten.

Substanz/Sucht/ Anteile

- Wie viele Anteile nutzen die Substanz?
- Welche Aufgaben erfüllen die Anteile?
- Wie viele Verletzungen werden geschützt?
- Stammen die Verletzungen aus der Vergangenheit oder aus der Gegenwart?

Verhalten/Sucht/ Gewohnheit

- Worin besteht das Verhalten?
- Handelt es sich um einen Anteil oder um eine Gewohnheit?
- Wie könnte man am besten damit umgehen?
- Sind alle Anteile damit einverstanden?
- Welche Reihenfolge sollte bei der Arbeit eingehalten werden?

Biologie/ Abhängigkeit

- Welche biologische Wirkung hat die Substanz?
- Wie könnte man sich am besten aus dem Konsum ausschleichen oder zurückziehen?
- Sind alle Anteile damit einverstanden?
- Welche Reihenfolge sollte eingehalten werden?

Wenn es um Süchte und Traumata geht, untersuchen wir im Rahmen des IFS-Ansatzes alle Anteile, die mit der betreffenden Substanz in irgendeiner Weise verbunden sind. Außerdem schauen wir uns die den Anteilen zugrundeliegenden Verletzungen an. Wichtig ist auch, sich mit Gewohnheiten, Ritualen, Routinen, Süchten oder Gelüsten zu befassen, die in Zusammenhang mit einer konsumierten Substanz entstanden sind, und Klienten zu helfen, einen Plan für den Umgang mit dem Problem zu entwickeln. Weiterhin beschäftigen wir uns mit der Abhängigkeit und den biologischen Eigenschaften einer benutzten Substanz und helfen den Klienten, deren Konsum vorsichtig zu verringern, sobald für das betroffene System der richtige Zeitpunkt gekommen ist.

Um die Wirksamkeit des IFS-Ansatzes zu veranschaulichen, werde ich nun meine Klientin Rebecca vorstellen. Nachdem ich in mehreren Sitzungen mit Rebeccas Marihuana rauchendem Anteil gearbeitet hatte, versuchte sie, die Konsequenzen des Verhaltens dieses Anteils zu erkennen:

> »Ich weiß, daß es gefährlich ist, unser Boot zu steuern, wenn ich bekifft bin. Meine Frau macht mir vor allem Streß, wenn die Kinder an Bord sind«, erklärte mir Rebecca. »Meinem Pot rauchenden Anteil gefällt es, von mir gesehen zu werden; er spürt dann meine Liebe und Unterstützung. Sie ist dann bereit, sich zu beherrschen. Sie sagt, meine Liebe gebe ihr die Stärke, die sie brauche, um den Konsum reduzieren zu können.«
>
> Dann erklärte Rebecca mit verschleiertem Blick: »Wow, mir ist gerade die Verbindung klar geworden – daß ich jahrelang geraucht habe, weil ich mich in meiner Kindheit und Jugend nie von meinen Eltern geliebt fühlte. Sie waren so sehr in ihren eigenen Problemen gefangen, daß ich ihre Liebe nie gespürt habe.«
>
> Daraufhin sprach ich die Einladung aus: »Rebecca, sage dem Pot rauchenden Anteil, daß wir dem jüngeren Anteil, der sich nicht geliebt fühlte, helfen können.«
>
> »Ach du meine Güte, es ist, ich habe das Gefühl, das jetzt zum ersten Mal zu verstehen«, antwortete Rebecca. »Wenn ich den Pot rauchenden Anteil liebe, spürt sie diese Liebe, und ihr Herz öffnet sich. Und das ermöglicht mir, meine Frau und meine Kinder noch mehr zu lieben. Sie möchte mit dem Rauchen aufhören, weil auch sie sie liebt und auf keinen Fall etwas tun möchte, das ihnen schaden könnte.«

Rebecca knüpfte eine wichtige Verbindung, und anschließend stellte sie folgende Frage: »Heilung beinhaltet, daß wir zum Guten in uns allen in Verbindung treten. Es beinhaltet, auch unseren Anteilen gegenüber Liebe zu empfinden. Der Pot rauchende Anteil kann die Liebe blockieren, er braucht Liebe, und er kann sogar selbst Liebe anbieten, richtig?«

»Ganz genau«, antwortete ich, und mir traten dabei die Tränen in die Augen.

Verbundene Anteile: Kritiker, Fürsorger und Denker

Wenn wir mit Anteilen arbeiten, die Substanzen konsumieren, um zu schützen, tauchen oft viele verwandte Anteile auf, die in Verbindung mit der Verletzung aktiviert werden. Dies sind kritisierende oder beschämende Anteile, fürsorgliche Anteile und intellektualisierende oder Geschichte erzählende Anteile. Diese Gruppenbildung der Anteile erschwert es sehr, die Erlaubnis zu erhalten, sich der Verletzung zu nähern. Beispielsweise fühlen sich süchtige Anteile wegen ihres Verhaltens und wegen der Probleme, die sie verursacht haben, schlecht, sowohl innerlich (bezüglich des Systems) als auch äußerlich (bezüglich der Menschen in ihrer Umgebung). Häufig tauchen innere Kritiker auf und tadeln den süchtigen Anteil wegen seines Verhaltens.

Einige Anteile sind verzweifelt bemüht, behilflich zu sein, das Problem aus der Welt zu schaffen und den Schmerz fernzuhalten. Außerdem gibt es die unermüdlichen Anteile, welche die Erzählung bewahren und an Ort und Stelle bleiben, wobei sie zu denken und Dinge herauszufinden versuchen. Sie sind bekannt dafür, daß es ihnen schwerfällt, sich zu entmischen und Raum zu geben, aber Beharrlichkeit, Geduld und Mitgefühl führen in der Regel am Ende zum Ziel.

KAPITEL 17

Zyklen der Scham, die auf traumatischen Erlebnissen basieren

Bei komplexen relationalen Traumata ist Scham allgegenwärtig und wird zu einem eigenständigen komplizierten System. Wenn wir verletzlich sind, mit unserer Wahrheit im Fühlen oder unserer Macht verbunden, und jemand reagiert schroff oder beleidigend auf uns, wird unsere Verbindung zum Selbst unterbrochen. Außerdem werden dadurch in uns Anteile aktiviert oder neu erzeugt, die Gefühle der Wertlosigkeit, des Selbsthasses oder der Minderwertigkeit entstehen lassen. Dann tauchen Gedanken auf wie: »Ich bin schlecht«, »Ich bin falsch« oder »Ich muß das Problem sein«.

Scham entsteht durch Verletzungen in Beziehungen. Somit ist sie das »Anti-Selbst« oder das Gegenteil von Liebe und Verbundenheit. Ein besonders intuitiver Klient hat einmal zu mir gesagt: »Wenn Scham dominiert, siegt das Trauma. Sie hindert mich, ich selbst zu sein. Sie macht mir unmöglich zu tun, wozu ich in der Lage bin. Wenn ich dem Schlechten Glauben schenke, blockiere ich die Liebe, die mir für mich selbst und andere im Leben zur Verfügung steht.« Besser hätte man es kaum ausdrücken können, und dies beweist, daß wir oft mehr von unseren Klienten lernen können als sie von uns.

Durch Beziehungskonflikte entsteht meist, wenn auch nicht immer, einer von zwei Zyklen der Scham. Der eine basiert auf dem Einfluß von Eltern oder anderen Autoritätspersonen, die mit Kindern häufig über einen kritischen oder zu verbalen Beleidigungen neigenden Anteil kommunizieren. Der andere Schamzyklus entsteht durch Bezugspersonen, die von einem eigenen Anteil aus reagieren, der andere vernachlässigt oder im Stich läßt. Die kritisierenden Anteile von Bezugspersonen sind in der Regel unwirsch, übererregt oder sympathisch aktiviert, wohingegen die zu Vernachlässigung oder Im-Stich-Lassen neigenden Anteile häufiger parasympathisch abgestumpft sind. Beide repräsentieren getriggerte oder vermischte Zustände bei der Bezugsperson.

Schamzyklen, die durch kritisierende Anteile entstehen

Wachsen Menschen in einer Umgebung auf, in der sie streng erzogen, ständig kritisiert und verbal beleidigt werden, entsteht oft ein Verbannter, der Scham bewahrt und sich wertlos, schlecht oder nicht liebenswert fühlt, weil er von einem Elternteil oder einem Mitmenschen verbal verletzt wurde. Daß auf diese Weise negative Gefühle entstehen, ist vorhersehbar, und die Betroffenen reden sich ein: »Ich bin Müll« oder »Ich bin wertlos.« Verbale Verletzungen erzeugen nicht nur einen Verbannten, der Scham isoliert, sondern auch einen *inneren Kritiker*, der selbst zu verbalen Beleidigungen neigt. Ähnlich wie Täter-Anteile (siehe Kapitel 15) können auch kritisierende Anteile auf zwei Arten entstehen: (1) Entweder handelt es sich um einen Anteil des Klienten, der die Kritiker-Energie in seinem Leben bewahrt, oder (2) der Kritiker-Anteil repräsentiert die Energie der äußeren Person, die mit dem System des Klienten verbunden, aber nicht zwingend ein Anteil des Klienten ist. Letzteres bezeichnen wir als eine Erblast.

Ist der innere Kritiker ein Anteil des Klienten, erfüllt er eine Schutzfunktion. Er kritisiert andere Anteile im System des Klienten oft, um sie dazu zu bringen, »sich zusammenzureißen und sich anständig zu benehmen« – womit die Hoffnung verbunden ist, daß der beschämte Verbannte nicht mehr aktiviert wird. Häufig aufkommende kritisierende Gedanken sind: »Weil du so viel ißt, hassen uns die Menschen. Könntest du damit aufhören, würden sie sich nicht mehr über uns lustig machen« und: »Es ist doch offensichtlich, was mit dir nicht stimmt. Siehst du das denn nicht?«

Auch andere Beschützeranteile tauchen oft auf, weil in ihrer Umgebung verbale Gewalt an der Tagesordnung ist. Oft handelt es sich um *zum Substanzmißbrauch neigende Anteile*, die den Schmerz zu lindern versuchen, oder um *gefällige oder um Perfektion bemühte Anteile*, die Probleme zu lösen versuchen, indem sie Menschen dazu bringen, sie zu mögen, sowie um *die Verbindung unterbrechende Anteile*, die sagen: »Ich verdufte. Wenn sich die Lage noch weiter verschlechtert, werde ich verschwinden (dissoziieren) oder uns sogar alle umbringen.«

Die Situation wird noch weiter dadurch verkompliziert, daß die Beschützer-Anteile innerhalb des Systems den Schamzyklus perpetuieren, weil *sie sich aufgrund ihres eigenen Verhaltens schlecht fühlen*. Sie fördern beschämende Gedanken wie »Ich weiß, daß ich meiner Familie viel Schmerz bereite, weil ich trinke«, »Ich versuche ständig, die Sympathie anderer Menschen zu gewinnen, aber das schlägt immer wieder fehl« oder: »Ich weiß, daß ich durch mein Verschwinden die Menschen, die ich am meisten liebe, von mir stoße.« Scham erzeugt immer wieder neue Scham. Beschützer-Anteile, die zu verhindern versuchen, daß schambedingte Verletzungen getriggert werden, werden durch ihr eigenes Verhalten beschämt. Der innere Kritiker fühlt sich oft deshalb besonders schlecht, weil er besser als die meisten anderen Anteile weiß, wie schmerzhaft es ist, der Empfänger von Kritik zu sein.

Nach meinen Erfahrungen gibt es nichts Schlimmeres, als klar zu erkennen, daß man selbst in ähnlicher Weise Täter ist wie der Täter, durch den man zum Opfer geworden ist. In einigen der schlimmsten Augenblicke in meinem Leben habe ich jemanden mit wutentbrannter Stimme angefahren, so wie ich selbst in meiner Kindheit angebrüllt wurde.

Natürlich kann man im inneren System des Klienten noch mehr Streß erzeugen, wenn man ihn als Therapeut auf die Wirkungsweise dieses Teufelskreises aufmerksam macht. Unsere Aufgabe ist es, einen Raum für sanftes Erforschen ohne Urteil zu schaffen, diesen Anteilen zu helfen, sich von ihrer Scham, die sie selbst betrifft, ebenso zu lösen wie die anderen Anteile, die sie beschämt haben. Das folgende Diagramm stellt einen durch kritisierende Anteile verursachten Schamzyklus dar, der durch eine äußere verbal gewalttätige Kritik entstanden ist.

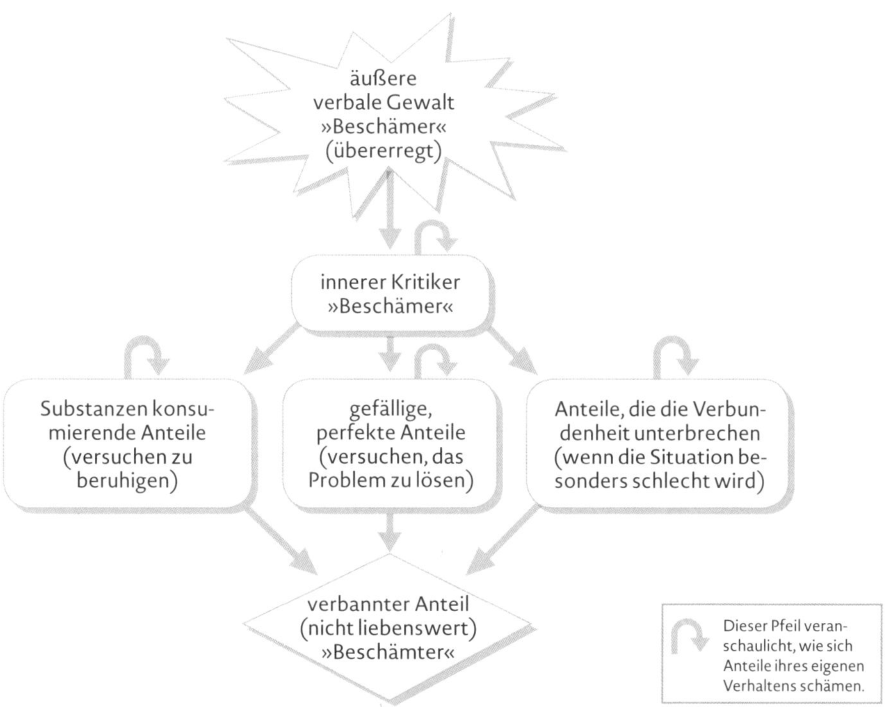
äußere
verbale Gewalt
»Beschämer«
(übererregt)
innerer Kritiker
»Beschämer«
Substanzen konsumierende Anteile (versuchen zu beruhigen)
gefällige, perfekte Anteile (versuchen, das Problem zu lösen)
Anteile, die die Verbundenheit unterbrechen (wenn die Situation besonders schlecht wird)
verbannter Anteil
(nicht liebenswert)
»Beschämter«
Dieser Pfeil veranschaulicht, wie sich Anteile ihres eigenen Verhaltens schämen.

Wie Sie sehen, ist dies ein sehr komplizierter Zyklus, der die durch einen kritisierenden Außenstehenden hervorgerufene Scham perpetuiert und verstärkt. In ihrem bekannten Buch *Verletzlichkeit macht stark* erklärt Brené Brown, daß Scham die Furcht vor einem Verbindungsbruch ist und daß wir psychologisch, emotional, kognitiv und spirituell auf Verbundenheit, Liebe und Zugehörigkeit hin programmiert sind (2012, S. 68). Die Autorin erklärt weiter: »Scham ist ein sehr schmerzhaftes Gefühl oder Erlebnis und beinhaltet unseren Glauben daran, daß wir unzulänglich und es deshalb nicht wert sind, geliebt zu werden und uns zugehörig zu fühlen« (2012, S. 69). Ich erkenne in der Definition dieser Autorin viele der Verbannten wieder, mit denen wir im Rahmen des IFS-Ansatzes arbeiten, insbesondere wenn wir Klienten behandeln, die wiederholt im Rahmen einer für sie wichtigen Beziehung kritisiert wurden. Welche wichtigste Erkenntnis können wir daraus ableiten? *Scham ist eine jener primären Wunden, die durch Angriffe auf unsere Verletzlichkeit entstehen.*

Schamzyklen, die auf Vernachlässigung basieren

Wenn Kinder wiederholt von ihren Eltern vernachlässigt oder im Stich gelassen werden, kann das bei ihnen Scham und Einsamkeitsgefühle hervorrufen. Dies ist die Folge eines Mangels an Interesse, Liebe und Verbundenheit von seiten der Menschen, die ihnen wichtig sind und auf die sie sich am stärksten verlassen. Kinder beziehen solches Desinteresse leicht auf sich persönlich und fühlen sich dann als nicht liebenswert, wertlos und ganz generell schrecklich.

Mir gefällt, wie Ken Benau diese Art von Scham beschreibt: »Sich um Fürsorge und Liebe zu bemühen, wenn wir uns verletzt fühlen, und zuzulassen, daß diese Bedürfnisse erfüllt werden, bedeutet, ohne Worte zu wissen, daß wir sowohl geliebt werden als auch ›gut‹ sind. Wird unser Bedürfnis nach fürsorglicher Betreuung wiederholt ignoriert – insbesondere in Situationen, in denen wir besonders verletzlich sind, wirkt dies zutiefst beschämend … *Wiederholte Nichterfüllung des Bedürfnisses nach Zuwendung wirkt beschämend*« (Benau 2019).

Nach Bessel van der Kolk sind menschlicher Kontakt und Eingestimmtheit die Ressourcen physiologischer Selbstregulation, und das Versprechen von Nähe ruft, wenn Scham im Spiel ist, oft die Furcht hervor, verletzt, verraten und verlassen zu werden (van der Kolk 2014/2015). Er erklärt auch, daß unaufgelöste Traumata sich auf Beziehungen sehr negativ auswirken können. Hat Sie beispielsweise jemand, den Sie geliebt haben, angegriffen, versuchen Sie wahrscheinlich ständig, einen erneuten Angriff zu verhindern. Es kann auch sein, daß Sie dann versuchen, Ihr Gegenüber zu verletzen, bevor diese andere Person die Chance hat, Sie zu verletzen (van der Kolk 2014/2015).

Der auf Vernachlässigung basierende Schamzyklus wird in der Regel durch einen unverbundenen, untererregten oder zurückgezogenen Anteil der primären Bezugsperson verursacht. Außerdem erzeugt er beim Kind bestimmte typische beschützende Reaktionen, um sich vom Schmerz der Scham und von der Isolation abzuschirmen, die der Verbannte bewahrt. Gewöhnlich nutzt ein *verinnerlichter empfindungsloser oder abgetrennter Anteil* bei einem Kind seine Abgetrenntheit, um zu fliehen – diesen Bewältigungsmechanismus hat es wahrscheinlich von seinen Eltern erlernt. Mit dem daraus resultierenden Mangel an Verbundenheit geht oft einher, daß innerer Raum von einem *intellektuellen Anteil* ausgefüllt wird, der zu verstehen versucht, warum ein Elternteil die betroffene Person nicht liebt oder nicht für sie sorgt. Solche intellektuellen Anteile sind oft sehr standhaft, und ihnen fällt es schwer, zurückzutreten und Raum zu geben. »Zuviel Raum« ist für solche Anteile problematisch, und ihnen mehr Raum zu geben perpetuiert die Einsamkeit.

Auch *perfektionistische Anteile* tauchen häufig auf und versuchen, das alte Problem, unerwünscht zu sein, durch Perfektion in der Gegenwart zu lösen. Leider greifen sie auf überholte oder unreife Verhaltensweisen zurück, geben sich oft resolut und können, wenn sie die Führung übernehmen, sehr verurteilend, wütend und beängstigend wirken. Auch diese Anteile produzieren durch ihr Verhalten mehr verinnerlichte Scham.

Man muß auch mit dem *Nix-wie-weg-Anteil* fertig werden, der denkt: »Wir sind noch nie geliebt worden und werden es auch nie werden. Also was soll das alles hier? Es ist sowieso völlig sinnlos. Ich mach die Fliege.« In dem aus Verlassenwerden und Vernachlässigung resultierenden Zyklus der Scham ist es oft extrem schwer, den Zugang zu Gefühlen zu erschließen. Die Anteile des Klienten unterliegen dem Einfluß der Nichterfüllung von Bedürfnissen nach Liebe, fürsorglicher Zuwendung und Verbundenheit. Was sie kennen, ist Nichts! Deshalb ist der Kontakt zu Emotionen diesen Klienten generell fremd. Und deshalb können sie auch nur schwer Liebe annehmen, wenn das möglich wäre.

Das Diagramm auf der nächsten Seite veranschaulicht den durch Vernachlässigung entstehenden Zyklus der Scham.

Scham beschränkt sich nicht auf diese beiden Szenarien, sondern bildet oft das Zentrum sehr komplexer traumabedingter Verletzungen. Das daraus resul-

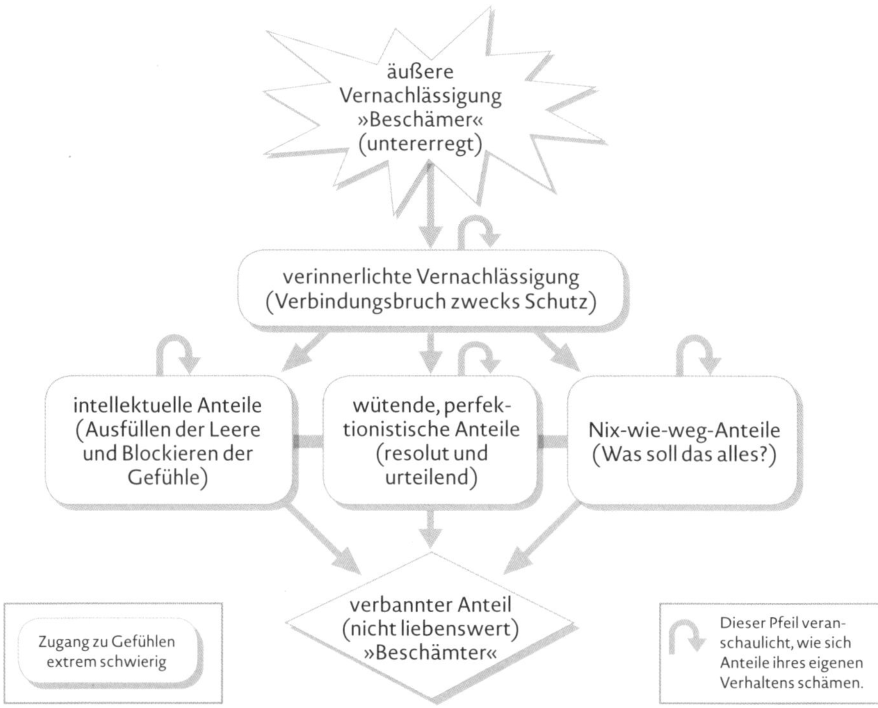

tierende Erleben von Isolation, des Gefühls, wertlos und nicht liebenswert zu sein und nicht gesehen zu werden, ist physiologisch tiefreichend und bildet den Kern der meisten Schamerlebnisse. Wir alle haben schon irgendwann in unserem Leben Scham empfunden. Doch unsere Beschützer-Anteile entwickeln komplexe Systeme, die helfen sollen, lebensbedrohliche Schamerlebnisse zu vermeiden.

Schikane spielt in unserer Kultur schon seit langem eine wichtige Rolle, und glücklicherweise hat man in Schulen schon vor einiger Zeit begonnen, die schädigenden Auswirkungen von Schamgefühlen auf Kinder zu erkennen. Die verbannten Anteile, die Scham bewahren, eignen sich ideal als Ziele für die Mobbing-Akte anderer. Auch Beschützer-Anteile, die durch Mobbing-Erlebnisse entstehen, sind geradezu prädestiniert, selbst zu Tyrannen zu werden oder den eigenen Schmerz sogar durch einen Suizid zu stoppen. Leider kennen viele Menschen beide Seiten dieser Situation; deshalb sollte man stets daran denken, daß sich im Innersten der Scham das Gefühl, allein und nicht liebenswert zu sein, befindet – ein weiteres Beispiel dafür, wie Traumata die Liebe blockieren können.

Vergegenwärtigen Sie sich einen Moment die Situation von Susan, einer klugen und emotional intelligenten Doktorandin, die mich aufsuchte, weil sie das

Gefühl hatte, sie müsse an einigen Problemen aus ihrer Kindheit arbeiten, bevor sie selbst eine Familie gründen würde. Sie lebte seit langem in einer Beziehung, die angesichts dessen, was sie in ihrer Jugend erlebt hatte, erstaunlich stabil wirkte. Susan hatte eine Weile in einer religiösen Gemeinschaft gelebt, die sich vor etwa zehn Jahren aufgelöst hatte, nachdem mehrere Mitglieder berichtet hatten, ein Leiter der Gruppe habe sie sexuell mißbraucht.

Glücklicherweise war dies Susan selbst erspart geblieben; sie beschrieb die Atmosphäre in der Gruppe jedoch als »von einer Aura der Selbstgerechtigkeit geprägt, die verwundete Heiler anzog. Allen wurde gesagt, wir seien zusammen, weil wir ›auserwählt‹ seien, und wenn wir uns täglich durch Gebet mit dem Göttlichen verbänden, uns außerdem gesund ernährten, niemals Alkohol oder Drogen konsumierten und uns völlig dem Leiter der Gruppe unterordneten, würden wir in Kürze erleuchtet werden. Deshalb arbeitete ich sorgsam auf dieses Ziel hin. Erlaubte ich mir einen Fehltritt – indem ich beispielsweise Eiscreme aß, mir einen Hamburger genehmigte oder eine morgendliche Versammlung der Gruppe versäumte –, fühlte ich mich schrecklich und fügte mir oft Schnittverletzungen zu, um meinen Schmerz ein wenig zu lindern und mich für mein Vergehen zu bestrafen. Mir war klar, daß ich dem Ideal unseres Leiters nicht gerecht geworden war und wieder einmal versagt hatte. Ich nahm an, daß mein Verhalten für ihn eine große Enttäuschung sein mußte. Mein Leben in dieser Gemeinschaft erinnerte mich an mein Leben in meiner Ursprungsfamilie. Es war mir nie gelungen, ihren Ansprüchen zu genügen, und ich hatte mich als Kind ständig wie eine Versagerin gefühlt. In dieser Gruppe war ich nun erneut dazu verdammt, eine riesige Enttäuschung zu sein.«

Als ich mit Susan die Ursprünge ihres inneren Kritikers erforschte, stellten wir zu ihrer Überraschung fest, daß zwei unterschiedliche Anteile ihre Scham erzeugten. Der eine war durch die strengen und strafenden Äußerungen ihrer Mutter entstanden – dieser Anteil von Susan glaubte körperliche Selbstschädigung in Form von Schnittverletzungen in Kauf nehmen zu müssen. Der andere Anteil stammte von ihrem Vater, der in seinem Denken stets »absolut« gewesen war – er lag entweder »absolut richtig« oder wußte »absolut nichts«. Susan hatte sich gefühlt, »als befände ich mich ständig auf einer Achterbahn oder litte unter einer bipolaren Störung.« Wir stellten fest, daß dieser Anteil von ihr zirka fünf oder sechs Jahre jung und infolge der Abwesenheit ihres Vaters entstanden war. Weil der Vater oft beruflich unterwegs gewesen war, hatte sich dieser Anteil von ihr einsam gefühlt und geglaubt, er müsse alle möglichen Dinge völlig auf sich gestellt lernen.

Ich gab zu bedenken, für das kleine Mädchen müsse es schwer gewesen sein, von seiner Mutter kritisiert und von seinem Vater verlassen zu werden, und Susan stimmte dem sofort zu. Auch wies ich sie darauf hin, daß sich Kinder oft selbst dafür verantwortlich fühlen, wie sie behandelt wurden. Ich forderte sie auch auf zu untersuchen, ob sich irgendwelche Anteile von ihr im Unrecht fühlten. Ihr kamen die Tränen, und sie war zum ersten Mal in der Lage, mitfühlend zu ihren beiden kritisierenden Anteilen in Kontakt zu treten und das kleine Mädchen zu schützen, das sich von den Kritikern beschämt und außerdem wertlos und völlig allein fühlte. »Ich sehe, wie groß der Einfluß dieser Anteile auf mein Leben war, sowohl als ich noch ein kleines Mädchen war als auch in meiner Zeit als Erwachsene in der religiösen Gemeinschaft«, erklärte sie. »Ich bin sehr froh, daß wir diesen Dingen jetzt auf den Grund gehen, denn ich möchte nichts davon an meine Kinder weitergeben.«

Susan hatte einen stärker aktivierten und kritischen Elternteil und einen abwesenden und nicht erreichbaren, und beide hatten in ihrem inneren System unterschiedliche Zyklen der Scham erzeugt. Leider kommt so etwas häufiger vor, als man vermuten könnte. Die Schamsysteme sind oft tief eingebettet, und den Klienten fällt es schwer, sich davon zu lösen. Ich nehme an, daß Klienten mit einer diagnostizierten Borderline-Persönlichkeitsstörung oder einer desorganisierten Bindung oft Eltern mit Anteilen haben, die Kinder sehr schroff behandeln und sie verbal demütigen, und/oder emotional abgestumpften Anteilen, die Kinder vernachlässigen oder sogar im Stich lassen. Beide Extreme führen bei denjenigen, mit denen solche Eltern interagieren, zur Entstehung von Verbannten-Anteilen, die unter Scham leiden, und es wirkt noch viel toxischer, wenn beide Arten von Problemen existieren.

Als Therapeuten haben wir die Aufgabe, mitfühlend den Raum für sanftes Erforschen zu schaffen und jedem Anteil zu helfen, sich von der Scham, die er bezogen auf sich selbst und andere Anteile im System bewahrt, zu lösen. Indem wir Klienten direkt auf diese Zyklen der Scham hinweisen, werden wir zu einem Teil des Problems, statt an seiner Lösung zu arbeiten. Wir injizieren dann sogar noch mehr Scham in ein ohnehin von Scham beherrschtes System.

Die Neurowissenschaft der Scham

In einem Artikel, der die vorliegende Literatur über die neurologischen Grundlagen von Scham zusammenfaßt, heißt es, Scham sei wahrscheinlich mit der

Aktivität im dorsolateralen PFK, im Gyrus cinguli und im sensumotorischen Kortex verbunden (Bastin et al. 2016). Auch Louis Cozolino beschreibt, inwiefern die Erstarrungsreaktion einen schnellen Übergang von sympathischer Aktivierung zu parasympathischer Hemmung beinhaltet und daß Kinder im Falle von Scham von einem Modus der Neugier, des Forschungsdrangs und der Begeisterung (also von leichter sympathischer Erregung) in einen Modus des Shutdowns und des Rückzugs (dorsaler parasympathischer Abstumpfung) wechseln. Außerdem erklärt er, daß solche »Mini-Traumata« im Hirn Regionen stimulieren, die auch bei Schmerz aktiviert sind (Cozolino 2014/2007). Scham wird also mit parasympathischem Rückzug assoziiert, und wir spüren sie im Körper, als erlebten wir etwas körperlich Schmerzhaftes.

Um dies zu veranschaulichen, wenden wir uns nun John, einem weiteren Klienten von mir, zu. John war ein sehr erfolgreicher und einflußreicher Rechtsanwalt, der zu mir gekommen war, weil er nicht genug Sex mit seiner Frau hatte und er außerdem abnehmen wollte und sich danach sehnte, körperlich attraktiver zu werden. Ich fand es schon allein erstaunlich, daß er bei mir Hilfe suchte, denn Männer dieser Art wollen nach meinen Erfahrungen im allgemeinen nicht über ihre Gefühle reden. Bei John verhielt es sich aber irgendwie anders, und als er mir seine Geschichte erzählte, erkannte ich an mehreren Stellen Warnzeichen, die mich vermuten ließen, daß sich hinter dieser Geschichte wesentlich mehr verbarg.

Oberflächlich betrachtet wirkte John intelligent und perfekt. Er zählte zu den Besten seines Studienjahrgangs, leitete eine erfolgreiche Anwaltspraxis, hatte eine wunderschöne Frau und drei glückliche und gesunde Kinder. Intellektuell war er sehr auf der Höhe, aber während unserer Sitzungen entfuhren ihm gelegentlich so aufschlußreiche Äußerungen wie: »Ich hasse mich«, »Als ich während meiner College-Zeit einmal einen Monat lang gefastet habe ...«, »Ich bin in der Schule verprügelt worden« und: »Als meine Mutter monatelang in einer Klinik war ...« Wenn John etwas dieser Art geäußert hatte, bat ich ihn, inne zu halten und ermutigte ihn, das Gesagte genauer zu untersuchen. Aber John widersetzte sich dem; er zog es vor, nur über Tatsachen zu berichten und Emotionen jeder Art aus dem Spiel zu lassen. Als er einmal sagte, seine Frau halte ihn für unfähig zu fühlen, brachte mich das auf den Gedanken, daß John auf einer Ebene von seinen Gefühlen abgetrennt sein könnte, daß aber auf einer anderen Ebene etwas Dunkleres und tiefer unter der Oberfläche Verborgenes aufblitze.

Im Laufe der Zeit faßte Johns intellektueller Anteil Vertrauen zu ihm und zu mir. Wir fanden etwas über seinen perfektionistischen Anteil heraus, der sowohl ihm als auch seinen Kindern gegenüber aktiv war. Wir lernten seine Körpertrainings- und Eß-Anteile kennen und erfuhren von ihren Bemühungen, ihm zu seinem Wunschgewicht zu verhelfen. Wir entdeckten auch seine defensiven Anteile, die Feedback oft als Kritik verstanden und die alles daransetzten, John in einem positiven Licht erscheinen zu lassen. Und wir fanden auch seinen suizidalen Anteil, der ihn nie die Depression erleben ließ, die er in der Grundschule empfunden hatte, nachdem er dort schikaniert worden war, und ihn statt dessen darauf beharren ließ: »Wenn wir wieder depressiv werden, war's das für mich. Dann bringe ich mich ganz sicher um.«

Allmählich erkannten wir die Verletztheit und den Schmerz, die diese Anteile schützten. John war von seinem Vater ständig kritisiert worden und konnte es ihm nie recht machen. Die Anteile sehnten sich nach bedingungsloser Liebe. Wir enthüllten die frühen Bindungsverletzungen, die er sich zugezogen hatte, als seine Mutter wegen ihrer Depression häufig stationär hatte behandelt werden müssen. Die anderen Mitglieder seiner Familie hatten ihm erzählt, seine Mutter sei nach seiner Geburt länger als drei Monate stationär behandelt worden, und sein Vater habe ihn häufig allein in der Wiege liegen und weinen lassen, um »ihm beizubringen, selbständig einzuschlafen«. Bis heute hält John, wenn er sich zum Schlafen hinlegt, sein »spezielles Kissen«, ähnlich wie ein Stofftier.

Ich werde nie Johns Blick vergessen, als ich ihn fragte, ob ihm irgendwelche Anteile bewußt seien, die Scham bewahrten. In diesem Moment war es so, als wäre zum ersten Mal sein ganzer Schmerz angesprochen worden. Während wir allmählich mit der Heilung der Wunden, die er sich zugezogen hatte, fortfuhren, wurde Johns Leben auf wunderbare und überraschende Weise transformiert. Sein Trainings-Anteil fing an, sich mit Yoga zu befassen, und sein intellektueller Anteil entwickelte Interesse an der Astronomie – etwas, womit er sich noch nie hatte befassen können, weil er so stark auf sein Streben nach Erfolg fixiert gewesen war. Er ist seiner Frau und seinen Kindern gegenüber ehrlicher und emotional offener geworden und kann jetzt mit ihnen über seine Bedürfnisse reden und auch nein sagen, ohne zu fürchten, dann verraten oder im Stich gelassen zu werden.

Was können wir aus diesem Beispielfall lernen? *Scham ist der Ursprung der meisten relationalen Verletzungen, und sie entsteht durch übermäßige Kritik, verbale Vorwürfe, Verlassenwerden, Vernachlässigung, körperliche Mißhandlungen und sexuellen Mißbrauch.*

Auf der folgenden Seite befindet sich ein Blanko-Schema, in das Sie mit Ihren Klienten zusammen deren individuelle Schamzyklen eintragen können.

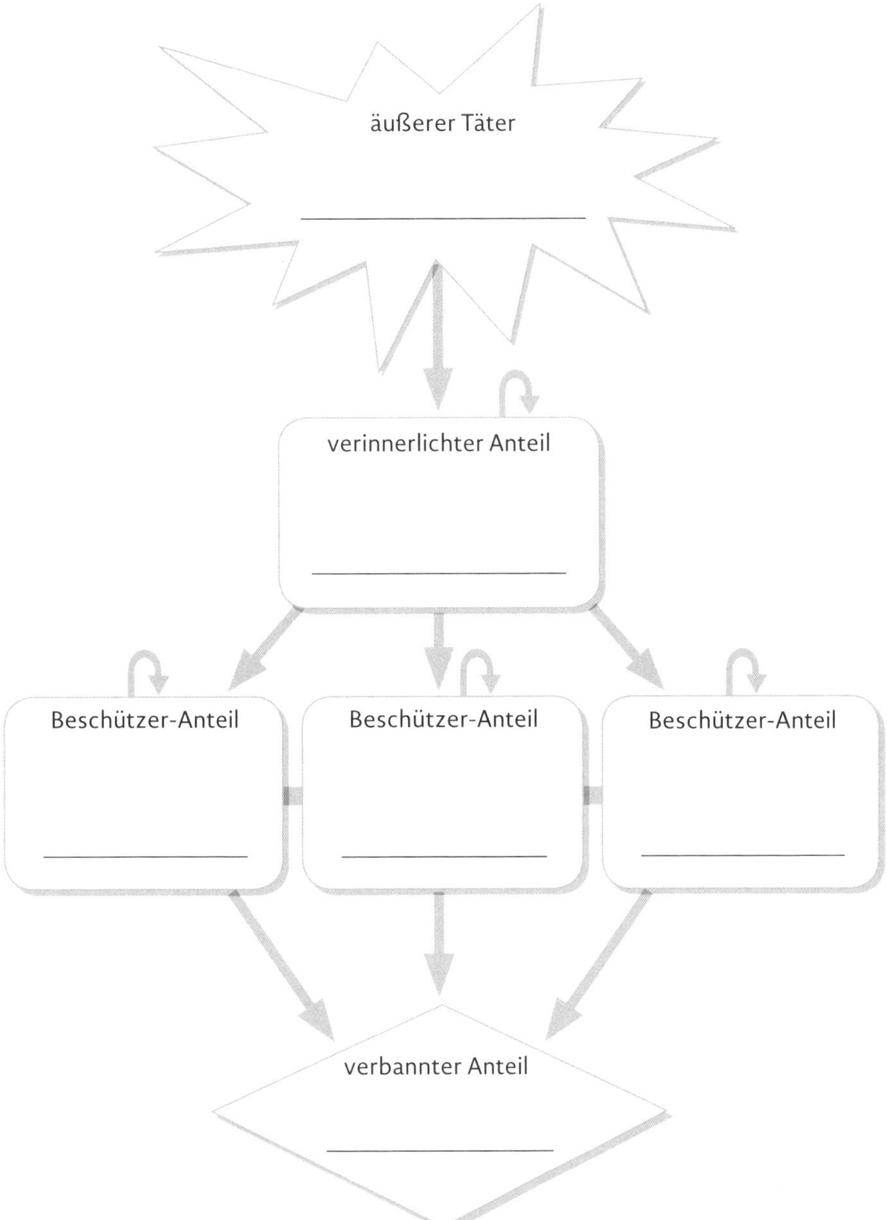
äußerer Täter
verinnerlichter Anteil
Beschützer-Anteil
Beschützer-Anteil
Beschützer-Anteil
verbannter Anteil

Wie die Wissenschaft das Konzept der Anteile einschätzt

Abgesehen von ihren wissenschaftlichen Untersuchungen über Empathie und Mitgefühl haben Tania Singer und ihre Mitarbeiter auch wichtige Untersuchungen über das IFS-Konzept der Anteile durchgeführt und gezeigt, daß Menschen, die ihre Anteile identifizieren und zu ihnen in Kontakt treten können, die Sicht und den mentalen Zustand eines anderen Menschen besser einzuschätzen vermögen, was auch als *Theory of Mind* bezeichnet wird (Böckler et al. 2017). Man könnte auch sagen: Je besser wir uns selbst verstehen, um so besser können wir die Absichten und Überzeugungen anderer verstehen.

Tania Singers Vorhaben wurde *ReSource-Projekt* genannt. An der Untersuchung nahmen 332 Probanden teil, die drei separate Module mentalen Trainings ausführten. Unter diesen konzentrierte sich das »Präsenz-Modul« auf die Entwicklung der auf den gegenwärtigen Augenblick fokussierten Aufmerksamkeit und auf die interozeptive Wahrnehmung (Körperwahrnehmung). Das zweite Modul, das »Affekt-Modul«, befaßte sich mit den sozioaffektiven Eigenschaften von Fürsorge, Mitgefühl und Dankbarkeit sowie mit prosozialer Motivation. Der dritte Aspekt, das »Perspektiv-Modul«, war dem IFS-Ansatz nachgebildet und auf sozio-kognitive Fähigkeiten wie Metakognition und Perspektivenwechsel, auf das Selbst und auf andere ausgerichtet (Böckler et al. 2017). Das dritte Modul erbrachte die belastbarsten Ergebnisse, vor allem, wenn es den Teilnehmern möglich war, Anteile von sich mit negativer Tendenz zu identifizieren.

Nach Dick Schwartz ist das Akzeptieren zuvor als inakzeptabel angesehener Anteile von einem selbst und anderen für den Erfolg einer therapeutischen Behandlung von zentraler Bedeutung (Schwartz 2013), was übrigens auch einer der wichtigsten Leitsätze des IFS-Modells ist. Dies bestätigt die Untersuchungsergebnisse von Singer und ihrer Gruppe. Sie äußert: »In einer immer komplexeren und vernetzteren Welt wird das Sich-Hineinversetzen in die Sichtweise anderer und insbesondere in die von Menschen aus anderen Kulturen sowie unterschiedlichen religiösen Traditionen immer schwieriger und gleichzeitig immer dringender erforderlich« (Böckler et al. 2017, S. 207).

Aus meiner Sicht ist der IFS-Ansatz perfekt geeignet, ein solches Vehikel der Veränderung in der Welt zu sein, und Singers Untersuchung stützt diese Auffassung. Daß wir alle toleranter werden und sowohl uns selbst als auch andere in stärkerem Maße akzeptieren – auch diejenigen, die sich von uns unterscheiden –, ist das, was die Welt in diesem Moment dringend braucht.

TEIL VI

Merkmale von Traumata

KAPITEL 18

Systeme, schwere Traumata und polare Gegensätze

Komplexe Systeme identifizieren

Die Konstellation der Anteile (der Systeme, die infolge wiederholter relationaler Traumata entstehen) ist meist kompliziert und verwirrend und bleibt häufig lange unentdeckt. Noch ausgeprägter ist dies bei Klienten, die unter dissoziativen Störungen leiden. Innerhalb dieser komplexen Systeme bilden sich jedoch konsistente Muster heraus, die man entdecken und denen man ermöglichen kann, sich zu entfalten.

So existiert z. B. oft eine *Gruppe extremer Anteile*, darunter suizidale, destruktive, kritisierende, Schnittverletzungen erzeugende und zum Substanzkonsum neigende. Außerdem können verschiedene *sehr starke Manager* das Alltagsleben des Klienten organisieren. Tief innen und dem Klienten oft nicht bewußt existieren die *verborgenen Verbannten*. Diese können als Einzelne vorkommen, beispielsweise eine »kleine Jane«, die im Laufe der Zeit zahlreiche Traumata erlebt hat, unter anderem daß ihre Mutter sie angebrüllt hat, daß Jungen aus der Nachbarschaft sie angriffen und daß sie in der Schule schikaniert wurde.

Manchmal gibt es aber auch mehrere Verbannte, die im Laufe der Zeit durch ähnliche Traumata belastet werden, beispielsweise in Form von sexuellem Mißbrauch durch einen Bruder jeweils im Alter von 4, 10 und 13 Jahren. Außerdem können mehrere Verbannte verschiedene Traumata bewahren, die in einem komplexen System organisiert sind (z. B. ein Vierjähriger, der Streitigkeiten zwischen seinen Eltern miterlebt hat, ein von seinem Bruder schikanierter Achtjähriger und ein von einem Onkel mißbrauchter Dreizehnjähriger).

Das folgende Diagramm zeigt die Beziehung dieser komplexen Systeme zueinander.

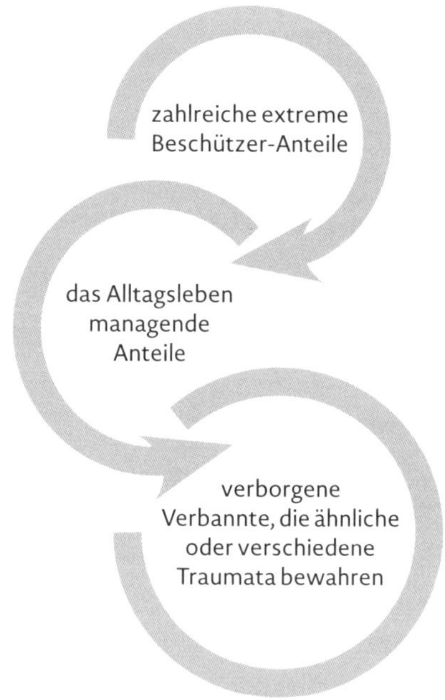

Hierzu folgendes Fallbeispiel. Ich arbeitete mit meiner Klientin Martha seit mehreren Jahren an Problemen, die mit ihrer DIS zusammenhingen. Den größten Teil der Zeit verwendeten wir darauf, die zahlreichen Anteile kennenzulernen, die Marthas Leben dominierten. Einem suizidalen Anteil von ihr war es gleichgültig, ob sie lebte oder starb; außerdem gab es einen Anteil, der Schnitte in verborgenen Körperbereichen erzeugte, einen Anteil, der arbeitete und in ihrer Abteilung über 50 Angestellte führte, einen Anteil, der ihren Mann haßte, einen, der jede Woche ihre zu Beschimpfungen neigende Schwester besuchte, einen Anteil, der im College vergewaltigt worden war, einen, der gern Puzzles löste, einen empfindungstauben und einen, der das Haus in Ordnung hielt und sich um die Kinder kümmerte, einen manischen Anteil, einen auf den Erfolg ihres Sohnes eifersüchtigen und einen ängstlichen Anteil, der aktiv wurde, wenn Martha sich überfordert fühlte. Dies ist nur eine kleine Auswahl von Marthas vielen Anteilen.

In den meisten Sitzungen sprachen wir mit diesen Anteilen, entweder mittels Ein-Sicht oder mittels direktem Zugang. Allmählich bemerkte ich, daß bestimmte Anteile immer wieder in Verbindung gebracht wurden. Sie schlossen sich offenbar zu Gruppen zusammen. Beispielsweise tauchten der Anteil, der sich um das Haus kümmerte, der ängstliche Anteil, der Schnittverletzungen verursachende Anteil und der suizidale Anteil oft zusammen auf. Andererseits kamen auch der auf Marthas Mann wütende Anteil, der auf ihren Sohn eifersüchtige Anteil, der manische und der betäubte Anteil, derjenige, der die Schwester besuchte, und der, dem es Freude machte, Puzzles zusammenzusetzen, oft zu einer Gruppe zusammen.

Als ich Martha über diese Gruppenbildungen informierte, stellte sich heraus, daß ihr die Verbundenheit der Anteile klar war, obwohl sie dies nie erwähnt hatte. Es widerstrebte ihr auch mitzuteilen, wen diese Gruppen schützten. »Wenn ich das offenlegen würde, würde ich mich verletzlich machen, und ich will nicht verletzlich sein«, erklärte sie. Ich hakte nicht nach, behielt aber diese Information über Marthas unterschiedliche Systeme im Hintergrund präsent. Ich hatte das Gefühl, fast ganz allein ein riesiges Puzzle zusammenzusetzen. Hin und wieder entdeckte ich ein weiteres Stückchen dieses Puzzles, wenn wir mit einem ihrer Anteile sprachen. Wie das folgende Diagramm zeigt, stellten wir nach zweieinhalbjähriger gemeinsamer Arbeit fest, daß der ängstliche, der Schnittverletzungen verursachende, der suizidale und der hart arbeitende Anteil gemeinsam drei kleine Verbannte schützten: diejenigen, die im Alter von vier, acht und zwölf Jahren stecken geblieben waren. Diese Anteile bewahrten die sexuell inakzeptablen Verhaltensweisen von Marthas Mutter ihrer Tochter gegenüber, wenn sie betrunken gewesen war.

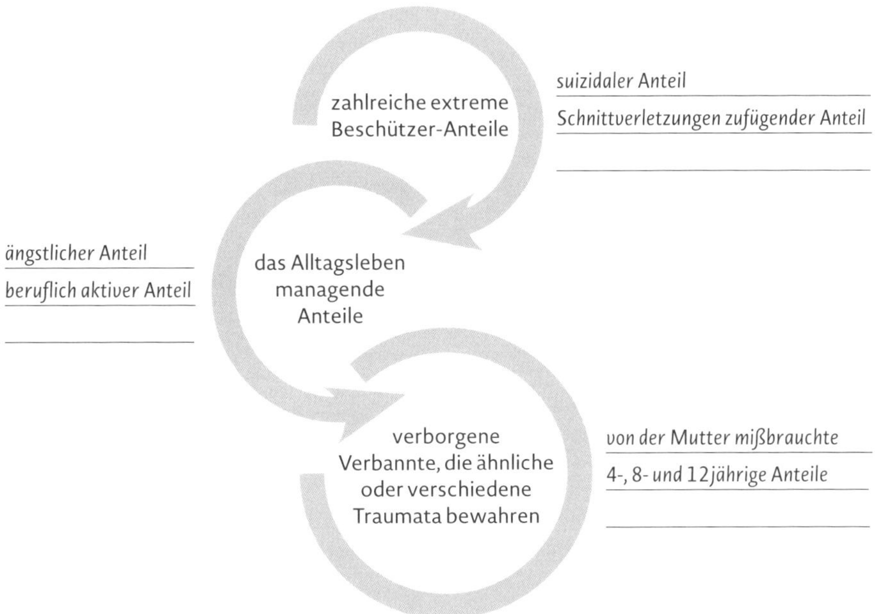

Wir fanden auch heraus, daß die Anteile, die auf Marthas Mann wütend waren, auf ihren Sohn eifersüchtig, manisch oder betäubt waren, Puzzles mochten und ihre Schwester besuchten, ein kleines Mädchen schützten, das sich einsam und von seinem Vater nicht geliebt fühlte.

Bei dissoziativen Störungen sind Beschützer oft Bestandteile eines komplizierten Systems, dem Trennung widerstrebt, das nur langsam Vertrauen entwikkelt und zu enthüllen zögert, wen die ganze Gruppe schützt. Es kann Monate oder sogar Jahre dauern, bis Sie und Ihre Klienten ahnen, wer was schützt. Zu

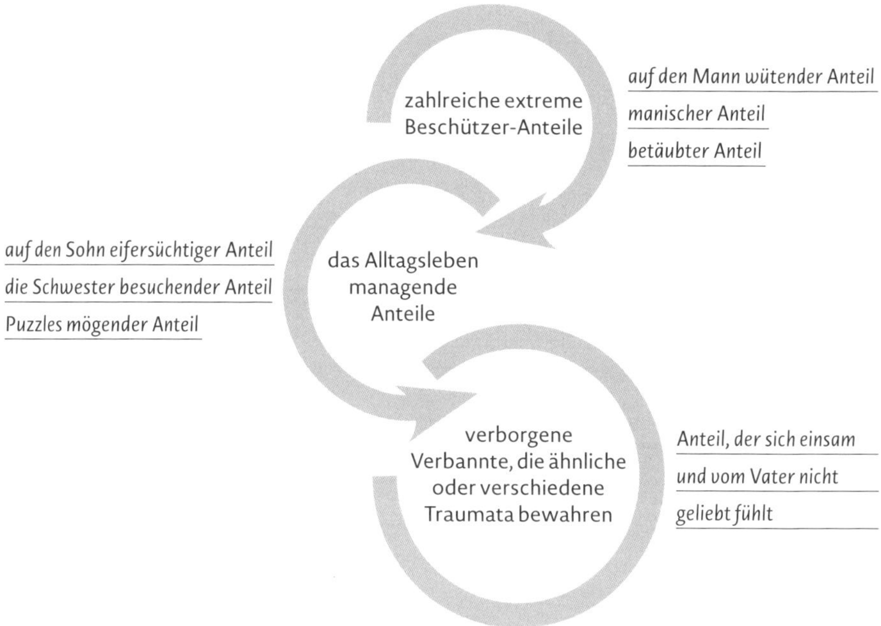

Beginn der Behandlung müssen Sie oft zu den zahlreichen Beschützern, die bei Ihren Klienten auftauchen, mit Hilfe von *implizitem direktem Zugang* in Kontakt treten. In diesem Fall sprechen wir mit ihnen als Gruppe, versuchen, sie kennen zu lernen, und finden allmählich heraus, in welcher Beziehung sie zu einander stehen und wie sie im Gesamtsystem interagieren.

Weil einige Beschützer-Anteile in dissoziativen Systemen es vermeiden, gesehen und erkannt zu werden, kann es problematisch sein, sie zu schnell herauszurufen. Doch sobald sie sich sicherer und ungezwungener fühlen, ist es oft sinnvoll, zum *expliziten direkten Zugang* zu wechseln, um herauszufinden, worin ihre Aufgabe besteht und wovor sie Angst haben, und die Erlaubnis der Anteile einzuholen, die Verletzungen, die sie schützen, zu untersuchen. Manchmal müssen Sie als Therapeut *die Einladungen* Hunderte von Malen anbieten (siehe hierzu Kapitel 9), bevor die Anteile eines Klienten wirklich bereit sind, dem Selbst den Kontakt mit dem Verbannten zu gestatten. Vergessen Sie nie, daß ein einzelner Verbannter viele Traumata bewahren kann, daß mehrere Verbannte ähnliche schmerzhafte Ereignisse und mehrere Verbannte verschiedenartige, aber miteinander verbundene Erlebnisse bewahren können. Geduld ist der Schlüssel, wenn man diese komplexen Puzzles lösen und letztlich die Heilung erreichen will.

Diese Blanko-Vorlage können Sie benutzen, um bei Ihren Klienten bestehende komplizierte Systeme darzustellen.

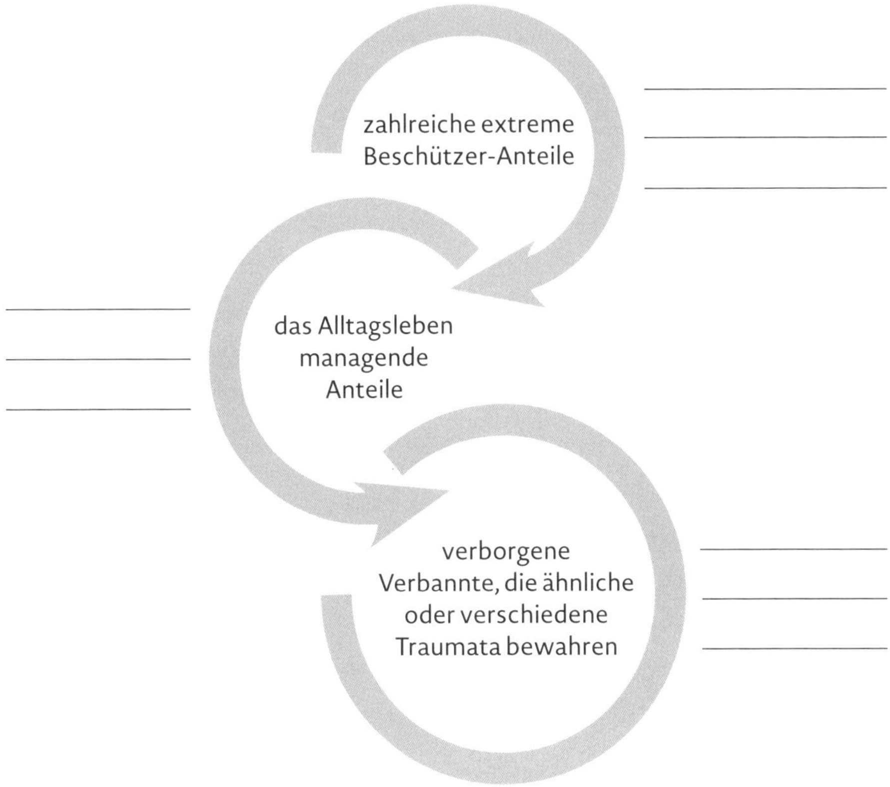

Sich mit dem System verbinden

Systeme, die durch Traumata entstehen, können komplex sein. Wenn wir Klienten über lange Zeit begleiten, können wir, ohne es zu wollen, ihrem Glaubenssystem anheimfallen. Bei komplexen Traumata ist mit dem inneren System oft Verzweiflung oder ein Gefühl der Sinnlosigkeit verbunden, insbesondere wenn viele Anteile jahrelang erfolglos ein Problem zu lösen versucht haben und wenn ihnen das klar ist. Sie sind dann neuen Ideen gegenüber grundsätzlich nicht offen und neigen dazu, ihre Therapeuten allmählich von ihrer Sicht dessen, was geschehen ist und geschehen wird, zu überzeugen.

Anteile können einen Therapeuten einer Gehirnwäsche unterziehen, und das kann dazu führen, daß letztere die Überzeugungen ersterer übernehmen. Möglicherweise denken Sie dann etwas wie: »Vielleicht wird sich für Samantha im Wesentlichen nie etwas ändern«, »Vielleicht hat Ava einfach nicht genug Selbst-Energie, um von ihrer Vergewaltigung jemals vollständig zu genesen«, »Vielleicht ist es für Theo tatsächlich besser, allein zu leben« oder: »Vielleicht wirkt der IFS-Ansatz bei diesem Klienten einfach nicht.«

Hierzu werde ich nun den Fall von Jody beschreiben, einer langjährigen Klientin von mir, die entsetzliche Traumata erlebt hatte. Sie hatte eine schizophrene Mutter und einen alkoholsüchtigen Vater, der als reisender Handelsvertreter arbeitete. Jody hatte in ihrer frühen Kindheit eine alles andere als sichere Bindung entwickelt. In der Therapie bemühte sie sich sehr, trotz ihrer chaotischen Kindheit gesunde Beziehungen aufzubauen. Vor meiner IFS-Ausbildung hätte ich bei ihr wahrscheinlich eine Nicht Näher Bestimmte Dissoziative Störung (NNBDS) diagnostiziert. Deutliche Wechsel von einem Anteil zu einem anderen waren bei ihr kaum zu erkennen; vielmehr bewegte sie sich fast unmerklich von einem Anteil zu einem anderen.

Jody wurde häufig entmutigt und warf mir dann vor, daß sie in ihrer Therapie und ihrem Leben keine Fortschritte erkenne. »Diese Therapie hilft mir nicht«, sagte sie oft. »Ich habe so viel Geld für die Arbeit an den Anteilen ausgegeben, und was ist dabei herausgekommen? Nichts. Sie sind doch so bekannt. Da sollten Sie doch etwas Gutes zustande bringen. Warum helfen Sie mir nicht, meine Situation zu verbessern? Ich brauche jemanden, der sich um mich kümmert, nicht jemanden, der ständig herumreist und Bücher schreibt.«

Nach einer dieser Episoden fühlte ich mich unzulänglich und dachte abwechselnd, entweder sei Jody zur Heilung nicht in der Lage, oder mir fehlten die Fähigkeiten, die erforderlich seien, um sie zu heilen. Meine Supervisionsgruppe half mir zu erkennen, daß ich auf dem besten Weg war, in Jodys System der Hoffnungslosigkeit zu versinken. Ich begann daraufhin, diejenigen unter meinen eigenen Anteilen zu untersuchen, die Jodys Anteilen Glauben schenkten. Erstaunlich erschien mir, daß ich diese Art von Emotionen bei keinem anderen Klienten und auch in keinem anderen Bereich meines Lebens jemals gespürt hatte.

Mir fiel ein eigener Anteil auf, dem es nicht paßte, wegen Jodys Schwierigkeiten beschuldigt zu werden, sowie ein anderer junger Anteil, der unablässig versuchte, ihre Probleme zu lösen. Es erleichterte mich, diese eigenen Anteile zu identifizieren und zu würdigen, wie sie allmählich in Jodys System integriert wurden. Es gelang mir, mich von ihnen zu separieren und mich von der Verantwortung für Jodys Schwierigkeiten klar zu distanzieren. Daraufhin veränderte sich unsere Arbeit ziemlich dramatisch. Es gelang mir, mehr Objektivität und Mitgefühl zu mobilisieren, während Jody ihre Gefühle besser zu verstehen und sich vollständiger zu eigen zu machen lernte. Es gelang ihr sogar, einen Anteil mit einer Denkstörung in Verbindung zu bringen, der die Projektionen und Verzerrungen ihrer Mutter von ihr als Kind verinnerlicht hatte. Jody war schließlich zur Einnahme eines niedrig dosierten Antipsychotikums bereit. Dies wirkte sich sehr vorteilhaft auf unsere Arbeit und auf ihre Fähigkeit aus, anderen Menschen gegenüber weniger mißtrauisch zu sein und sich ihnen gegenüber verletzlich zu machen.

Als Therapeuten werden wir oft geradezu zwangsläufig und auf eine für uns gefährliche Weise in das System eines Klienten hineingezogen. Das kann passieren, wenn unsere Anteile unbewußt bereit sind, eine Überzeugung zu übernehmen, welche die Anteile eines Klienten unterschwellig suggerieren. Die Schwierigkeit besteht in solchen Fällen darin, innerhalb des IFS-Rahmens zu bleiben, die beabsichtigte Arbeit zu erledigen und sich nicht die Meinung oder Haltung des Systems des Klienten zu eigen zu machen. *Wir müssen uns zuversichtlich genug fühlen, um diese Überzeugungen zu hinterfragen, uns von ihnen zu befreien, uns von unseren aktivierten Anteilen zu separieren und die Anteile des Klienten davon zu überzeugen, daß es noch eine andere Möglichkeit gibt, diese Angelegenheit zu sehen und dieses Problem zu lösen.* Eine adäquate sprachliche Ausdrucksweise kann in solchen Fällen sehr helfen: »Ich weiß, daß Sie sich im Moment hoffnungslos fühlen. Sie können aber nach meiner Auffassung über das, was Sie früher einmal erlebt haben, hinwegkommen. Ich weiß, daß Sie sich momentan nicht in der Lage fühlen, Liebe zu empfinden; aber ich weiß auch, daß das in Wahrheit jetzt möglich ist. Wenn Ihre Anteile es uns gestatten, können wir den Anteil von Ihnen, der glaubt, Sie seien nicht in der Lage, jemanden zu lieben, heilen.«

Die hoffnungslosen Anteile blockieren den Fortschritt oft von innen. Ihre Überzeugungen sind fest verankert, und sie bemühen sich mit aller verfügbarer Kraft, uns vom Zutreffen ihrer Sicht der Dinge zu überzeugen. Entfernen wir uns vom System des Klienten, können wir das Wesen ihres Schmerzes sowie die Schwierigkeiten und die Hoffnungslosigkeit, die ihr System empfindet, aus erster Hand erleben. Wir können uns dann mitfühlend und effektiv darüber erheben, die Erzählung hinterfragen und uns von der Allgegenwart dessen, was sie erleben, separieren. Werden wir in die pessimistischen Erzählungen unserer Klienten hineingezogen, sollten wir unsere Anteile überwachen und auf die Heilungsfähigkeit der Selbst-Energie und die Wirksamkeit des IFS-Modells vertrauen. Wir können unseren Klienten selbst dann zur Heilung verhelfen, wenn ihr hartnäckiges Glaubenssystem dies für unmöglich hält.

Manchmal ist es nützlich, zum System eines Klienten in Verbindung zu treten und unmittelbar selbst zu erleben, was dieser fühlt. Andererseits müssen wir manchmal zurücktreten, irreführende und deformierte Überzeugungen hinterfragen und Klienten raten, wie sie sich von ihren Verletzungen lösen und sich von der Last ihrer Erlebnisse befreien können.

Ich sehe mittlerweile, wie meine eigene Traumavorgeschichte und meine fehlgeleiteten Anteile dazu beigetragen haben, daß ich manchmal in die Systeme meiner Klienten hineingezogen wurde – weil ich mir zuviel von ihrem Schmerz zu eigen gemacht hatte, weil ich mich zu sehr bemüht hatte, Dinge zu verstehen oder herauszufinden, und dabei das große Bild aus dem Blick verloren hatte, oder indem ich zuviel ertragen und keine adäquaten Grenzen gesetzt hatte.

Dissoziative Identitätsstörung

Klienten mit einer Mißbrauchs- oder Mißhandlungsvorgeschichte, was aktuell weiter stattfindenden sexuellen Mißbrauch, körperliche Mißhandlungen und verbale Beschimpfung einschließen kann, scheinen meist viele verschiedene Anteile zu haben, und zwar sowohl Beschützer als auch extreme Anteile, die während des größten Teils ihrer Zeit im Schlaf- und Wachzustand präsent sind. Diese Anteile haben Schwierigkeiten, sich so weit zu entspannen, daß die Selbst-Energie auftauchen kann. Dies war für mich bei vielen meiner unter einer DIS leidenden Klienten eine Ursache für Frustration und Konfusion.

Ich habe Dick Schwartz oft sagen hören, wenn die Anteile zurückträten, trete das Selbst hervor, ohne daß irgendein Eingreifen notwendig sei. In meinem Herzen weiß ich zwar, daß das zutrifft, aber bei vielen meiner unter einer DIS leidenden Klienten ist es nicht der Fall. Manche von ihnen haben offenbar extreme Schwierigkeiten mit dem Zugang zur Selbst-Energie. Ich fühle mich leicht frustriert und frage mich: »Was mache ich nur falsch? Warum bin ich nicht fähig, meinem Klienten zu helfen, das zu erreichen, was Dick für möglich hält?« In anderen Situationen sind Anteile von mir über meine Klienten und ihre allem Anschein nach völlig fehlende Fähigkeit, zu ihrer Selbst-Energie in Kontakt zu treten, frustriert. Ich sinniere dann: »Das muß eine der Ausnahmen von Dicks Regel sein. Liegt das Problem bei mir und meiner Unzulänglichkeit? Oder ist die Unfähigkeit des Klienten der Grund?«

Insbesondere Klienten mit einer DIS bekommen leicht das Gefühl, daß sie ständig von einem extremen Anteil zum anderen wechseln. Und wenn dann zufällig ein dem Selbst ähnlicher Manager auftaucht, kann man leicht der Täuschung anheimfallen, daß das Selbst nun endlich präsent ist. Deshalb können Sie, indem Sie den Schritten des Modells folgen, nur enttäuscht werden, wenn sich die Dinge anders entwickeln, als sie es eigentlich »sollten«. Bei Klienten, die mit einer DIS ringen, existieren recht häufig *sehr intelligente, dem Selbst ähnliche Anteile.* Die Betreffenden waren gezwungen, Anteile zu entwickeln, die in der Welt interagieren können. Diese Anteile haben, indem sie andere Menschen sorgfältig beobachteten, herausgefunden, wie sie sich in die Gesellschaft einfügen können. Sie wirken sehr überzeugend, und oft gelingt es ihnen, Therapeuten vorzugaukeln, daß sie das Selbst sind.

Eine meiner Methoden herauszufinden, ob tatsächlich das Selbst oder aber ein dem Selbst ähnelnder Anteil präsent ist, besteht darin, den Klienten direkt zu fragen: »Kommt das Mitgefühl von Ihrem Kopf oder Ihrem Herzen?« Dies hilft dem Klienten, zwischen dem Selbst und einem dem Selbst ähnlichen Anteil zu unterscheiden, und ermöglicht ihm zu spüren, wie sich das Selbst innerlich anfühlt. Mit der Zeit werden Sie kompetenter darin werden, bei Ihren Klienten Offenheit und das Weichwerden und die körperliche Entspannung zu erkennen, die das Auftauchen der Selbst-Energie begleiten. Außerdem wird es Ihnen leichter fallen, die Selbst-Energie in anderen zu erkennen, nachdem Sie es als angenehm zu empfinden gelernt haben, wie sie sich in Ihrem Inneren anfühlt.

Charakteristische Symptome einer DIS betreffen im Sinne des IFS-Ansatzes *Zahl, Häufigkeit und Intensität* der zu einem bestimmten Zeitpunkt präsenten *gegensätzlichen Anteile.* Es handelt sich nicht nur um ein »Festival der Anteile«, sondern auch um eine Hochphase der Polarisierung. Ein Anteil befindet sich im Konflikt mit einem anderen Anteil, der seinerseits einen Gegensatz zu einem dritten Anteil bildet, und so weiter. Manchmal bin ich davon überzeugt, daß Klienten mit einer DIS, wenn sie meine Praxis verlassen, zu sich selbst sagen: »Gerade haben wir ihn mal wieder völlig verwirrt. Mission erfüllt.« Können Beschützer-Anteile uns durch ihre Intensität, Heftigkeit und Impulsivität und durch die Komplexität ihres Auftretens verwirren, verängstigen und überwältigen, haben sie das Gefühl, in ihrem Bemühen, die Verletzlichkeit eingehegt zu haben, einmal wieder erfolgreich zu sein. Wenn man einmal gründlicher darüber nachdenkt, ist dies eine hervorragende Möglichkeit, zu traumabasierten Gefühlen und Erinnerungen Distanz zu halten.

Bei Klienten mit einer DIS gibt es auch mehrere Anteile in einem Zustand der Kollusion, die Gruppen bilden und den Eindruck einer gut choreographierten Zaubershow erwecken. Sie lügen und verbergen sich ständig und verzerren die Wahrheit, und oft weigern sie sich, etwas über ihre konspirierenden Gefährten zu enthüllen. Wenn Sie dies besser verstehen wollen, sollten Sie sich ein wenig mit folgendem Gespräch beschäftigen, das ich einmal mit einem Anteil im Teenager-Alter geführt habe.

> »Weißt du etwas über den Anteil, der sich ›Angst-Baby‹ nennt?«, fragte ich.
>
> »Natürlich kenne ich den«, antwortete der Teenager-Anteil.
>
> »Das ist mir neu«, sagte ich und versuchte, meine frustrierten Anteile so unter Kontrolle zu halten. »Gibt es sonst noch jemanden da drinnen, der sich versteckt oder der lügt?«
>
> Daraufhin meldete sich ein neunjähriger Anteil und sagte: »Ich habe mich eine Weile versteckt, und ich habe gelogen, als du mich gefragt hast, ob wir jemals von meiner Schwester tyrannisiert worden sind.«

Vermeiden Sie unbedingt, das Lügen und Verschweigen persönlich zu nehmen; denken Sie daran, daß dieses Verhalten dem Schutz dient.

Mit Klienten zu arbeiten, die an einer DIS leiden, ähnelt oft einer Achterbahnfahrt. Sie erleben ein ständiges Auf und Ab, wobei in schneller Folge extrem übererregte und betäubend wirkende dissoziierte Anteile abwechselnd auftauchen. Als Therapeut fühlen Sie sich dann, als würden Sie *von einer Krise in die nächste* wechseln, und Sie haben nie das Gefühl, wirklich zu wissen, was im Geist des Klienten vor sich geht. Mittlerweile ist mir klar, worum es geht: Beschützer-Anteile möchten Sie und Ihren Klienten im verwirrten Zustand und im Ungewissen halten, um die Verbannten-Anteile vom Bewußtsein fernzuhalten und in keiner Hinsicht in Gefahr zu bringen.

Anteile können sich zunächst *symbolisch präsentieren* oder in den verschiedensten nicht-menschlichen Formen – beispielsweise als Feuer speiender Drachen, als dunklen Rauch verbreitende Figur, als gackernde Hexe, als Nebel, als Felsblock, als verschlossener Tresor oder als Ziegelmauer. Entwickelt sich die Beziehung zwischen einem Anteil und dem Selbst weiter, verwandeln sie sich in der Regel, aber nicht immer, in eine menschliche Gestalt. Bleibt man offen, ohne jedes Urteil und ohne einen Plan zu verfolgen, kann der Anteil sich entwickeln, sobald er den richtigen Zeitpunkt dafür gekommen sieht. Vielleicht fällt Ihnen auch auf, daß Klienten mit einer DIS oft *schnelle Augenbewegungen* ausführen, wenn sie über etwas nachdenken oder sich nach innen zurückziehen. Ich beobachte dies oft und frage mich dann, was im Kopf der Betreffenden vor sich geht, wohl wissend, daß nur ein sehr kleiner Teil davon jemals hörbar sein wird.

Therapeuten müssen hauptsächlich durch eigenes Erleben lernen, nicht-reaktiv und sachlich orientiert auf den Wellen zu reiten, damit das System des Klienten erkennt, daß sie sich von der Dramatik der Situation nicht nervös machen lassen. Beschützer fangen ganz von selbst an, sich zu entspannen und Ihnen als ihrem Führer auf der Reise zur Heilung zu vertrauen. Klienten mit einer DIS haben oft Anteile, die *das Selbst hassen* und nicht daran interessiert sind, es kennen zu lernen. Erst wenn sie gelernt haben, Ihnen zu vertrauen, sind sie bereit, dem Menschen, der sie im Stich gelassen oder der Folter überlassen hat, zu vertrauen. *Das Selbst kann bei mit einer DIS ringenden Klienten anfänglich als schwach und nur beschränkt zugänglich erscheinen*, aber es wird konstanter, verläßlicher und offener, wenn die Anteile es besser kennen und eine sichere Beziehung zum Selbst entwickeln.

Eine IFS-Therapie mit Klienten, bei denen eine DIS diagnostiziert wurde, entspricht grundsätzlich einer IFS-Therapie mit anderen Traumatisierten, aber sie ist oft schwieriger, aktiviert mehr Anteile des Therapeuten, beinhaltet mehr extreme Symptome, und es dauert erheblich länger, den Klienten mit seiner Selbst-Energie in Kontakt zu bringen, sich die Erlaubnis der Beschützer-Anteile zu sichern und Verletzungen zu heilen oder zu entlasten.

Klienten mit einer DIS

- zahlreiche Anteile, viele extrem
- hochentwickelte Selbst-ähnliche Anteile
- vielfältige polare Gegensätze
- Anteile, die konspirieren und Allianzen bilden
- Anteile, die sich verbergen, übertreiben oder unehrlich sind
- von Krisen angetriebene Systeme
- Anteile, die sich in symbolischer Form präsentieren
- häufige schnelle Augenbewegungen
- Anteile hassen oft das Selbst.
- Selbst nur beschränkt zugänglich

Die unsichtbaren Verletzungen durch Vernachlässigung

Vernachlässigung ist manchmal ebenso schwer zu behandeln wie eine DIS. Solche Systeme erweisen sich in der Regel als unerschütterlich, felsenfest und standhaft in ihrem Bemühen, den Mangel an Liebe und Verbundenheit dauerhaft zu verbergen. Die Klienten bemühen sich verzweifelt, die Leere zu füllen, um das Gefühl der Isolation fernzuhalten. Es wurde bereits erwähnt, daß sich Beschützer-Anteile, die mit Vernachlässigung assoziiert sind, oft in Form eines Hangs zum Nachdenken, Analysieren, Ergründen und zum Perfektionismus manifestieren. In der Regel gehören solche Anteile zu einem Scham-Zyklus. Sie können innerhalb des Systems allgegenwärtig sein und sich hartnäckig weigern, zurückzutreten oder sich zu separieren, weil sie denken: »Warum sollte ich zurücktreten? Wenn ich das tue, ist doch nichts mehr da.« In Fällen von Vernachlässigung treffe ich häufig auf diese *stark intellektualisierenden Manager-Anteile und perfektionistischen Anteile, die als entschlossene Beschützer auftreten.*

Wenn Sie sich noch einmal vergegenwärtigen, welche Art von Klienten Sie behandeln, dann evaluieren Sie, bei wie vielen Klienten, die unter Vernachlässigung gelitten haben, starke Geschichten erzählende, zwanghafte oder intellektualisierende Anteile existieren. In meinen Augen sind sie Helden, die rund um die Uhr alles in ihrer Macht stehende tun, um eine Verletzung, die sie weder sehen noch fühlen oder berühren können, abzuwehren. Ich habe herausgefunden, daß Bottom-up-Arbeit – zunächst auf den Körper, dann auf die Emotionen und erst zum Schluß auf die Gedanken zu fokussieren – ein guter Ansatzpunkt sein kann, wenn man einigen dieser Anteile helfen will, sich zu separieren.

Anteile, die beschützen, indem sie diskutieren, ergründen und verstehen, glauben oft, sie seien das Selbst. Ich weiß jedoch aus persönlicher Erfahrung, daß man sie relativ leicht von Selbst-Energie unterscheiden kann. Das erkenne ich, weil ich gelangweilt, abgelenkt und desinteressiert bin, während die Anteile sich über Details ihres Narrativs verbreiten. Häufig fühlt man sich auch nach mehreren erfolglosen Versuchen, ihnen beim Separieren zu helfen und so das Auftauchen des Selbst zu ermöglichen, unfähig. Einige der Klienten, mit denen ich seit Langem arbeite, haben aus Vernachlässigung resultierende Verletzungen. Sie bleiben über Jahre mit mir in Verbindung, wobei einige ihrer Anteile an einer äußeren Verbindung festhalten, weil sie keine innere Verbindung zu mir haben. Solchen Klienten fällt es sehr schwer, zu ihrer Selbst-Energie in Kontakt zu treten, und sie kämpfen um eine vollständige Entlastung.

Klienten mit von Vernachlässigung getriebenen Systemen *haben große Schwierigkeiten, zu dem, was sie fühlen, in Verbindung zu treten und Entscheidungen zu treffen.* Unter normalen Umständen gelangen wir mit Hilfe unserer Gedanken und Gefühle sowie unserer Intuition zu einer Entscheidung (d. h. mit Hilfe einer Kombination unserer Anteile und unseres Selbst): »Das erscheint mir sinnvoll. Es fühlt sich richtig an. Das werde ich tun.« Klienten mit sehr aktiven denkenden Anteilen können sich in eine Situation hineinsteigern, darüber sinnieren und ihr Für und Wider besprechen, ohne jemals zu einer Entscheidung zu gelangen. Weil sich das ausschließlich im Kopf abspielt, ist es für stark zum Denken neigende Menschen schwieriger herauszufinden, was sich richtig anfühlt. Beispielsweise könnte jemand denken: »Ich habe mir so viele Häuser angeschaut, die mir gefallen, aber ich kann mich einfach nicht entscheiden, welches Haus ich kaufen soll.«

Versucht man ohne Verbindung zu sich selbst zu entscheiden, ist möglicherweise mit jeder denkbaren Entscheidung *ein Gefühl des Verlustes verbunden.* Das hört sich dann beispielsweise wie folgt an: »Kaufe ich das Haus auf der Green Street, muß ich mir den wunderschönen Bungalow auf der Laramie Avenue aus dem Kopf schlagen.« Solche Klienten neigen zum Grübeln, Sich-Sorgen und Steckenbleiben und können fälschlich als zwanghaft diagnostiziert werden. Doch wenn man ihnen gut zuhört, merkt man, daß ihre denkenden Anteile sie permanent davor zu schützen versuchen, die Leere und Einsamkeit und das Verlustgefühl zu spüren, das tief in ihnen verborgen ist.

Zur Veranschaulichung folgt ein Dialog zwischen mir und meinem Klienten Brian:

»Brian, mir ist aufgefallen, daß Sie in dieser Sitzung viel Zeit darauf verwenden herauszufinden, wie viele Kurse Sie in diesem Semester anbieten sollen. Haben Sie eine Ahnung, was sich für Sie richtig anfühlen könnte?«

»Es gibt zu viele gute Alternativen«, antwortete Brian. »Ich nehme an, es ist positiv, wenn man solch ein Problem hat; aber ich weiß, daß sich die Kurse, für die ich mich entscheide, auf die Sicht meines Supervisors von mir auswirken. Deshalb kann ich nicht einfach so eine Entscheidung treffen.«

»Was würde Sie wohl am glücklichsten machen?«

»Keine Ahnung.«

»Versuchen wir doch einmal, uns diesem Problem von einer etwas anderen Seite zu nähern«, schlug ich vor. »Wie wäre es, wenn Sie aufhören würden, über die Auswahl der Kurse nachzudenken? Was taucht dann in Ihnen auf?«

»Nichts, rein gar nichts.«

»Was geschieht in Ihrem Körper?« fragte ich.

»Ich spüre einen Knoten im Bauch.«

»Können Sie sich für einen Augenblick auf diesen Knoten konzentrieren?«

»Es fühlt sich wie eine Vertiefung im unteren Teil meines Bauchs an. Das macht mich ziemlich nervös.«

»Versuchen Sie, noch ein paar Sekunden dabei zu bleiben.«

»Ich weiß nicht, was es ist, aber jetzt fühle ich zumindest endlich mal etwas«, erklärte Brian, nachdem er eine Weile geschwiegen hatte.

»Informieren Sie den Anteil, der sich zu entscheiden versucht, und die Empfindungen in Ihrer Magengrube, daß wir jetzt sehr langsam weiterarbeiten werden. Es besteht kein Grund zur Eile; wir werden einfach im gegenwärtigen Augenblick bei ihnen sein.«

»Das fühlt sich innerlich sehr gut an. Sie [Frank; Anm. d. Übers.] bleiben bei mir und helfen mir, es zu verstehen. Als Kind habe ich nicht viel von dieser Art erlebt«, erklärte Brian.

Der Klient erkennt hier allmählich, daß es nicht so sehr um die korrekte Entscheidung geht, sondern mehr darum, daß jemand bei ihm ist und ihm hilft, seine Gefühle, Gedanken und Körperempfindungen zu ordnen. In seiner Kindheit und Jugend mußte er dies völlig auf sich gestellt schaffen, und sein denkender Anteil gab sich damals die größtmögliche Mühe, Dinge für ihn zu klären.

Etwas anderes, das mir bei Klienten, die unter Vernachlässigung gelitten hatten, auffiel, ist *meine Neigung, zuviel von mir selbst preiszugeben*. Manche Klienten erwecken den Eindruck, sie hätten keine Vorstellung davon, wie sie mit ihrem Leben zurechtkommen könnten. Sie sagen Dinge wie: »Was meinen Sie damit? Ich weiß nicht, wie man das macht. Darüber habe ich noch nie nachgedacht. Was sollte ich nach Ihrer Meinung tun?« Vernachlässigung vermittelt Klienten das Gefühl, sie verfügten über keinerlei Erfahrungen, aus denen sie Rückschlüsse ziehen könnten, und manchmal ist das auch tatsächlich so. Allerdings berichte ich solchen Klienten oft über persönliche Erlebnisse, und ich habe den Eindruck, daß sie das als in irgendeiner Hinsicht nützlich empfinden. Sie bekommen auf diese Weise etwas *Reales*, wozu sie in Kontakt treten können. Ich sage beispielsweise: »Wissen Sie, wie es mir ergangen ist, als mein Ältester anfing auszugehen?« Oder: »So fühle ich mich manchmal, wenn ich über meinen Mann frustriert bin.« Natürlich müssen wir mit Grenzen vorsichtig umgehen und damit, was wir Klienten aus unserem Privatleben mitteilen. Kommt das, was wir offenbaren wollen, vom Selbst oder von einem fürsorglichen Anteil? Ich habe festgestellt, daß es solchen Klienten hilft, wenn ich ihnen über persönliche Erlebnisse berichte, die ihre vernachlässigten Anteile aus eigener Erfahrung noch nicht kennen. Ich frage mich grundsätzlich: »Was bringt es, wenn ich etwas Privates mitteile? Wer profitiert davon?«

Vernachlässigung ist eine stille Verletzung mit tiefreichenden und lange anhaltenden Auswirkungen, und sie aufzulösen kann Jahre dauern.

Resilienz

Durch die ACE-Studie kennen wir die signifikanten entwicklungsbezogenen und die psychische Gesundheit betreffenden Unterschiede zwischen Kindern, die nicht schwerwiegend traumatisiert wurden und schon früh eine sichere Bindung erlebt haben, und Kindern mit schweren traumatischen und weniger sicheren relationalen Erlebnissen (van der Kolk 2014/2015). Allerdings sind einige Menschen, die entsetzliche Traumata erlebt haben, in der Lage, diese aus eigener Kraft zu überwinden. Sie verfügen über das Verlangen, den Antrieb und die Fähigkeit, schwierige Umstände selbst dann zu meistern, wenn die Chancen, daß ihnen dies gelingt, schlecht zu stehen scheinen. Wer sind diese Menschen? Über welche Ressourcen verfügen sie? Und wie sind sie so geworden? Ist ihre Natur (ihr Temperament) oder das, was sie nährt (ihre Umgebung) entscheidend? Nach Bessel van der Kolk stellt *Resilienz* oder die Fähigkeit, sich von ungünstigen Voraussetzungen zu erholen, eine Verbindung zu dem Sicherheitsniveau her, das der betreffende Klient in den ersten beiden Jahren seines Lebens im Umgang mit seiner primären Bezugsperson hatte (van der Kolk 2014/2015).

In gewisser Hinsicht stimme ich van der Kolk zu. Ich bin mir zwar nicht völlig sicher, was zu meiner Fähigkeit, mein Trauma so gut zu überwinden, wie es mir gelungen ist, beigetragen hat. Ich habe zwar eine stattliche Traumavorgeschichte, aber meist war auch ein innerer Kämpfer in mir aktiv. Ich erinnere mich, daß ich mir als Kind gesagt habe: »Ich lasse das nicht an mich heran. Ich werde nie zu kämpfen aufhören. Sie werden nicht gewinnen.« Als ich während meiner Ausbildung zum psychiatrischen Facharzt das Buch *Soul Murder* von Leonard Shengold las, kam mir sofort der Gedanke: »Nein, mir ist es nicht so ergangen.« Tief in mir gab es diese Stimme, die nie vernichtet oder zum Schweigen gebracht wurde. Ist dies das Selbst? Ist die sichere Gebundenheit der Grund? Ist das Resilienz? Und wenn ja, wie bin ich daran gekommen? Warum haben einige von uns offenbar mehr davon als andere? Ich habe stark von Therapie profitiert, und ich vermute, daß meine Reise zur Heilung nie enden wird. Ich habe einen inneren Antrieb, meine Situation zu verbessern. Was auch immer diese Qualität beinhalten mag, ich habe sie bei einigen meiner am stärksten traumatisierten Klienten entdeckt. Ich bin dankbar dafür, daß auch ich etwas davon besitze. Dies hat mir das Leben gerettet.

Die Herausbildung konträrer Positionen bei Traumata

Kontroverse Positionen entstehen bei Traumata extrem häufig. Oberflächlich entsteht der Eindruck, daß sie unhaltbare Zustände verewigen, eine Immobilität ohne offensichtlich erkennbare Auflösung erzeugen und bei allen involvierten Anteilen Verwirrung und Frustration hervorrufen. Die Klienten mögen sagen: »Ich mag diesen Kerl, aber er bedrängt mich sexuell oft zu sehr« oder: »Ich verstehe schon, wie mein Drang zum Suizid mich schützt, aber er verursacht auch viele meiner Probleme mit meiner Frau und meinen Kindern.« Wenn verschiedene Anteile Dinge unterschiedlich sehen, ist das nicht nur für sie schwierig, sondern ruft auch bei unseren Klienten dauerhaft Anspannung und Leiden hervor. Und gehen Therapeuten solch ein Dilemma dann im Sinne ihrer eigenen Problemlöser-Anteile an, kann das auch bei ihnen Frustration und Gefühle der Unzulänglichkeit hervorrufen.

Gegensätzliche innere Positionen infolge von Treubrüchen in Beziehungen sind in der Regel machtvoller und extremer und erzeugen bei den betroffenen Klienten Extremszenarien. Bei vielen Traumatisierten wird eine Borderline-Persönlichkeitsstörung diagnostiziert, weil bei ihnen unauflösbare Gegensätze innerhalb von unbeständigen Beziehungen existieren. Solche Klienten sagen manchmal: »Ich liebe meinen Vater, aber wenn er trinkt, wird er zu einem grausamen Ungeheuer« oder: »Ich kann ohne meinen Freund nicht leben, aber ich hasse es, wenn er gewalttätig wird und sich respektlos verhält.« Zwar repräsentieren in solchen Fällen beide gegensätzlichen Positionen wichtige Sichtweisen, doch sie schützen oft (wenn auch nicht immer) die gleiche Verletzung. Beispielsweise kommen in einer Äußerung wie »Ich kann ohne meinen Freund nicht leben, aber ich hasse es, wenn er gewalttätig wird und sich respektlos verhält« wahrscheinlich zwei Anteile zum Ausdruck, die eine frühe Bindungsverletzung schützen, die sich nach der Liebe einer dysfunktionalen Bezugsperson und nach Verbundenheit mit ihr sehnt.

In diesem Zusammenhang möchte ich den Fall meines Klienten Charly vorstellen. Er konnte seinem betäubenden Anteil wirklich zuhören und fand so heraus, wie wichtig dieser für sein System war und wie er Charly vor dem Terror schützte, den dieser in seiner Kindheit durch seine psychotische Mutter erlitten hatte. Charly konnte sich auch von einem Anteil separieren, der in seinem Leben präsenter und aktiver sein wollte, und ihm zuhören. Das folgende Gespräch führten wir in einer Therapiesitzung.

> »Zwischen diesen Anteilen herrscht seit Jahren Krieg«, erklärte Charly. »Anders als früher kann ich es jetzt verstehen. Sie haben beide legitime Argumente für ihre jeweilige Sicht.«
>
> Ich fragte: »Charly, können Sie feststellen, ob beide den gleichen kleinen Jungen in Ihnen beschützen, der von Ihrer Mutter verletzt wurde?«
>
> Nach einer kurzen Pause antwortete Charly: »Ob Sie es glauben oder nicht, beide beschützen da drinnen nicht das gleiche Kind. Der betäubende Anteil hat definitiv etwas mit meiner Mutter zu tun. Und der andere Anteil, der sich mehr vom Leben wünscht, hat eine Verbindung zu einem Anteil von mir, der immer von außen nach innen geschaut hat. Wissen Sie – er war es, der beim

Sport immer als Letzter ausgewählt wurde, der nie von einem Mitschüler zum Geburtstag eingeladen und beim Abschlußball als Letzter zum Tanzen aufgefordert wurde.«

»Ich habe das gehört, Charly. Was würden Sie dann jetzt gern zu diesen Anteilen sagen, falls Sie überhaupt etwas sagen möchten?«

»Ich möchte ihnen mitteilen, daß sie nicht mehr zu kämpfen brauchen, daß mein Herz ihnen beiden gegenüber offen ist und daß ich genug Liebe für beide habe.«

»Nehmen sie das von Ihnen an, Charly? Und sind sie bereit, uns ein wenig Raum zu geben, so daß wir dem, den sie so lange beschützt haben, helfen können?«

»Ich kann Ihnen versichern, daß innen momentan große Erleichterung herrscht und daß jetzt für beide eine Lösung zum ersten Mal zumindest im Bereich des Möglichen liegt. Viele Jahre lang tobte in mir eine heftige Schlacht«, antwortete Charly. Sein Körper wirkte nun entspannter und friedlicher.

Selbst-Energie ist für viele, wenn nicht gar für alle Anteile mit gegensätzlichen Positionen ein Weg zur Lösung. Ist sie sowohl beim Therapeuten als auch beim Klienten verfügbar und sind beide bereit, sich die gegensätzlichen Sichtweisen anzuhören, wird in der Regel allen Beteiligten klar, daß beide gegensätzlichen Positionen eine gewisse Berechtigung haben. Außerdem profitieren natürlich alle sowohl innerlich als auch äußerlich, wenn sie den Empfehlungen des Selbst Gehör schenken.

Wenn die Selbst-Energie präsent ist – und selbst dann, wenn ein anderer Anteil innerhalb des Systems einen Gegensatz zu ihr verkörpert –, empfehle ich meinen Klienten, diese heilende Energie direkt zum Ziel-Anteil zu übermitteln, bevor wir uns den Anliegen des konträren Anteils zuwenden. Zur Veranschaulichung möchte ich Ihnen einen Austausch zwischen mir und einer Klientin mit Namen Linda vorstellen.

Linda sagte: »Ich fühle mich momentan eher durchwachsen. Einerseits weiß ich wirklich zu schätzen, wie der wütende Anteil mir zu helfen versucht. Andererseits ist mir klar, daß es da noch einen anderen Anteil gibt, der sich vor der Wut und ihrem zerstörerischen Potential fürchtet.«

Ich antwortete: »Linda, können Sie dem wütenden Anteil zunächst einmal übermitteln, daß Sie ihn schätzen? Anschließend können Sie herausfinden, ob er das an sich heranlassen kann [daß Sie dem Ziel-Anteil Selbst-Energie senden]. Nun werden wir versuchen, den Anteil von Ihnen, der sich vor der Wut fürchtet, kennenzulernen und herauszufinden, was er uns mitteilen will [womit der zum Selbst konträre Anteil angesprochen wird]. Ich bin mir sicher, daß er gute Gründe hat, sich so zu fühlen.«

(Spielt bei gegensätzlichen Positionen die Selbst-Energie eine Rolle, lösen sie sich schneller auf, sofern der Ziel-Anteil, in diesem Fall die Wut, die heilende Kraft des Selbst aufzunehmen vermag.)

Linda sagte: »Der ängstliche Anteil wirkt nun entspannter. Sie hat gesehen, wie freundlich und respektvoll ich mit der Wut umgegangen bin. Das hat ihr sehr gefallen.«

Wenn ein starker Gegensatz zwischen zwei Anteilen besteht, kann es dazu beitragen, das Dilemma aufzulösen, wenn man das Selbst dazu bringt, sich beide Sichtweisen anzuhören und beide zu validieren. Verkörpert das Selbst eine der beiden gegensätzlichen Positionen, sollte man es zunächst dazu bringen, dem Ziel-Anteil positive Energie zu senden. Dann kann der konträre Anteil dessen positive Aspekte direkt miterleben, wodurch sich der Konflikt gewöhnlich schneller beilegen läßt (wie die folgende Graphik veranschaulicht.

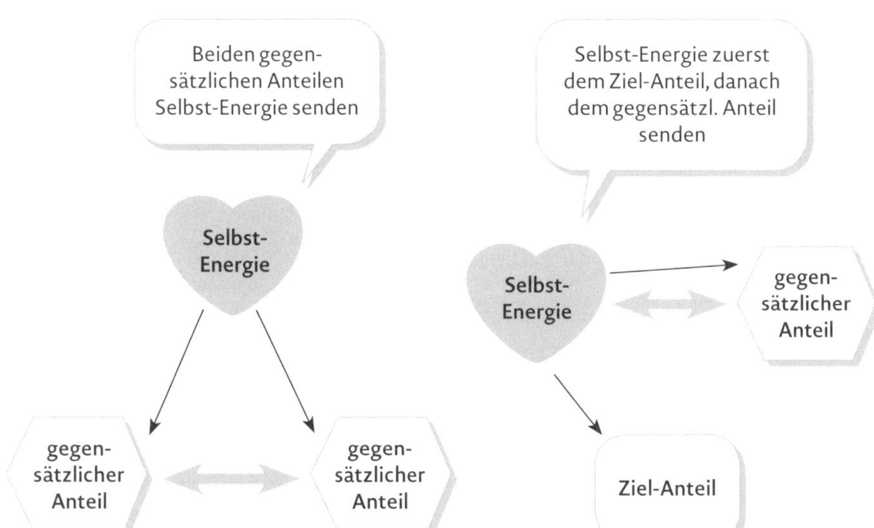

Stark gegensätzliche Anteile entstehen häufig durch eine Art Überkorrektur hinsichtlich eines überwältigenden Erlebnisses; allerdings kommt dies bei Klienten mit einer relationalen Verletzung leider ziemlich oft vor. Konflikte, konträre Sichtweisen, unerträgliche Situationen, bei denen keinerlei Aussicht auf eine Auflösung besteht, und die Fixierung auf eine Position sind häufig zu finden. Beschützer, die gegensätzliche Positionen besetzen, vermögen wohlmeinende Therapeuten sehr effizient in einen Zustand der Verwirrung und des Mutmaßens zu versetzen und gleichzeitig Gefühle der Verletzlichkeit auf sicherem Abstand zu halten.

KAPITEL 19

Traumata, Gefühle und Verlust

Eine ungewöhnliche Art des Umgangs mit Anteilen

Manche Klienten haben mit der Sprache der Anteile Schwierigkeiten. Einigen fällt es schwer, sich in ihr Inneres zu versetzen, wohingegen bei anderen Anteile existieren, bei denen die typische Vorgehensweise des IFS-Ansatzes zu nichts führt. Ich stelle dies häufig, aber nicht grundsätzlich, bei Klienten mit stark intellektualisierten Systemen fest. Diese Anteile brauchen das Gefühl, die Kontrolle zu haben. Sie müssen lange und ausführlich reden, bevor sie sich entspannen und eine Erlaubnis geben können. Bei solchen Klienten benutze ich die IFS-Therapie, ohne die in diesem Zusammenhang üblichen Begriffe zu verwenden. Ich spreche dann nicht von »Anteilen«, fordere nie jemanden auf »zurückzutreten« und ich bitte die Klienten auch nicht, »nach innen zu gehen«. Ich nutze in solchen Fällen einen traditionellen Redetherapie-Ansatz, weil ihr System das offenbar braucht.

Trotzdem habe ich ständig im Blick, daß ich dem IFS-Modell folgen will. Während ich mit einem Klienten rede, fällt mir auf, daß Beschützer-Anteile auftauchen, und ich höre mir das, was sie sagen, darauf hin an, ob sie Verletzungen schützen. Ich beziehe auch Anteile in Gespräche ein, ohne daß diese wirklich wissen, was wir tun, und bemühe mich um die Erlaubnis, mir Verletzungen anzuschauen. Wir können schmerzhafte Erlebnisse auflösen, ohne die Schritte des Entlastungsprozesses formell zu vollziehen. Auch auf diese Weise kann sich die Therapie entwickeln, allerdings in einem wesentlich langsameren Tempo. Die Beschützer geben mir schließlich die Erlaubnis, mich mit den Verletzungen zu beschäftigen, und die offenbaren sich und lassen erkennen, was sie beinhalten. All dies geht vor sich, ohne daß es jemals wie eine typische IFS-Therapie aussieht oder klingt.

Um zu demonstrieren, wie das vonstatten gehen kann, bitte ich Sie jetzt, sich anzuschauen, wie es meiner Klientin Debra erging – einer intelligenten, sehr tüchtigen Managerin, die mehrere Unternehmen leitet. Debra gefällt es, Dinge zu kontrollieren, und bestimmte Anteile von ihr brauchen das Gefühl, die Kontrolle zu haben. Es folgt ein Austausch mit Debra während einer Therapiesitzung.

> »Können wir da fortfahren, wo wir letzte Woche aufgehört haben? Ich habe darüber nachgedacht, was Sie über meine Beziehung zu meiner Tochter gesagt haben«, sagte Debra. »Es stimmt, daß ich Angst habe, mit ihr zu reden.«
>
> »Was, glauben Sie, ist Ihre größte Sorge?« fragte ich.
>
> »Letztlich habe ich wohl Angst, mich ihr gegenüber verletzlich zu zeigen. Das scheint es zu sein. Ich fürchte, wenn ich wegen der Affäre ihr gegenüber ehrlich bin, wird sie mich verurteilen. Außerdem fürchte ich, ihr Alkoholproblem könnte damit zusammenhängen, daß sie mich und ihre Mutter ständig miteinander streiten sehen hat.«
>
> »Wie wäre es, wenn Sie sie besuchen und sich zunächst ihre Sicht anhören, bevor Sie ihr erzählen, wie Sie die Dinge sehen?«
>
> »Das ist eine sehr gute Idee«, antwortete Debra.
>
> »Haben Sie irgendeine Vorstellung davon, weshalb Sie solche Schwierigkeiten damit haben, als verletzlich zu erscheinen?« fragte ich sie.
>
> »Am Plausibelsten erscheint mir, daß es etwas mit meiner Beziehung zu meiner eigenen Mutter zu tun hat, die mich ständig kritisiert hat, wenn ich ihren hochgesteckten Erwartungen nicht gerecht wurde. Ich bin mir aber nicht sicher.«
>
> »Das könnte ich mir auch vorstellen, Debra. Versuchen Sie doch einmal herauszufinden, was Ihr Bauchgefühl dazu sagt«, schlug ich vor.
>
> »Es fühlt sich richtig an«, sagte Debra.

Debra konnte schließlich mit ihrer Tochter sprechen, sich ihre Sicht der Dinge anhören und ihr gegenüber die Affäre eingestehen, nachdem sie ihre eigenen Ängste erkannt hatte und zu ihren schmerzhaften Erlebnissen in ihrer Beziehung zu ihrer Mutter in Kontakt getreten war. Beachten Sie, daß ich in diesem Gespräch nie Ausdrücke wie »Anteile«, »zurücktreten« oder »Wie fühlen Sie sich diesem Anteil gegenüber?« benutzte. Trotzdem ist zu erkennen, daß ich mit der Klientin über ihre Anteile spreche, daß ich etwas über ihre Sorgen herauszufinden versuche, daß ich ihren Anteilen helfe, sich zu entmischen, und daß es mir darum geht, den Verbannten zu finden, der sich unter ihren Beschützern verbirgt.

Traumatischer Affekt und Emotion

Man sollte zwischen Gefühlen und traumatischem Affekt unterscheiden können. Beide sind nicht gleich, werden aber oft gleichgesetzt. Traumatischer Affekt ist keine Emotion, sondern ein starker Ausdruck eines überwältigenden Systems oder einer entsprechenden Reaktion und wird gewöhnlich in einem Beschützer-Anteil festgehalten. Es handelt sich um eine übertrieben starke Reaktion auf verheerende oder verletzende Umstände. Brüllen, Zufügen von Schnittverletzungen und Suizidtendenzen, Hypervigilanz, Dissoziation und Reaktivität sind physiologische Reaktionen auf überwältigende Ereignisse, keine Gefühle. Traumata beinhalten auch *Gefühle*, die in Beschützer-Anteilen (z. B. Gefühle der Wut, Angst oder Reue) oder in Verbannten (z. B. das Gefühl, einsam zu sein, nicht liebenswert zu sein oder wertlos zu sein) bewahrt werden können.

Sowohl Reaktionen auf Traumata als auch damit assoziierte Gefühle können sehr stark sein. Der IFS-Ansatz hat eine Möglichkeit, mit solchen starken Reaktionen unmittelbar umzugehen. IFS-Therapeuten wenden sich an Beschützer und Verbannte und bitten beide mit Hilfe des direkten Zugangs, das System nicht zu überfordern, damit das Selbst gefahrlos präsent sein und sich gegenüber allem, was es bewahrt und was es mitteilen will, mitfühlend äußern kann.

In meiner eigenen Therapie habe ich traumatischen Affekt immer wieder mit Gefühlen verwechselt. Erst als meine Traumasymptome nachließen und meine Beschützer dem Selbst mehr zu vertrauen begannen und nicht mehr die Führung zu übernehmen versuchten, war ich in der Lage, authentischer mit meinen Gefühlen (den Emotionen meiner Verbannten) umzugehen. Ich konnte besser mit meinen Gefühlen umgehen, wenn sie mit meinem Selbst im Einklang waren. Sie erschienen mir zum ersten Mal im Leben als plausibel und als mit meiner Wahrheit im Einklang. Traumatischer Affekt wird mit Reaktivität, Intensität und Impulsivität in Verbindung gebracht, und obwohl die ihm innewohnende Energie stark sein kann, unterscheidet sie sich von einem Gefühl. Zwischen traumatischem Affekt (meist in Verbindung mit Beschützer-Anteilen) und Emotion (meist in Form der Gefühle von Verbannten) zu unterscheiden hilft, den Weg zur endgültigen Auflösung schmerzhafter Erlebnisse zu bahnen.

Verlust, Verrat, Nein-Sagen und Loslassen

Verlust ist zwar ein normaler Bestandteil des Lebens, aber das ändert nichts daran, daß es schwer ist, damit umzugehen. Wenn wir ein Mitglied unserer Familie, einen Freund oder einen geliebten Menschen verlieren, erleben wir starken Schmerz und Trauer. Menschen mit einem komplexen Trauma erleben jedoch oft *jede Art von Verlust in traumatischer Stärke.* Werden sie mit einem Verlust konfrontiert, verspüren sie nicht die mit ihrem aktuellen Erlebnis zusammenhängenden Emotionen, sondern gleichzeitig die Reaktivierung relationaler Verluste aus der Vergangenheit. *Eine Verlustsituation wirkt auf sie wie ein doppeltes Trauma.* Die Wirkung summiert sich und macht den aktuellen Verlust zur Katastrophe. Im Falle eines aktuellen Verlusts erleben Traumatisierte in der Vergangenheit erlebte Verluste erneut.

Aufgrund meiner Arbeit an relationalen Traumata habe ich offenbar eine Art Zusatzqualifikation als Trauerberater entwickelt. Solche Klienten erleben schon kleine Verluste als überwältigend, und größere Verluste können bei ihnen zu einer vollständigen Dekompensation führen. Dies zu bedenken sollte helfen, mit der Selbst-Energie verbunden zu bleiben, wenn man es mit einem Klienten zu tun hat, der auf einen scheinbar geringfügigen, aber von ihm als schwerwiegend erlebten Anlaß »überreagiert«.

Verrat löst eine ähnliche scheinbar übertriebene Reaktion aus. Sich von einer Verletzung in einer vertraulichen Beziehung zu erholen ist zweifellos schwer. Doch Klienten mit einem komplexen Trauma empfinden einen solchen Verrat oft als verheerend. Ich habe so gut wie nie erlebt, daß sich ein Traumatisierter beispielsweise von der Untreue eines Partners erholte. Das ist zwar nicht unmöglich, aber sehr schwierig, weil durch solche Vorfälle junge verletzte innere Anteile aktiviert werden, weil sie aufgrund wiederholter Beziehungsbrüche, die sie vor vielen Jahren in ihrer Beziehung zu einem Täter erlebt haben, immer noch unter unerträglichem Schmerz leiden.

Ein Verlust ist besonders schwer zu verkraften, wenn er mit wiederholten Beziehungsbrüchen in Zusammenhang steht. Hierzu fällt mir die Geschichte einer jugendlichen Klientin mit Namen Abby ein. Wenn Abbys Mutter getriggert wird, verliert Abby ihre Sicherheit ausstrahlende und zuverlässige Mutter und sieht sich gezwungen, mit einem reaktiven oder außer Kontrolle geratenen Anteil der Mutter zu interagieren. Ist ihr Vater betrunken, verliert Abby den Vater, den sie liebt, und bemüht sich, so gut sie kann, seinen betrunkenen Anteil zu beschwichtigen.

Durch solche wiederholten Beziehungsverluste entstehen in unseren Klienten Beschützer-Anteile, denen die erschöpfende Aufgabe zufällt, alles in ihrer Macht stehende zu tun, um einen weiteren schmerzhaften Verlust zu verhindern und sich davor zu schützen. Leider führt dieses Bemühen von Beschützer-Anteilen um Beziehungen, in denen sich die in der Kindheit erlittenen Verluste nicht wiederholen, oft dazu, daß solche Klienten sich Partner suchen, die sie irgendwann verlassen oder im Stich lassen.

Im Laufe der Jahre ist mir klar geworden, daß viele Entscheidungen, die ich im Leben getroffen habe, auf meinem Bemühen, Verluste zu vermeiden, basieren. Beispielsweise hatte ich lange *Schwierigkeiten, nein zu sagen.* Bat mich jemand um etwas, antwortete ich früher gewöhnlich: »Klar, ich komme im nächsten Monat und veranstalte einen Workshop«, »Das wäre sehr interessant – ich würde mich gern an diesem Projekt beteiligen« oder: »Okay, mein Sohn, du kannst dir ein neues Fahrrad kaufen.« Als ich dann in mich hineinhorchte, um herauszufinden, warum es mir so schwerfiel, nein zu sagen, hörte ich: »Wenn wir nein sagen, müssen wir auf etwas verzichten, das Spaß macht und spannend ist« und: »Wenn wir nein sagen, werden sie uns nicht mehr mögen.« Diese beiden Anteile von mir gehen oft in Deckung und sagen ja, um zu verhindern, daß ich irgendeine Art von Verlust empfinde, einschließlich des Verzichts auf ein Erlebnis, das Spaß macht, oder des Verlusts einer Verbindung. Ich bin froh, sagen zu können, daß es mir gelungen ist, diese Verletzungen aufzulösen, und mein Leben befindet sich jetzt in einem viel ausgewogeneren Zustand – dank IFS.

Sind Ihnen Anteile bekannt, deren Reaktionsweise verhindern soll, daß Sie ein Verlustgefühl erleben?

Wenn wir mit der Wahrheit in unserem Fühlen in Einklang sind, erleben wir ein Wohlgefühl und wissen, daß wir uns auf dem richtigen Weg befinden. Doch auch der Zustand der Eingestimmtheit kann mit einem Verlust verbunden sein. Sie könnten denken: »Wenn ich hierzu ja sage, muß ich dazu nein sagen.« Dies wird im allgemeinen toleriert, insbesondere wenn es mit einer Entscheidung zusammenhängt, die sich richtig anfühlt und mit dem Selbst verbunden ist. Sagen wir zu etwas nein, das verbunden ist mit dem, was wir *denken,* daß wir es tun müßten, oder was andere möchten, daß wir es tun, oder was unsere Beschützer-Anteile sich im Interesse des Schutzes einer Verletzung von uns wünschen, werden wir stärker von außen angetrieben, und unsere Verlustgefühle sind generell stärker und schwerer zu ertragen.

Nein zu sagen erfordert, daß wir auch *Gefühle anderer Menschen ertragen*, was auch sehr schwierig sein kann. Vielleicht denken Sie: »Wenn ich es ablehne, mit Freunden in einem Restaurant essen zu gehen, oder wenn ich mich weigere, einen neuen Klienten anzunehmen, muß ich eventuell ertragen, daß andere von mir enttäuscht sind.« Sich zu sorgen, daß andere wütend oder enttäuscht reagieren, ist für Traumatisierte ziemlich unangenehm, weil es die Energie ihrer Beschützer-Anteile aktivieren kann. Wenn man Entscheidungen fällen will, muß man mit verpaßten Chancen, aufkommenden Verlustgefühlen und den unangenehmen Gefühlen anderer Menschen fertig werden können. Treten wir vom Selbst statt von bestimmten Anteilen aus zu unseren Gefühlen in Verbindung, können wir leichter entscheiden und die dadurch aufkommenden Gefühle besser ertragen.

Das Ringen mit einem Verlust kann auch zum *Horten* führen. Ich habe im Laufe der Jahre mehrmals mit Klienten gearbeitet, die unter Bindungsverletzungen litten, welche auf einen Elternteil zurückzuführen waren, der sie mißhandelt oder vernachlässigt hatte. Diese Klienten hatten Beschützer-Anteile entwickelt, die das Bedürfnis verspürten, an allem und jedem festzuhalten – ein verzweifelter Versuch, mit dem Verlust der primären Bindungsfigur fertig zu werden.

Eine meiner Klientinnen zog von einer Wohnung in die nächste um und nahm dabei jeweils ihre fünfzehn Kisten mit Stofftieren mit, die ihr Vater ihr geschenkt hatte, als sie noch ein Kind war. Anderen zum Horten neigenden Klienten habe ich scherzend angekündigt, ich würde sie eines Tages zu Hause besuchen, wobei ich auf ihren entsetzten Blick und den Ausdruck ihrer Furcht wartete, ich könnte es ernst meinen und tatsächlich sehen wollen, was sie im Laufe der Jahre angesammelt hätten. Leider fühlen sich viele dieser Menschen nie in der Lage, ihre Wohnung jemals wieder zu verlassen, weil es so ungeheuer viel Zeit und Energie kosten würde, ihren gesamten Besitz zusammenzupacken. Ich versuche, solchen Klienten zu helfen, zu dem, woran sie festhalten müssen und zu dem, wovon sie sich lösen können, in Verbindung zu treten. Dies hängt sowohl mit den Gegenständen, die sie angehäuft haben, zusammen als auch mit ihren Erinnerungen an Menschen, die sie sowohl sehr geliebt als auch verletzt haben.

Der größte Verlust ist für Klienten mit komplexen Traumata *der Verlust ihres Selbst*. Miguels verletzter Anteil brachte das perfekt zum Ausdruck: »Als ob es noch nicht schlimm genug gewesen wäre, daß mein Bruder mich sexuell mißbraucht hat, daß meine Mutter ständig depressiv im Bett lag und daß mein Vater im Zustand der Wut zum rasenden Verrückten wurde, habe ich durch all dies immer wieder mein Selbst verloren.« Die Verletzung, die durch Traumata zwischen Anteilen und dem Selbst entstanden ist, zu heilen, ist eines der größten Geschenke des Systems der Inneren Familie.

Es folgt eine Zusammenfassung der Anteile, die gewöhnlich mit Verlust assoziiert werden.

- Anteile, die dem Einfluß von Verrat und Untreue unterliegen
- Anteile, die darunter leiden, daß jemand getriggert wird oder ausfällig reagiert
- Anteile, die nicht nein sagen, weil sie Verluste befürchten
- Anteile, die zustimmen oder ja sagen, um Verluste zu verhindern
- Anteile, die anstelle von Beziehungen zu anderen Menschen Gegenstände sammeln
- Anteile, die durch Traumata das Selbst verlieren

KAPITEL 20

Anteile von Therapeuten

Aus meiner Sicht geht es im Level-1-Training des IFS darum, Therapeuten zu helfen, (1) die Anwendung des IFS-Modells gründlich zu erlernen, (2) ihre eigenen Anteile besser kennen zu lernen und (3) besser zu erkennen und sich weniger dadurch beinflussen zu lassen, daß sie im Rahmen ihrer Arbeit mit Klienten getriggert werden können. Wenn Anteile von Therapeuten durch bedürftige, verzweifelte, verängstigte oder vermeidende Anteile ihrer Klienten getriggert werden, ist es manchmal schwierig, den Klienten aktiv zuzuhören, adäquat auf ihre Bedürfnisse einzugehen, ihnen Grenzen zu setzen und sinnvolle Grenzen zu respektieren. Reagieren wir von einem bestimmten eigenen Anteil aus, ist dabei eine bestimmte Art von Energie im Spiel, die Klienten unbewußt wahrnehmen und auf die sie mit einem ihrer eigenen Anteile reagieren. Versucht beispielsweise einer unserer kontrollbesessenen Anteile, eine Grenze zu setzen, reagieren Klienten unterschiedlich darauf – indem sie wütend werden, gegen die Grenze angehen, die Verbindung unterbrechen oder indem sie als bedürftig erscheinen und sich um Kontakt und Verbundenheit bemühen.

Reagiert ein Therapeut von einem eigenen fürsorglichen Anteil aus, gibt er bei dem Bemühen, den Klienten zu retten und ihm zu helfen, zuviel von sich selbst preis. Eine solche Reaktion mögen einige Anteile unserer Klienten zunächst als sehr angenehm empfinden, aber andere Anteile werden dadurch in Aufruhr versetzt und fühlen sich deshalb, als hätte der Therapeut die Grenze des Therapierahmens überschritten. Dies veranlaßt die betroffenen Klienten dazu, sich zur Wehr zu setzen oder sich abzukapseln, um sich zu schützen. *Aktivierte Anteile von Therapeuten geben oft zuviel, enthalten zuviel vor, geben Ratschläge oder handeln starr,* und all dies kann bei Klienten Beschützer-Anteile triggern.

Ich hatte einmal einen Klienten mit Namen Joe, für den ich als Stellvertreter der behandelnden Therapeutin fungierte. Joe berichtete mir per eMail über Sorgen, die seine reguläre Therapeutin betrafen:

> »Frank, könnten Sie mir wegen Sienna helfen? Sie ist momentan wegen eines Problems mit ihrem Darm im Krankenhaus. Sie ruft mich jeden Abend an, bevor sie zu Bett geht, um sich zu vergewissern, daß es mir gut geht und ich weder trinke noch mich schneide. Könnten Sie mir helfen, indem Sie ihr sagen, daß sie aufhören soll, mich ständig anzurufen? Sie ist Therapeutin – sie sollte für sich selbst sorgen, statt sich wegen mir Sorgen zu machen.«

Mir war sofort klar, daß Siennas fürsorglicher Anteil die Führung übernommen hatte, und ich konnte mir nur vorstellen, was Joes Anteil gesagt oder getan haben mochte, wodurch bei ihr diese übertrieben fürsorgliche Reaktion ausgelöst worden war. Weil ich wußte, daß Joe in bestimmte selbstschädigende Muster verfallen konnte, sah ich davon ab, Sienna zu kritisieren. Statt dessen wurde mein Mitgefühl ihr und ihren Anteilen gegenüber geweckt, die sich übertriebene Sorgen um Joe machten. Aber auch Joes Anteilen gegenüber, die Sienna als zudringlich erlebten, fühlte ich mich schlecht. Heute denke ich nicht mehr im Sinne von Gegenübertragung, wie ich es in meiner Facharztausbildung gelernt hatte; ich sehe die Anteile von Therapeuten in Zusammenhang mit und in Reaktion auf die Anteile der Klienten.

Vom Selbst aus statt von den Anteilen aus Grenzen zu setzen fühlt sich völlig anders an. Wir sind dann ruhiger und klarer, äußern uns von einem anderen inneren Ort aus, und unsere Klienten reagieren von einem anderen Ort in ihnen selbst aus auf unsere Energie. Sie spüren den Unterschied zwischen unserer zentrierten Präsenz im Gegensatz zu Getriebenheit. Wenn wir uns in Kontakt zur Selbst-Energie befinden, denken sie vielleicht: »Zum Glück fühlt sich hier jemand verantwortlich.«

Kürzlich mußte ich einer Klientin mit Namen Mary sagen: »Ich bemühe mich, so gut ich kann, immer für Sie da zu sein, wenn Sie mich brauchen. Aber wie Sie wissen, habe ich zwei Kinder und bin oft auf Reisen. Deshalb werde ich leider manchmal nicht für Sie da sein können. Aber wenn es dringend ist, und ich Ihnen nicht geantwortet habe, dann versuchen Sie bitte noch einmal, Kontakt zu mir aufzunehmen.« Als ich dies sagte, kam es von meinem Herzen, von meinem Selbst. Mary reagierte darauf positiv: »Danke, Dr. Anderson. Das bedeutet mir sehr viel. Ich weiß es sehr zu schätzen.« Aufgrund dieser klaren Positionierung erhalte ich nur selten außerhalb meiner normalen Arbeitszeit Anrufe von Klienten. Sie wissen, daß ich wirklich für sie da bin, wenn ich es kann, und ich weiß, daß sie sich Mühe geben werden, mich nicht unnötig in meinem Privatleben zu stören. Ich bezeichne dies als *Herstellen von Selbst-zu-Selbst-Grenzen.*

Für Klienten mit einem Bindungstrauma ist das Selbst des Therapeuten insbesondere zu Beginn ihrer Behandlung eine wichtige Präsenz. Oft haben diese Klienten noch keinen guten Kontakt zu ihrer Selbst-Energie und verlassen sich stark auf die beruhigende Wirkung ihrer Therapeuten. Ich nenne dies oft das *Selbst des therapeutischen Systems* oder das kollektive Selbst von Therapeut und Klient. Manchmal ist dabei das Verhältnis zwischen den beiden Selbst-Anteilen insbesondere zu Beginn der Behandlung sehr ungleich – beispielsweise können es 98 Prozent des Therapeuten-Selbst und 2 Prozent des Klienten-Selbst sein. Aber wenn die Klienten ihren Anteilen zuzuhören beginnen, und wenn sie etwas über die Aufgaben und Ängste ihrer Anteile lernen, bessert sich ihr Zugang zur Selbst-Energie. Irgendwann liegt das Verhältnis zwischen den Anteilen des Therapeuten und des Klienten an der kollektiven Selbst-Energie bei fünfzig zu fünfzig. Ist dies eingetreten, kann das Selbst des Klienten sein inneres System unabhängiger steuern.

Übernimmt das Selbst des Klienten die Führung – ein Prozeß, den Dick Schwartz *den Stab weiterreichen* nennt – kann dies für einige der jungen Bindungs-Anteile des Klienten besonders schwierig werden. Weil diese jungen Anteile eine starke Vertrauensbeziehung zum Selbst des Therapeuten entwickelt haben, fürchten sie oft, diese Verbindung zu verlieren, sobald das Selbst des Klienten häufiger die Führung übernimmt. Aus Sicht der jungen Anteile hat das Selbst des Klienten, nicht das Selbst des Therapeuten, sie zum Zeitpunkt der Traumatisierung im Stich gelassen; deshalb sind sie anläßlich dieser Veränderung oft nicht gerade begeistert.

Selbstfürsorge des Therapeuten: Meditation für die Zeit zwischen den Therapiesitzungen

Ich habe es mir zur Gewohnheit gemacht, zwischen den Therapiesitzungen ein paar Mandeln zu essen, den Waschraum aufzusuchen und kurz zu meditieren. Ich nehme mir dann ein wenig Zeit, um nach innen zu gehen, mir einen Eindruck davon zu verschaffen, was dort im Gange ist, und eventuell Gefühle oder Energien, die ich von meinem vorherigen Klienten aufgenommen habe, zu identifizieren. Dann erkenne ich die Präsenz dieser unerwünschten Elemente an und fordere sie auf, mein System zu verlassen. Oft kommen mir während dieser Augenblicke stiller Introspektion nach einer Sitzung wichtige Erkenntnisse über Klienten, und ich notiere solche Beobachtungen in meinen Aufzeichnungen.

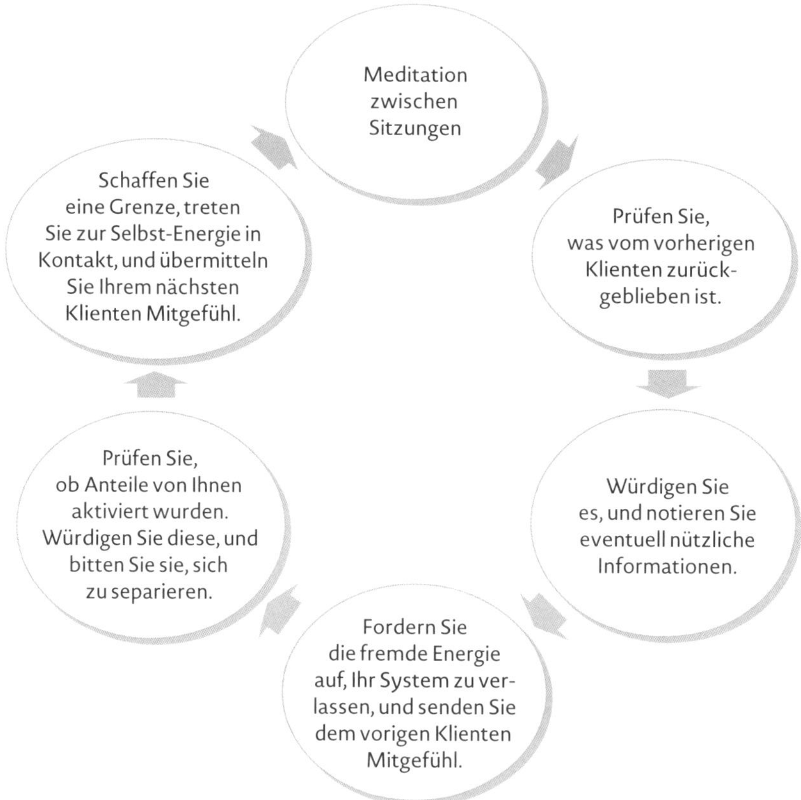
Meditation zwischen Sitzungen
Prüfen Sie, was vom vorherigen Klienten zurückgeblieben ist.
Würdigen Sie es, und notieren Sie eventuell nützliche Informationen.
Fordern Sie die fremde Energie auf, Ihr System zu verlassen, und senden Sie dem vorigen Klienten Mitgefühl.
Prüfen Sie, ob Anteile von Ihnen aktiviert wurden. Würdigen Sie diese, und bitten Sie sie, sich zu separieren.
Schaffen Sie eine Grenze, treten Sie zur Selbst-Energie in Kontakt, und übermitteln Sie Ihrem nächsten Klienten Mitgefühl.

Sobald ich mich von der Energie des Klienten aus meiner vorherigen Therapiesitzung gelöst habe, übermittle ich dem Betreffenden innerlich Liebe und Mitgefühl und stelle fest, ob bei mir irgendwelche Anteile aktiviert worden sind. Wenn ja, höre ich den Anteilen gut zu, würdige ihre Gefühle, stelle energetisch meine Grenzen wieder her, und fordere die Anteile auf, sich zu entspannen und der Selbst-Energie die Rückkehr in mein Inneres zu ermöglichen. Wenn ich eine entsprechende Veränderung spüre, öffne ich mich für meinen nächsten Klienten, indem ich ihm innerlich Liebe und Mitgefühl übermittle, bevor ich ihn im Wartezimmer abhole, so daß wir mit unserer Sitzung beginnen können.

Die Bindung und der Therapeut

Bei Klienten mit einem Bindungstrauma existieren verschiedene Anteile, darunter auch Verbannte, die manchmal eine starke Bindung an ihren Therapeuten entwickeln. Im natürlichen Wechsel von Ebbe und Flut des Therapieprozesses können diese Anteile Ihrer Klienten auf nicht immer offensichtliche Weise auf Ihr eigenes Kommen und Gehen reagieren.

Während meiner Facharztausbildung, in der die meisten meiner Supervisoren Psychoanalytiker waren, verwandten wir unverhältnismäßig viel Zeit auf Übertragungsprobleme, die bei unseren Klienten auftraten, wenn wir frei hatten oder in Urlaub fuhren. Das empfand ich damals als eher theoretisch, weniger als real. Unsere klinischen Rotationen dauerten zwischen drei und sechs Monaten, und ich kann mir durchaus vorstellen – obwohl ich es für eher unwahrscheinlich halte –, daß meine Klienten in so kurzer Zeit eine Bindung an mich entwikkelten. Mir kam es vor, als würden die Supervisoren meine Bedeutung im Leben meiner Klienten in unangemessener Weise hervorheben. Rückblickend denke ich, daß ich mit meiner Einschätzung wahrscheinlich richtig lag.

Mittlerweile arbeite ich schon seit einigen Jahren in meiner privaten therapeutischen Praxis, und ich muß zugeben, daß viele Klienten mit einem Bindungstrauma ganz offensichtlich dem Einfluß meiner Anwesenheit und Abwesenheit unterliegen – allerdings nicht so, wie meine Supervisoren es mir prophezeit hatten. Ich habe festgestellt, daß meine Klienten auf An- und Abwesenheit auf eine Weise reagieren, die sich auf den ersten Blick nicht identifizieren läßt. Ein Klient mit Namen Calvin erwähnte manchmal beiläufig, er würde gern bei einem anderen Therapeuten EMDR ausprobieren, wenn ich abwesend sei. Daraufhin sprach ich mit Calvin ganz offen über das Für und Wider einer solchen Entscheidung. Wir brauchten beide eine Weile, um herauszufinden, daß sein Wunsch, mit EMDR zu experimentieren, mit meiner häufigeren Abwesenheit aufgrund von Reisen zusammenhing. Verkompliziert wurde die Situation dadurch, daß Calvin selbst Therapeut war. Seine Verbannten waren größtenteils gut verborgen. Wenn wir uns mit der Möglichkeit einer Verbindung zwischen seinem Interesse an EMDR und meiner bevorstehenden Abreise befaßten, empfand Calvin eine Anspannung in der Brust und in den Schultern oder Schmerzen im Bauchbereich. Wir brauchten länger als ein Jahr, um zwischen der Aktivierung in seinem Körper und seinem verbannten Anteil eine Verbindung herzustellen, der infolge mehrerer Internatsaufenthalte in der Kindheit von Trauer, Verzweiflung und gelegentlichen Suizid-Ideen geplagt wurde.

Bei einer anderen Klientin, Wanda, beharrten bestimmte Anteile darauf, ihr Selbst sei unnütz, unterstütze sie nicht und sei nicht erreichbar. Es dauerte einige Zeit, bis es uns gelang, dieses Gefühl mit den regelmäßigen Unterbrechungen meiner Therapiesitzungstermine aufgrund meiner Reisen in Verbindung zu bringen. Nach mehrjähriger Therapie gelang es ihr schließlich, zu den Anteilen, die sich von mir im Stich gelassen fühlten, in Kontakt zu treten und mit ihnen zu sprechen – Anteilen, die, wie sie es nannte, »ständig den Wölfen zum Fraß vorgeworfen würden«. Wir fanden daraufhin schnell heraus, daß die Anteile Wandas Selbst »die Wölfe« nannten.

Ich möchte noch einmal darauf hinweisen, daß es schwierig sein kann, solche Verbindungen im Hinblick auf Verlust zu identifizieren, insbesondere wenn es bei einem Klienten Anteile gibt, die jung, schwer charakterisierbar und dem eigenen System weitgehend unbekannt sind. Es verhält sich also nicht so schlicht und einfach, wie meine Supervisoren es mir während meiner Ausbildung erklärt hatten, aber unsere Bedeutung für die jungen Anteile unserer Klienten, die unter einem Bindungstrauma gelitten haben, rechtfertigt es zweifellos, unsere Aufmerksamkeit darauf zu richten.

Sich relational verhalten, die Situation aber nicht auf sich persönlich beziehen

Mit Ihren Klienten verbunden und für sie erreichbar zu sein, gleichzeitig auch angemessene Distanz zu wahren, die Situation nüchtern zu betrachten und mit der Selbst-Energie in Kontakt zu bleiben kann insbesondere dann schwierig sein, wenn man es mit den verzweifelten oder dysregulierten Anteilen eines Klienten zu tun hat. Ich habe es manchmal als schwierig empfunden, mich nicht von bestimmten eigenen in meiner Kindheit entstandenen Anteilen überwältigen zu lassen. Meine Eltern versuchten mir häufig einzureden, daß ich etwas Bestimmtes fühlen müsse und was ich denken sollte. Ich reagierte darauf eher mit Widerstand. Beispielsweise sagte ich dann: »Nein, es stimmt nicht, ich fühle das nicht« oder: »Sagt mir nicht, was ich denken soll.« Wie ich später herausfand, hatte ich einen störrischen Anteil, der für die Selbsterhaltung kämpfte. Wie dankbar ich dafür bin, daß dieser Anteil existierte!

Wenn mir heute Klienten sagen, daß ich etwas Bestimmtes denken oder fühlen sollte, taucht jener junge Anteil gelegentlich wieder auf. Ich habe immer bewundert, wie es Dick Schwartz gelingt, sich nicht davon beeindrucken zu lassen, was Klienten auf ihn projizierten. Getriggerte Anteile von Klienten projizieren Überzeugungen, die sich auf ihre Täter beziehen, oft auf ihre Therapeuten, insbesondere wenn sie sich unterordnen oder wenn sie in der therapeutischen Beziehung ein Machtgefälle spüren.

Kommen Klienten mit solchen Sichtweisen und Verzerrungen zu mir, so ist es, wie ich festgestellt habe, wichtig, *zunächst die Wahrnehmung der betreffenden Anteile zu validieren* (weil sie mit einem wichtigen Aspekt ihrer Vergangenheit zusammenhängt). Dabei bemühe ich mich, das, was sie sagen, nicht persönlich zu nehmen und der Beziehung zum Klienten gegenüber neugierig und offen und mit ihm verbunden zu bleiben. Aber das ist leichter gesagt als getan. Vielleicht erinnern Sie sich noch daran, daß Louis Cozolino gesagt hat, der größte Teil des Inputs, der zum Kortex geleitet werde, entstamme inneren Prozessen, und wir hielten nach Bestätigungen für unsere bereits bestehenden Überzeugungen Ausschau, hauptsächlich angetrieben von der Angst, um Gefahren zu vermeiden (Cozolino 2010). Diese Erkenntnis erscheint mir als sehr nützlich. Ich bemühe mich, niemals zu vergessen, daß die Wahrnehmung eines Klienten von mir in solchen Augenblicken oft auf frühere eigene Erlebnisse zurückgeht und nur wenig, wenn überhaupt irgend etwas, mit mir zu tun hat.

Ich bin in diesem Kampf nicht immer sonderlich erfolgreich, weil die Verletzung, die ich damit assoziiere, noch nicht vollständig geheilt ist. Die relationalen Aspekte einer Verbindung zu einem Klienten können mich immer noch gelegentlich beeinträchtigen. Ein typisches Beispiel hierfür ist ein Erlebnis, das ich mit einem Klienten namens Peter hatte. Sein regelmäßiger Sitzungstermin wechselte von zwölf Uhr mittags auf elf Uhr vormittags, und in der ersten Woche, in der diese Veränderung zur Anwendung kommen sollte, kam er prompt zu spät. Als es auf 11.30 Uhr zuging, schickte ich Peter eine eMail, um ihn an die Terminverschiebung zu erinnern. Daraufhin rief er an und hinterließ auf meinem Anrufbeantworter in einem trotzigen Ton die Botschaft: »Ich bin so verärgert darüber, daß ich meinen Termin versäumt habe, daß ich erst nächste Woche wieder zu Ihnen kommen werde.« In der folgenden Woche kam Peter 15 Minuten zu spät und war wütend auf mich. Es entstand folgender Dialog.

»Ich habe darauf gewartet, daß ich Ihr Auto auf dem Parkplatz sehe«, erklärte Peter. »Ich habe gedacht, Sie sind nicht da. Warum haben Sie mich denn nicht angerufen und mir gesagt, daß Sie da sind?«

Ich antwortete: »Tut mir leid, Peter. Mein Auto ist im Moment in der Werkstatt. Ich bin heute mit einem Leihwagen gekommen. Ich bin pünktlich hier gewesen und habe auf Sie gewartet.«

Daraufhin kam Peter noch stärker in Fahrt. »Sie hätten mich vorige Woche auch anrufen können, statt mir eine Mail zu schicken, und Sie hätten mich heute anrufen sollen, als Sie merkten, daß ich zu spät dran war«, sagte er wütend.

Wären nicht die Anteile aus meiner Kindheit aktiviert gewesen, hätte ich validieren können, was er erlebt hatte, und etwas sagen können wie:

»Peter, ich sehe, daß Sie wütend auf mich sind, weil ich Sie vorige Woche nicht angerufen habe, und Sie hätten sich auch gewünscht, daß ich Sie heute angerufen hätte, um herauszufinden, wo Sie blieben. Sie wirken ziemlich aufgebracht. Ich kann das verstehen und würde gern mehr darüber hören, wie Sie die Situation erlebt haben.«

Sein wütender Anteil hätte sich dann gesehen und gehört gefühlt, und wir hätten erforschen können, was sich hinter der Reaktion dieses Beschützers verbarg. Tatsächlich antwortete ich wie folgt:

»Wow, Peter. Es ist wirklich heftig für mich, so angegriffen zu werden. Ich habe vorige Woche so zu Ihnen Kontakt aufgenommen, wie ich es bei allen meinen Klienten tue, und es tut mir leid, daß Ihnen nicht klar war, daß ich diese Woche mit einem anderen Auto kommen würde. Aber es fühlt sich nicht besonders gut an, so angegriffen zu werden. Ich hoffe, daß es uns gelingt, dies in eine Gelegenheit zu verwandeln, die Ihnen hilft, zu lernen, wie man in Beziehungen mit schwierigen Situationen umgehen kann. Ich weiß, daß Sie damit in der Vergangenheit Schwierigkeiten hatten.«

Ich sah, daß Peter einen Augenblick lang den Tränen nahe war, aber sein wütender Ton und die entsprechende Mimik kehrten sehr bald zurück. Plötzlich wurde mir klar, daß ich eine Chance vertan hatte, auf authentische Weise zu Peter und seinen verletzlichen Anteilen in Kontakt zu treten, denn ich hatte ihm über meine eigenen Erlebnisse berichtet, bevor ich seinen Anteilen hatte zuhören und sie validieren können.

Ich glaube nicht, daß wir unseren Klienten einen Gefallen tun, indem wir ihnen gestatten, *in ihren Anteilen zu sein* und uns aus dieser Position verletzend anzugreifen. Andererseits kann es ihre extremen Anteile noch weiter entfremden und in Wut versetzen, wenn wir ihnen ihre projizierten Überzeugungen vorhalten. Das Schöne am IFS-Ansatz ist, daß er weder dem einen noch dem anderen den Vorzug gibt, sondern beides einschließt. Das Selbst kann starke Gefühle und verzerrte Sichtweisen ertragen, vermeiden, sie persönlich zu nehmen, und benennen, was vor sich geht, ohne irgend jemanden zu beschämen – und dies alles mit offener Neugier, um die wahren Ursprünge des Triggers herauszufinden.

Was bieten wir an?

Als leidenschaftlicher Helfer habe ich zu schätzen gelernt, was ich für die IFS-spezifische einzigartige Sicht der Heilung halte; diese läßt sich in der Antwort auf folgende wichtige Frage zusammenfassen: Was bieten wir unseren Klienten an? Bieten wir ihnen eine gesunde, therapeutisch wirkende korrigierende Beziehungserfahrung? Oder bieten wir ihnen an, ihre Verletzungen zu heilen, indem wir zu ihrem Selbst in Verbindung treten?

Das System der Inneren Familie bietet Letzteres. Wir helfen unseren Klienten, zu ihrer Selbst-Energie in Kontakt zu treten, und wir unterstützen ihr Selbst als korrigierendes, heilendes Erlebnis für die unter ihren Anteilen, die Schmerz aus der Vergangenheit bewahren. Nach meinen Erfahrungen – die einer meiner Klienten bestätigt – bietet das Selbst etwas, das niemand sonst kann: die Behebung des während des ursprünglichen Traumas entstandenen Bruchs sowie ein einzigartiges Bindungserlebnis, das von echtem Akzeptieren und Liebe getragen wird. Im Rahmen des IFS-Ansatzes können Therapeuten zusätzlich ihr Selbst in den Heilungsprozeß einbringen, und im Idealfall geht dies von einem Ort des Mitgefühls, nicht der Empathie, aus. Mitgefühl entspringt einem Wunsch zu helfen, der Fürsorge, Distanz und eine adäquate Orientierung beinhaltet (Selbst-Energie), wohingegen Empathie einem aktivierten Anteil des Therapeuten entspringt, der mit dem schmerzhaften Erleben des Klienten resoniert.

Einige therapeutische Ansätze gehen von einer anderen Prämisse aus. Sie postulieren, die therapeutische Beziehung wirke auf Klienten korrigierend und heilend. Ich will gar nicht behaupten, daß diese Leute Unrecht haben und der IFS-Ansatz richtig liegt. Es geht mir nur darum, auf einen Unterschied zwischen dem IFS-Modell und einigen anderen Therapiemodellen hinzuweisen. *Im IFS-Rahmen ist die innere Verbindung zwischen Selbst und Anteil die primäre heilende Beziehung, und die therapeutische Beziehung ist damit zwar verbunden, aber von sekundärer Bedeutung.* Somit wirkt die innere Beziehung heilend, und die äußere Beziehung unterstützt diesen Prozeß.

Wir werden uns nun die Situation meiner Klientin Emma anschauen. In einem bestimmten markanten Augenblick in einer ihrer Therapiesitzungen übernahm Emmas Kleines-Mädchen-Anteil die Führung und sagte zu mir:

> »Wirst du mit mir geduldig sein? Wirst du mich nicht verlassen?«
>
> Ich antwortete so sanft wie irgend möglich: »Natürlich, ich werde geduldig mit dir sein, aber ich kann dir nicht versprechen, daß ich dich nicht verlassen werde.« Emma schaute zu mir auf und fing an zu weinen.
>
> Ich fuhr fort: »Ich werde alles mir Mögliche tun, um dir zu helfen, aber was hältst du davon, wenn ich dir sage, daß Emma für dich auf eine Weise da sein kann, wie es niemand sonst kann und jemals konnte? Würde dich das interessieren?«
>
> »Keine Sorge, ich komme gut allein zurecht«, sagte Emma betont selbstsicher. »Ich war immer auf mich gestellt und werde es immer sein. Papi hat mich verlassen, das Kindermädchen hat mich verlassen, und Mami hat mich auch verlassen. Alle verlassen mich, und ich habe gelernt, für mich selbst zu sorgen.«
>
> »Wie wäre es, wenn ich dir zeigen würde, daß da drinnen eine Emma ist, die du noch nicht kennst und die für dich da sein und dich so lieben kann, wie du es verdienst? Würde dich das interessieren?«
>
> »Vielleicht«, antwortete Emmas Anteil.

Das Angebot ist hier klar: Emmas Selbst kann das korrigierende heilend wirkende Agens sein, das ihre verletzten Anteile brauchen und sich wünschen. Oft sind jüngere Anteile mit dem Selbst, das ich ihnen anbiete, noch nicht vollständig verbunden. Das ist so, weil die Kluft zwischen dem Selbst und dem Anteil, der den Beziehungsverrat bewahrt, noch nicht völlig überwunden ist, ähnlich wie wir es bereits in Zusammenhang mit dem Ziel-Anteil und dem Alltags-Selbst erörtert haben. *Wir machen den verletzten Anteil auch mit dem Selbst von heute bekannt,* dem Selbst, das der Klientin zuhören, für sie da sein und sie lieben kann – das sie nicht wie vorher im Stich läßt. Das Selbst ist heute älter, weiser und kompetenter als früher. Dies ist ein Resultat des Älterwerdens, der Entwicklung, der Fähigkeit und der Zeit. Die Selbst-Energie ist das Wichtigste, was der IFS-Ansatz zu bieten hat; die therapeutische Beziehung ist zwar auch sehr wichtig, aber sie steht an zweiter Stelle und fungiert als Ergänzung und Unterstützung.

KAPITEL 21

Häufige Komorbiditäten

Echte Geist-Körper-Medizin: Die Verbindung zwischen Anteilen und biologischen Zuständen

Im Rahmen des IFS-Ansatzes stellen wir oft Verbindungen zwischen Körperbereichen und bestimmten Anteilen her. Eine der ersten Fragen, die wir Klienten auf der Suche nach Ziel-Anteilen stellen, lautet: »Wo in Ihrem Körper oder in seiner Umgebung ist der Anteil lokalisiert?« Nach meiner Auffassung leben Anteile im Geist und gelangen mit Hilfe von Gehirn und Körper zum Ausdruck. Dieser Zusammenhang zwischen Anteilen und Körper ist insbesondere dann wichtig, wenn es um körperliche Krankheiten und entsprechende Symptome geht.

Inwieweit basieren die wiederholten Kopfschmerzen Ihrer Klientin darauf, daß einer ihrer Anteile sich ihre Aufmerksamkeit zu sichern versucht, und in welchem Maße sind sie auf Cluster-Migräne zurückzuführen, für die ein bestimmter Klient genetisch prädisponiert ist? *Anteile können bei der Klärung dieser Frage unglaublich nützlich sein.* Oft sind in unterschiedlichem Maße beide Faktoren im Spiel. Beispielsweise kann die Migräne zu 60 Prozent auf der Aktivität bestimmter Anteile beruhen und zu 40 Prozent biologische Ursachen haben.

Ich habe seit langem mit bronchialer Hyperreagibilität *(cough-variant asthma)* zu tun. Deshalb laufe ich bei jeder Erkältung Gefahr, in meiner Lunge eine asthmatische Reaktion zu erleben, die einen über Monate anhaltenden chronischen Husten verursacht. Das zwingt mich dann, verschiedene Medikamente wie Asthmaspray, Antihistaminika und Steroide zu benutzen. Manchmal führen Erkältungen bei mir nicht zu Asthmaanfällen, in anderen Fällen erlebe ich wiederholt asthmatische Reaktionen.

Da ich mich in meiner eigenen Therapie ausgiebig mit meinen Anteilen an meiner Anfälligkeit für Erkrankungen der Luftwege beschäftigt habe, ist mir mittlerweile viel über die Neigung meines Körpers zu dieser Art von Reaktion klar geworden. Mein Asthma scheint teilweise genetisch bedingt zu sein. (Ich erhalte solche Informationen von einer Art kollektiver Stimme in meinem Kopf.) Die Überaktivität des Immunsystems gelangt bei meinem Vater in Form rheumatoider Arthritis zum Ausdruck, bei mir in Form einer Hyper-Immunreaktion der Lunge. Ich habe auch herausgefunden, daß sich bestimmte Anteile manchmal in meiner Kehle bemerkbar machen, um mich daran zu erinnern, daß ich mich in irgendeiner Hinsicht in einem disharmonischen Zustand befinde und nicht die Wahrheit sage.

Es gibt bei mir auch Konflikte vermeidende Anteile, und es fällt mir schwer, kein Blatt vor den Mund zu nehmen, wenn ich jemandem etwas Unangenehmes mitteilen muß. Häufig überrascht es mich, wenn meine Anteile mir diese Information übermitteln, weil ich mir dessen nicht bewußt war. Höre ich jedoch, daß sie mir gegenüber Klartext reden, fühlt sich das richtig an.

Beispielsweise sagte mir mein Bauchgefühl, es sei an der Zeit, die Foundation for Self Leadership (FSL) zu verlassen. Ich hatte fünf wunderschöne Jahre lang den Kontakt mit der IFS-Gemeinschaft gepflegt, mit exzellenten Vorstandsmitgliedern zusammengearbeitet, gelernt, eine gemeinnützige Organisation zu leiten, und die Erweiterung des IFS unterstützt. Für einige meiner Anteile war es schwer, sich einzugestehen, daß es Zeit war weiterzugehen, und noch schwerer war es, dies gegenüber meinen Freunden und Kollegen zu thematisieren. Damals reiste ich viel und fing mir dadurch eine Erkältung ein, die eine starke asthmatische Reaktion auslöste. Erst als ich mich gezwungen sah, verschreibungspflichtige Steroide einzunehmen, die viele unerwünschte Nebenwirkungen hervorrufen, fragte ich mich, wie meine Anteile die Situation wohl sähen. Ich hörte: »Tief innen weißt du, daß es Zeit ist zu gehen, aber du hast Angst, alle zu enttäuschen.«

Nachdem ich das gehört hatte, gelang es mir, zu einem jüngeren Anteil, der in meiner Kindheit Angst gehabt hatte, meinem Vater zu widersprechen, in Kontakt zu treten und ihn zu heilen. Nach dieser inneren Arbeit fiel es mir wesentlich leichter, meine Absichten zum Ausdruck zu bringen, und den Menschen, die ich liebte und die mir wichtig waren, zu sagen, daß ich sie würde verlassen müssen. Meine Anteile schauten zu, als ich dem FSL-Vorstand eröffnete, daß ich gehen würde, und die Reaktion der Angesprochenen überraschte sie. Niemand brüllte oder widersprach. Alle waren freundlich und unterstützten mich in meiner Entscheidung. Und mein Husten verschwand umgehend.

Anteile und biologische Zustände stehen in einer engen Beziehung. Dick Schwartz sagt oft: *Anteile können eine biologische Reaktion auslösen.* Meine Anteile sagten mir: »Wir haben den Asthmaanfall ausgelöst, um deine Aufmerksamkeit zu wecken, weil du nicht sagst, was du sagen mußt.« Das Umgekehrte trifft auch zu: *Biologische Zustände wirken auf Anteile oft so ein,* daß diese sagen: »Das sind wir nicht – wir haben mit dem Asthmaanfall nichts zu tun. Der Winter ist die Ursache; die Heizung ist an, die Luft ist trocken, und du reagierst allergisch auf Staub.« In anderen Fällen handelt es sich um eine kombinierte Wirkung der Anteile und biologischer Faktoren, die jeweils einen bestimmten Prozentsatz der Verantwortung innehaben. Wir brauchen nur zu fragen: Anteile sind in der Regel bereit, solche Dinge zu klären.

Kürzlich habe ich mit Antonio gearbeitet, einem Klienten, der sich von einem Herzinfarkt erholte. Es folgt ein Teil unseres Dialogs.

Ich sagte: »Antonio, ich frage mich, ob Sie bereit sind, sich anzuhören, was Ihre Anteile zu Ihrem kürzlichen Herzinfarkt zu sagen haben.«

»Wie meinen Sie das? Glauben Sie, daß ich den Infarkt selbst verursacht habe, oder was?«

»Nein, das meine ich ganz sicher nicht. Ich nehme an, bei Ihnen besteht eine starke Verbindung zwischen Geist und Körper, und Ihre Anteile könnten uns herauszufinden helfen, ob zwischen dem, was sie bewahren, und Ihren körperlichen Symptomen eine Verbindung besteht.«

»Ich nehme an ja«, erwiderte Antonio.

»Fragen Sie einfach, ob einer Ihrer Anteile etwas über Ihren Herzinfarkt weiß.«

»Das ist faszinierend«, antwortete Antonio mit geschlossenen Augen. »Das hätte ich in Millionen Jahren niemals gedacht. Ich höre, daß es da eine Verbindung zu meinem Job gibt: ›Du hast so viele Jahre so hart dafür gearbeitet, in diesem Unternehmen zum Partner aufzusteigen. Du hast ihnen alles gegeben – lange Arbeitstage und viele Abende und Wochenenden ohne deine Familie. Du hast für sie geschuftet, und jetzt behandelt dich dieses neue Management-Team wie ein Stück Sch....‹ Was die Anteile mir gesagt haben, ist wahr. Ich habe das Gefühl, keine Kraft mehr zu haben. Meine Anteile sagen, sie seien untröstlich.«

»Das leuchtet mir völlig ein, Antonio«, antwortete ich. »Sagen Sie ihnen, daß wir das gehört haben.«

»Das werde ich ganz bestimmt. Mir war absolut nicht klar, daß so etwas in mir vor sich ging«, fuhr Antonio fort und hielt dann einen Moment inne. »Die Anteile sagen, daß es fünfzig zu fünfzig steht. Ich würde mich nicht gut genug ernähren und meinen Körper nicht einmal annähernd ausreichend trainieren – die Hälfte des Problems sei medizinisch bedingt und die andere Hälfte beruhe auf ihrem Kummer.«

»Sagen Sie den Anteilen, daß Sie all das nun wirklich verstanden haben, Antonio.«

»Wissen Sie was? Das ist ein Echo aus meiner Kindheit. Auch als Kind habe ich schon hart gearbeitet und so meine Eltern dazu zu bringen versucht, mich zu sehen und zu lieben, und das hat nie funktioniert. Sie waren immer zu sehr mit etwas anderem beschäftigt. Sie hatten nie Zeit, sich um mich zu kümmern. Und jetzt habe ich das Gefühl, daß all das in meinem Beruf wieder passiert.«

»Sagen Sie Ihren Anteilen, daß man ihnen bezüglich der Gefühle, die sie wegen Ihrer Kindheit bewahren, helfen kann und daß sie mit den aktuellen beruflichen Problemen dann wahrscheinlich auch besser fertig werden. Interessiert sie das?«

»Ganz sicher. Sie sind sehr froh, daß wir sie wegen dieser Dinge gefragt haben. Sie sagen, ich hätte mich nicht ausreichend um sie gekümmert, ähnlich wie mein Arbeitgeber und meine Eltern das bei mir versäumt haben.«

»Alle diese verschiedenen Schichten und die Verbindungen sind sehr wichtig, Antonio. Was möchten Sie Ihren Anteilen darüber sagen?«

»Ich werde dieses Muster nicht wiederholen. Damit ist jetzt endgültig Schluß«, erklärte er nachdrücklich.

Wenn wir von den Anteilen hören, daß Angst, Schlafstörungen und Sorgen etwas mit ihnen zu tun haben, erfahren wir, wie Symptome zu schützen helfen, und wir erhalten Zugang zu der zugrundeliegenden tiefen Verletzung. Sagen Anteile hingegen, Angst, Schlafstörungen und Sorgen hätten nichts mit ihnen zu tun, müssen wir über eventuelle biologische Ursachen der Probleme nachdenken und darüber, ob sie beispielsweise mit Symptomen einer Depression zusammenhängen. *Symptome, die durch einen biologischen Zustand verursacht werden, betreffen in der Regel das ganze System, und alle Anteile werden gleicher-*

maßen von ihnen in Mitleidenschaft gezogen. Wir fragen die Anteile dann, ob sie Hilfe für den Umgang mit Angst, Schlafstörungen und Sorgen wünschen. Falls alle das bejahen, prüfen wir, welche Möglichkeiten der medizinischen Behandlung des Problems es gibt.

Nach meiner Auffassung beruhen die meisten medizinischen Probleme und komorbiden psychiatrischen Störungen teilweise auf starken Störungen des gesamten Systems der Betroffenen. Das Festhalten an unausgedrückten Gefühlen, Aktivitäten, die nicht mit unserer Wahrheit in Einklang stehen, und das Ignorieren unserer inneren Stimme – all dies kann in Form von mentalen oder körperlichen Symptomen zum Ausdruck kommen. Anteile können uns mit Hilfe unseres Körpers mitteilen, daß etwas in uns nicht so ist, wie es sein sollte.

Gabor Maté spricht über dieses Phänomen, wenn er sagt: »Geist und Körper sind untrennbar verbunden, und Krankheit und Gesundheit kann man nicht isoliert von der Lebensgeschichte, dem sozialen Kontext und den emotionalen Mustern menschlicher Wesen verstehen« (Maté 2011, S. xi). Maté positioniert sich ziemlich kühn, wenn er äußert, daß einige seiner Patienten, die unter vielen verschiedenen Krankheiten leiden, bei denen chronische Entzündungen eine Rolle spielen, nie gelernt hätten, in wichtigen Bereichen ihres Lebens nein zu sagen. Andererseits ist der Autor sehr bemüht, Menschen nicht die Schuld an ihren Erkrankungen zuzuschreiben: »Ohne Gewahrsein gibt es keine Verantwortung.« Ihm geht es darum, Lernen und Heilung zu fördern, nicht zu beschuldigen und zu beschämen, was nach Maté in unserer Kultur ohnehin viel zu häufig geschieht. Maté befürwortet die Förderung von Selbst-Gewahrsein und Selbst-Verbundenheit im Dienste der Gesundheitsprävention. Er ist vom IFS-Ansatz begeistert, und mich begeistert seine Sicht der Verbindung zwischen Traumata, Emotionen und körperlichen Erkrankungen.

Die IFS-Behandlung bei PTBS und komorbider Depression: Eine Pilotstudie

Ich hatte das Glück, an einer vom FSL unterstützten Studie mitarbeiten zu können, in der 13 Probanden mit einer PTBS untersucht wurden, die in ihrer Kindheit viele Arten von Traumatisierung erlitten hatten, unter anderem sexuellen Mißbrauch (65 Prozent), psychische Mißhandlungen (65 Prozent) und körperliche Mißhandlungen (59 Prozent; Hodgdon et al. 2017). Die Teilnehmer erhielten eine sechzehnwöchige IFS-Therapie, nach der 12 von 13 (92 Prozent) nach

Maßgabe der *Clinician-Administered PTSD Scale* (CAPS; Weathers et al. 2018) nicht mehr die Kriterien für eine PTBS-Diagnose erfüllten.

Veränderung der Schwere der PTBS-Symptome im Zeitverlauf gemäß CAPS vor der Behandlung (1), nach der Behandlung (2) und einen Monat später (3)

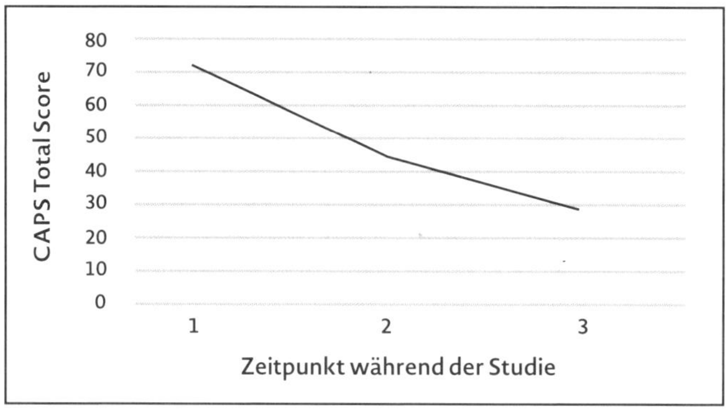

Auch statistisch signifikante Verringerungen der Depression wurden festgestellt, gemessen mit dem *Beck Depression Inventory* (BDI; Beck et al. 1961). Verbesserungen waren auch hinsichtlich Affektdysregulation, Dissoziation, Beeinträchtigungen der Selbstwahrnehmung, interpersonaler Beziehungen und Bedeutungssystemen zu erkennen.

Veränderungen der Stärke von Depressionssymptomen im Zeitverlauf gemäß BDI vor der Behandlung (1), in der Mitte der Behandlung (2), nach der Behandlung (3) und einen Monat später (4)

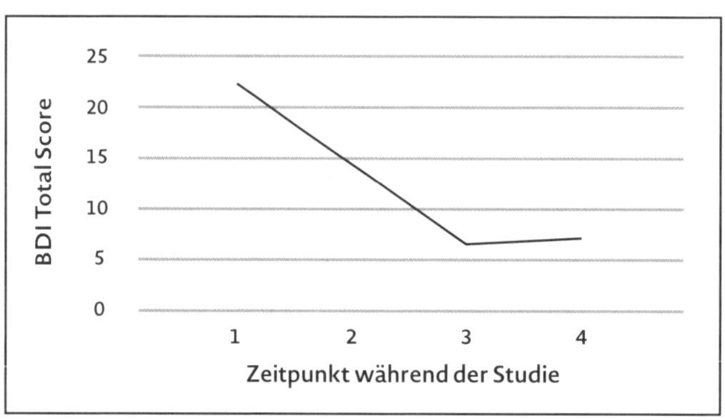

Psychose, Bipolare Störung und Trauma

Vor Jahren habe ich in einem Programm mitgearbeitet, das hauptsächlich für obdachlose Klienten ohne Krankenversicherung gedacht war. Viele dieser Menschen litten unter schweren psychischen Erkrankungen und starkem Substanzkonsum. Weil die meisten unserer damaligen Supervisoren Psychoanalytiker waren, lernten wir zu erforschen, welche Funktion oder Bedeutung die psychotischen Symptome eines Klienten hatten, und gleichzeitig die chemischen Anomalien in ihrem Gehirn zu behandeln. Dabei entdeckte ich, daß es für sehr isolierte oder einsame Menschen sinnvoll sein kann, paranoid zu sein. Zu glauben, daß man durch das FBI oder irgendeine verdeckte Operation rund um die Uhr ausspioniert wird, oder davon überzeugt zu sein, daß Jesus regelmäßig mit einem spricht, kann einem Menschen, der sich unzulänglich, einsam oder stark verunsichert fühlt, das Gefühl vermitteln, jemand Besonderes und wichtig zu sein.

Ich habe vor langer Zeit gelernt – so wie es der IFS-Ansatz heute lehrt –, die mit Symptomen stets verbundene positive Intention zu sehen, auch im Falle von psychotischen Symptomen oder Anteilen mit psychotischen Überzeugungen. Ich habe noch keinen Klienten mit einer bipolaren Störung erlebt, der nach dem Ende seiner neuesten manischen Episode nicht beschrieb, wovor er geflohen war. Meistens hatten diese Klienten eine Traumavorgeschichte oder hatten einen traumatischen Verlust erlebt, vor dem sie in ihren manischen Phasen flohen.

Im IFS-Rahmen suchen wir auch nach der positiven Intention eines jeden psychotischen Denkprozesses. Und wir versuchen herauszufinden, welcher Aspekt eines bestimmten Symptoms auf irgendeine Form von Schutz zielt und welcher biologische Ursachen hat, die von einer medizinischen Intervention profitieren könnten.

Menschen mit einem schweren komplexen Trauma, einer PTBS oder einer dissoziativen Störung können psychotisch *wirken*, insbesondere wenn sie sich in einem Zustand der Dysregulation befinden. Die neurobiologischen Anomalien, die durch ihr Trauma entstanden sind, erschweren es, im getriggerten Zustand Gedanken und Gefühle adäquat zu verarbeiten. Die Betreffenden können einen verwirrten, verzweifelten und dysregulierten Eindruck erwecken, der einer Denkstörung ähnelt. *Ein Unterschied zwischen einer Psychose und einer traumabasierten Dysregulation besteht darin, daß letztere verschwindet, wenn der betroffene Klient nicht mehr getriggert wird, wohingegen eine Psychose auch nach Abklingen der Aktivierung bestehen bleibt.* Auch die Entmischung von Anteilen erfordert unterschiedliche Interventionen.

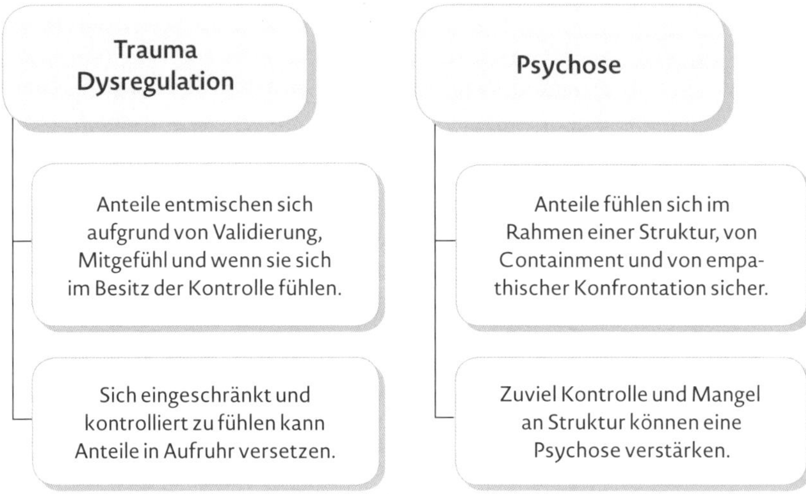

Bei unter einem Trauma leidenden Klienten wurde die Realitätswahrnehmung so gut wie nie validiert, und ihre Kontrollmöglichkeiten wurden oft verletzt oder diese wurden ihnen genommen. Deshalb müssen die Erlebnisse traumatisierter Anteile validiert und ihnen muß ermöglicht werden, ein Gefühl eigener Kontrolle zu erleben, damit sie sich entmischen (separieren) können. Bei Psychosen verhält es sich umgekehrt: Ein Übermaß an Validierung, zuviel Kontrolle und die Verstärkung verzerrter Überzeugungen und Gefühle können die psychotische geistige Aktivität perpetuieren oder verstärken. Anteile mit einer Denkstörung brauchen Grenzen, eine Struktur und ein Gefühl der Sicherheit; dies läßt sich erreichen, wenn jemand sanft beschreibt, was in der Realität tatsächlich geschieht, denn das innere Erleben solcher Klienten ist oft beängstigend, chaotisch und verzerrt und wirkt überwältigend.

Bei Klienten mit einem schweren Bindungstrauma und solchen mit einer diagnostizierten desorganisierten Bindung können junge verbannte Anteile mit verzerrten oder psychotischen Bindungen existieren. Solche jungen Anteile haben oft verwirrende Erfahrungen gemacht oder tragen gemischte Lasten aus ihrer Vergangenheit in Verbindung mit ihren primären Bezugspersonen. Beispielsweise kann solch ein Klient sagen: »Mein Vater ist tagsüber liebevoll und nachts ein gewalttätiges Ungeheuer« oder: »Meine Mutter ist körperlich zudringlich, aber ich liebe sie trotzdem und brauche sie, um überleben zu können.« Ich habe zwei Klienten dieser Art gehabt und beide mehrere Jahre lang behandelt. In beiden Fällen entwickelten die Klienten allmählich eine psychotische

Bindung an mich, und es war für mich schwer, dies zu erkennen; ich merkte es erst, als sich die Bindung schon stark verfestigt hatte.

Ich hatte es versäumt, das verzerrte Denken dieser Klienten nicht schon zu Beginn der Behandlung zu hinterfragen. Rückblickend ist mir klar, daß ich ihrer Sichtweise gegenüber zu sanft und unterstützend war und dadurch unwissentlich ihre Überzeugungen verstärkt habe. Solche jungen Anteile sind kognitiv noch nicht in der Lage, die Wirklichkeit von ihrer Wahrnehmung der Wirklichkeit zu unterscheiden, und oft gab es für sie niemanden, der ihnen dabei hätte helfen können. Auch fühlen sie sich häufig beschuldigt oder beschämt, wenn man ihnen die Wirklichkeit überdeutlich vor Augen führt. Das Selbst des Therapeuten kann mit solchen Klienten einfühlsame Gespräche führen, in denen die Realität benannt und gleichzeitig das Erleben der verbannten Anteile berücksichtigt wird. Werden beide nicht thematisiert oder genau überwacht, kann das psychotische Bindungen fördern.

Die Arbeit mit Anteilen, die psychotische Überzeugungen bewahren, ist generell langwieriger und anstrengender. *Das liegt an der Notwendigkeit eine Balance zu wahren, wenn man die Wahrheit zum Ausdruck bringen will, ohne einen Anteil zu beschämen, und wenn man sein Erleben würdigen will, ohne die damit verbundenen Verzerrungen zu fördern.* Es kostet auch Zeit, die Sprache der Psychose zu entziffern. Aber wenn die Heilung gelingt, empfinden die Klienten eine ungeheure Erleichterung und sind enorm dankbar, weil sie nicht mehr gezwungen sind, um ihres Überlebens willen die Nicht-Wirklichkeit zu bewahren.

KAPITEL 22

Medikamentöse Behandlung und Traumata

Anteile und Medikamente

Medikamente spielen bei der Behandlung von Traumata eine wichtige Rolle. Bei den meisten traumatisierten Klienten existiert mindestens eine Komorbidität oder ein von Symptomen wie Depression, Panik, zwanghaftem Sich-Sorgen, Aufmerksamkeitsstörungen oder Schlafproblemen geplagter Anteil. Therapeuten müssen mit ihren Klienten eng zusammenarbeiten, um herausfinden zu können, ob ein medikamentöser Behandlungsversuch sinnvoll sein könnte. Eine ausführlichere Auseinandersetzung mit der potentiellen Bedeutung medikamentöser Behandlungen in Zusammenhang mit dem IFS-Ansatz findet in meinem Aufsatz mit Namen *»Who's Taking What? Connecting Neuroscience, Psychopharmacology and Internal Family Systems for Trauma«* statt, der in dem Buch *Internal Family Systems Therapy: New Dimensions* (Anderson 2013) erschienen ist.

Stagniert eine Therapie, sollte man darüber nachdenken, ob eventuell komorbide biologische Zustände vorliegen und ob ein Behandlungsversuch mit einem Medikament sinnvoll sein könnte. Ein Medikament kann die *Separierung ermöglichen,* wenn Klienten zu stark ihren Anteilen verhaftet sind und es ihnen schwerfällt, zur Separierung zu gelangen. Medikamente wirken besser, wenn *alle Anteile bereit sind, sie einzunehmen,* und in der Regel verringert dies auch die Zahl der Nebenwirkungen.

Anteile können eine medikamentöse Behandlung allerdings auch behindern, und sie können Nebenwirkungen »erzeugen«, wenn sie nicht adäquat einbezogen werden. Sie sind sogar fähig, die erhoffte Wirkung von Medikamenten völlig zu sabotieren. Ich habe erlebt, daß Anteile mir erklärten: »Ich habe verhindert, daß das Trazodon uns schlafen lassen hat« und: »Ich habe das Zoloft daran gehindert zu wirken.«

Ich hatte einmal einen Klienten mit Namen William, der ein frühes Bindungstrauma und damit zusammenhängend verbale Mißhandlungen und Vernachlässigung erlebt hatte. Er kämpfte mit Angst und Dissoziation, und seinen Anteilen fiel es schwer, sich zu separieren und ihm dadurch zu ermöglichen, sie besser kennenzulernen. William war meist von Angst und Empfindungstaubheit, Distanziertheit und Dissoziation geplagt. Versuche mit direktem Zugang erwiesen sich manchmal als nützlich, aber Williams körperliche Symptome dominierten die Sitzungen und verhinderten Fortschritte jeder Art.

Ich forderte William auf festzustellen, ob seine Anteile interessiert wären, Medikamente gegen die Angst oder die Dissoziation einzunehmen. Es stellte sich jedoch schnell heraus, daß es ihm wegen seiner Dissoziation gar nicht möglich gewesen wäre, Medikamente gegen die Angst einzunehmen. Alle Anteile von William (außer dem dissoziativen, der die Kontrolle nicht abgeben wollte) wünschten sich Hilfe wegen der Angst und waren bereit, eine medikamentöse Behandlung zu versuchen. Allmählich wurde dann auch der dissoziative Anteil gegenüber Medikamenten aufgeschlossener, und William erklärte sich schließlich zur Einnahme einer niedrigen Dosis Citalopram bereit.

Nach einigen Wochen ließ Williams Angst nach, und er konnte den Freiraum, den das Medikament seinem inneren System verschaffte, für sich nutzen. Das Mittel ermöglichte uns, seinen dissoziativen Anteil aktiver in einen Dialog einzubeziehen. Wir fanden heraus, daß dies der Nothelfer war, der aktiv wurde, wenn es in Williams Innerem besonders turbulent zuging. Der dissoziative Anteil war aktiviert worden, als der Klient elf Jahre alt gewesen war; der Junge hatte damals zum ersten Mal miterlebt, daß sein Vater seine Mutter geschlagen hatte. Wir waren uns einig darüber, daß der Schutz des dissoziativen Anteils absolut notwendig gewesen war, und der Anteil war erfreut, daß er in seiner Rolle anerkannt und gewürdigt wurde. Er war auch froh, daß man ihn nicht zur Einnahme eines Medikaments gezwungen hatte. Schließlich erklärte er sich dann doch bereit, im Bedarfsfall – nämlich dann, wenn eine Situation für ihn zu brenzlig wurde – eine kleine Dosis Abilify einzunehmen. Sie sehen hier, daß die Arbeit mit Anteilen in Zusammenhang mit Entscheidungen über eine Medikation klinisch signifikante Informationen zutage fördern kann.

Manager oder präventiv agierende Anteile *mögen* Medikamente oft sogar und sind in der Regel bereit, sie einzunehmen, anders als extreme oder reaktive Anteile, die die Kontrolle behalten wollen und sich deshalb gewöhnlich weigern, verschriebene Medikamente regelmäßig einzunehmen, oder die sie nur im Bedarfsfall einnehmen. Ich empfehle Therapeuten generell, ihre eigenen Anteile und ihre persönlichen Sichtweisen aus dem Spiel zu lassen, wenn es um Medikamente geht, und bei der Auseinandersetzung mit dieser Thematik in engem Kontakt zu den Wünschen ihrer Klienten zu bleiben. Weil verschreibende Ärzte meist nur wenig Zeit haben, sollten sich zumindest die Therapeuten, die in der Regel eine vertrauensvollere Beziehung zu ihren Klienten haben, Zeit nehmen und Klienten helfen, sich mit ihren Ängsten auseinanderzusetzen und die mit der Einnahme einer körperfremden Substanz in jedem Fall verbundenen Risiken zu akzeptieren.

Auch verletzte Anteile erhoffen sich zuweilen Hilfe von einem Medikament, insbesondere wenn es ihnen schwerfällt, mit der Intensität überwältigenden traumatischen Affekts fertig zu werden. Für Klienten mit einer Traumavorgeschichte ist es wichtig, einen Zustand der Harmonie zwischen ihren sämtlichen Anteilen zu erreichen und konträre Sichtweisen aufzulösen, bevor ihr Therapeut sie zu einem verschreibenden Arzt schickt. Für den Erfolg einer solchen Behandlung ist es von Nutzen, wenn alle Anteile damit einverstanden sind.

Psychotherapie mit psychedelischer Unterstützung

Psychotherapie mit psychedelischen Mitteln gewinnt heute immer mehr an Bedeutung. Richtig eingesetzt, kann sie Klienten, die sich schon lange um Heilung von den Nachwirkungen überwältigender Lebensumstände bemühen, zusätzliche Hilfe und Unterstützung bieten. Die *Multidisciplinary Association for Psychedelic Studies* (MAPS), eine Organisation, die sich der Erforschung einer durch Psychedelika unterstützten Psychotherapie widmet, hat Untersuchungen über die Nutzung von 3,4-Methylendioxy-N-methylamphetamin (MDMA) unterstützt, dem wichtigsten zur Zeit zur Behandlung von PTBS verwendeten psychedelischen Mittel. MDMA wird auch hinsichtlich der Wirkung auf Angst bei lebensbedrohlichen Erkrankungen und auf soziale Angst bei Erwachsenen mit einer Störung des autistischen Spektrums erforscht.

MAPS befürwortet außerdem klinische Untersuchungen über die Verwendung von medizinischem Marihuana zur Behandlung von PTBS bei Kriegsveteranen und Ayahuasca-gestützter Behandlungen bei PTBS und Drogenmißbrauch. Die Gesellschaft hat weiterhin LSD-gestützte Psychotherapie bei Angststörungen erforscht und Studien zur Ibogain-Therapie bei Drogensüchtigen befürwortet. Auch Psylocybin, bekannt unter dem Namen *Magic Mushrooms*, wurde hinsichtlich der Nutzung unter anderem zur Behandlung von starker Depression, Alkoholabhängigkeit, Zwangsstörungen und Krebs untersucht.

Ketamin, das bisher einzige von der FDA zugelassene psychedelische Mittel, wird schon heute bei behandlungsresistenter Depression verschrieben und bezüglich eines möglichen Einsatzes bei Alkohol- und Heroinsucht erforscht. Das Mittel wird – in Verbindung mit einer Psychotherapie – auch zur Behandlung verschiedener psychischer Störungen eingesetzt. Ich persönlich habe eine Ausbildung in Ketamin-unterstützter Psychotherapie (KAP) absolviert und hoffe, erforschen zu können, ob und wie Traumatisierte mit Hilfe dieses Mittels ihre extremen Beschützer-Anteile und die diesen zugrundeliegenden Verletzungen zu heilen vermögen.

Es ist ermutigend zu sehen, daß die genannten Mittel genutzt werden, um ein großes Spektrum psychischer Probleme zu behandeln, und ich vermute, daß ihre Nutzung intensiver wird, wenn die entsprechenden Forschungsergebnisse vorliegen. MDMA, das am besten erforschte psychedelische Mittel für die PTBS-Behandlung, scheint Klienten zu helfen, ihr Selbst-Mitgefühl (in der IFS-Sprache ihre Selbst-Energie) zu entwickeln. Das Mittel scheint Defensivhaltungen und Furcht vor emotionalen Verletzungen (d. h. Beschützer-Anteile) zu schwächen, die Wirkung unangenehmer Erinnerungen zu verringern und gleichzeitig die Kommunikations- und Introspektionsfähigkeit zu verbessern (Multidisciplinary Association for Psychedelic Studies 2020). Ich unterstütze den Einsatz von MDMA bei Klienten mit extremer Traumavorgeschichte, wenn es diesen aus eigener Kraft nicht gelingt, sich Zugang zu ihrer Selbst-Energie zu verschaffen.

Aber man sollte nicht mit allen psychedelischen Drogen gleich umgehen, denn alle wirken auf unterschiedliche Rezeptoren und Neurotransmittersysteme, und ihre Wirkmechanismen sind jeweils anders. Beispielsweise könnten wir entdecken, daß MDMA sich besser für Klienten eignet, denen es schwerfällt, zu ihrer Selbst-Energie in Kontakt zu treten, weil dieser Stoff das Selbst-Mitgefühl stärkt. Wir könnten auch feststellen, daß Ketamin, ein Mittel, das die Erregbarkeit herabsetzt, bei Beschützer-Anteilen, die Schwierigkeiten haben, sich zu entspannen oder zurückzutreten, nützlicher ist.

Mit dem Fortschreiten der Forschung und der klinischen Erfahrung werden wir immer besser verstehen, welche Medikamente und Dosierungen sich in bestimmten klinischen Situationen am besten eignen. In jedem Fall ist es wichtig, diese Mittel mit Vorsicht zu benutzen, weil die Gefahr des Mißbrauchs besteht und weil sie, übermäßig oder ohne die erforderliche Begleitung konsumiert, schädlich sein können. Die bisher vorliegenden Forschungsergebnisse erscheinen vielversprechend, und ich bin davon überzeugt, daß Mittel dieser Art innovativen Behandlungsmöglichkeiten zugute kommen werden, die sich bei vielen körperlichen und psychischen Erkrankungen nutzen lassen. Ich empfehle Ihnen deshalb, die Website www.MAPS.org zu besuchen, um weitere Informationen zu erhalten.

TEIL VII

Heilung

KAPITEL 23

Emotionale Verletzungen heilen

Ein Versuch, Fehler zu korrigieren

Die Anteile, die emotionale Verletzungen und körperlichen Schmerz aus der Vergangenheit bewahren, sind oft tief in der Psyche verborgen. Es kann Monate oder sogar Jahre dauern, diese verbannten Anteile zu lokalisieren und den Zugang zu ihnen zu erschließen, insbesondere wenn man es mit extremeren Formen von Trauma und Vernachlässigung zu tun hat. Aber diese Anteile spielen eine entscheidende Rolle, fordern ihren Tribut und haben starken Einfluß auf das Alltagsleben von Klienten. Viele von komplexen Traumata betroffene Systeme verwenden viel Zeit und Energie auf ein *Redo* – den Versuch, in der Vergangenheit aufgetretene Probleme in der Gegenwart im Kontakt mit einer anderen Person zu beheben. Die Betroffenen bemühen sich also permanent um die Auflösung ihrer Traumata. Beispielsweise sagen Klienten Dinge wie: »Mein Freund wird mich lieben, wie mein Vater es nie getan hat«, »Meine Freundin Emily wird für mich da sein, wie meine Mutter es nie war« und: »Meine Kinder werden sich von mir geliebt fühlen, wie ich selbst es bei meinen Eltern nie empfunden habe.«

Verbannte Anteile befinden sich in einem Zustand, in dem sie permanent gerettet werden wollen. Vielen erscheint die Heilung der Vergangenheit in der Gegenwart als beste Möglichkeit. Leider schlägt das jedoch immer wieder fehl und führt dazu, daß sich die Beschützer-Anteile erneut einschalten, was das ursprüngliche Trauma unvermeidlich verstärkt. Es schmerzt mich zu sehen, daß so viele meiner chronisch traumatisierten Klienten permanent versuchen, die Befreiung zu erreichen, was zwangsläufig zur Folge hat, daß sie sich eine leicht verbesserte Version ihres ursprünglichen Täters suchen und mit diesem eine neue Variante dessen, was sie in der Vergangenheit erlebt haben, produzieren.

Im Rahmen des IFS-Ansatzes ermöglichen wir unseren Klienten eine andere Art von *Redo*, das ihr Selbst als das wahre korrigierende Erlebnis einbezieht, nicht eine Person aus ihrem gegenwärtigen Leben, die ihnen nicht helfen kann, das vor langer Zeit Fehlgeschlagene zu korrigieren. *Das Selbst ist für die Anteile das ultimative korrigierende Erlebnis.*

Ein typisches Beispiel hierfür ist mein folgender Dialog mit Darnell, einem Klienten mit einem starken und markanten fürsorglichen Anteil, der einen großen Teil seines Lebens bestimmte und für seine Entscheidungen eine wichtige Rolle spielte.

»Wenn ich innen nachfrage, höre ich, daß zwanzig Prozent von dem, was ich für andere Menschen tue, damit zusammenhängen, daß ich sie dazu bringen möchte, mich zu mögen. Ich weiß schon seit einiger Zeit, daß das bei mir so ist. Aber ich merke jetzt zum ersten Mal, daß ich mich auch deshalb um andere Menschen kümmere, weil ich verhindern möchte, daß sie den gleichen Schmerz empfinden, den mein kleiner Junge verspürte, als er so schlecht behandelt wurde, und das ist ein hoher Prozentsatz dessen, was diesen Anteil ausmacht. Ich höre innerlich, daß es etwa achtzig Prozent sind«, sagte Darnell. »Das war in meinem Leben in vielerlei Hinsicht ständig ein Problem. Ich habe eine gemeinnützige Organisation gegründet, und dieser Anteil von mir hat im Laufe der Jahre unglaubliche Summen verschenkt. Ich habe tatsächlich dafür bezahlt, daß die beste Freundin meiner Tochter nächstes Jahr eine Privatschule besuchen kann. Glauben Sie, daß dieser Anteil auch etwas mit meinen Problemen zu tun hat, gegenüber anderen Menschen Grenzen zu setzen?«

»Das weiß ich nicht, Darnell«, antwortete ich. »Wir sollten den Anteil danach fragen.«

»Sie kommen ja immer wieder auf die Sache mit den Grenzen zurück. Mir wird jetzt klar, daß es für mich deshalb so schwer ist, jemandem etwas zu verweigern, weil dieser Anteil mit aller Kraft zu verhindern versucht, daß sich andere Menschen so abgelehnt fühlen wie mein kleiner Junge damals«, sagte Darnell. »Mir wird jetzt klar, daß das für mich immer ein Problem war und daß es niemals behoben werden kann. Ich versuche offenbar ständig, dem kleinen Jungen zu helfen, indem ich mich um alle anderen Menschen kümmere. Zum Glück ist mir das klar geworden. Würden wir hier nicht daran arbeiten, ginge ich wahrscheinlich pleite.«

»Teilen Sie dem fürsorglichen Anteil mit, daß wir den Schmerz des kleinen Jungen auflösen können und daß er dann nicht mehr das Gefühl hat, sich ständig um alles und jeden kümmern zu müssen.«

»Er nickt und lacht jetzt herzlich«, sagte Darnell.

Es verborgen halten

Es ist für Klienten oft unangenehm, die Energie eines verletzten, leidenden Opfers auszustrahlen, und es kommt leider häufig vor. Es ist aber wichtig, daß sie würdigen, daß ein Verbannter mit Hilfe dieser Energie versucht, gesehen, gekannt, gerettet und befreit zu werden, ohne daß er bewußt erkannt oder direkt identifiziert wird.

Therapeuten sollten mit dem Klienten darauf hinarbeiten, dieses *Unter-dem-Radar-Gefühl* zu erhalten, damit der Klient es kennt, anerkennt und lebendig hält, ohne zuviel davon sichtbar zu machen, und dadurch Beschützer-Anteile zu aktivieren. Therapeuten können die Verbannten-Energie vorsichtig ansprechen und sie allmählich dem Bewußtsein zugänglich machen, auch schon bevor die Beschützer die Erlaubnis gegeben haben, zu der Verletzung in Kontakt zu treten. Sagt man zu schnell zuviel, provoziert man Ableugnen und Widerstand. Läßt ein Klient jedoch genug Selbst-Energie erkennen, kann es für ihn nützlich sein, zu benennen, was sich unter der Oberfläche befindet. Ich bezeichne dies als impliziten direkten Zugang zu Verbannten. Stellen Sie sich beispielsweise folgenden verbalen Austausch mit einem Klienten vor.

> »Jody, ich habe das Gefühl, daß da empfindliche Anteile drinnen einige Schmerzen haben. Und ich möchte sie wissen lassen, daß wir ihnen helfen werden, sich von ihrem Kummer zu lösen«, sagte ich. »Wir müssen es aber so machen, daß es für alle Anteile ungefährlich ist und alle respektiert werden. Ich verspreche, daß wir uns zum richtigen Zeitpunkt um sie kümmern werden.«
>
> »Als Sie das gerade sagten, fühlte ich mich sofort ruhiger«, sagte Jody.

Wenn das Selbst die Energie der Verbannten wahrnimmt, ermöglicht das Beschützern und Verbannten gleichermaßen, sich getröstet und hoffnungsvoll zu fühlen.

Allerdings vermag die Heilung des Verbannten im Falle eines relationalen Traumas nicht zwangsläufig das Problem zu lösen. Häufig existieren zahlreiche Verbannte, die im Laufe der Zeit geheilt werden müssen, und man sollte sich darüber im klaren sein, daß Beschützer-Anteile oft auch selbst Schmerz und Lasten bewahren, denen man später Aufmerksamkeit schenken muß.

Die Reihenfolge des Heilungsprozesses

Vertrauen wir der Weisheit des Selbst, lassen wir das innere System des Klienten über die Reihenfolge bei der Heilung von Verletzungen entscheiden. Meine Klienten stellen oft eine Liste ihrer Traumata zusammen, um ihre Fortschritte zu verfolgen. Für mich ist das in Ordnung, und es kann sogar recht nützlich sein, insbesondere wenn ihre Beschützer-Anteile uns abzulenken versuchen. Ich bin grundsätzlich davon überzeugt, daß Klienten sich bei der Heilung »von außen nach innen« bewegen. Sie konzentrieren sich zunächst auf weniger starke Traumata und nähern sich dann allmählich schmerzhafteren und stärker nachwirkenden traumatischen Erlebnissen.

Kürzlich überraschte mich Kirsten, eine meiner Klientinnen, als sie eine Liste ihrer Traumata zusammenstellen wollte, was sie in einer nach meiner Auffassung typischen Reihenfolge tat, nämlich beginnend mit weniger intensiven und allmählich zu intensiveren traumatischen Erlebnissen übergehend. Nachdem sie zunächst ihre Beziehung zu ihrem Chef angesprochen hatte, hielt sie plötzlich mitten im Satz inne und sagte:

> »Wir müssen über meine Mutter sprechen. Im Grunde ist sie der Ursprung meiner ganzen Unsicherheit im Leben. Wenn wir uns mit ihr auseinandersetzen, kommt alles andere ganz von selbst in Ordnung«, erklärte Kirsten.
>
> »Das klingt wie ein guter Plan«, stellte ich fest.

Mir gefällt dieses Modell, und es erscheint mir auch als sinnvoll, den inneren Prozessen meiner Klienten und ihrer heilenden Weisheit zu folgen. Ich selbst hätte nie solch einen Plan für Kirsten entwickelt, aber es war ganz eindeutig richtig, in ihrem Fall so vorzugehen.

Das Problem der Verantwortlichkeit und der Umgang mit verzerrten Überzeugungen

Es kommt häufig vor, daß Anteile des inneren Systems auftauchen, die sich für das, was sie erlebt haben, verantwortlich fühlen, insbesondere wenn es um Traumata aus der Kindheit geht. Wenn die Person, die tatsächlich die Macht innehat, für das, was sie getan hat, nicht die Verantwortung übernimmt, ist es normal, daß beim Traumatisierten Anteile auftauchen, die glauben, sie hätten das Geschehene selbst verschuldet. Klienten sagen oft: »Das muß mein Fehler gewesen sein« oder: »Hätte ich etwas anderes getan oder gesagt, wäre das vielleicht nicht passiert.« Tauchen solche Anteile auf (und das passiert häufig), *lasse ich möglichst das Selbst des Klienten die verzerrte Überzeugung hinterfragen, statt es selbst zu tun, denn so vorzugehen ist oft deutlich wirksamer*, wie der folgende Dialog demonstriert.

> »José, was wollen Sie zu dem kleinen Jungen sagen, der glaubt, es sei seine Schuld, daß sein Vater ihn so sehr gehaßt hat?«

Hier rückt das Selbst die Verzerrung zurecht, und wenn eine sichere Verbindung zwischen dem Anteil und dem Selbst hergestellt ist, vermag der Anteil die erlösende Botschaft wahrscheinlich aufzunehmen.

> »Ich möchte ihm klarmachen, daß er doch nur ein kleiner Junge war und daß sein Vater dafür verantwortlich war, sich nicht zu betrinken und ihn nicht ständig anzubrüllen. Das alles war gar nicht seine Schuld«, sagte José.
>
> »Konnte er das annehmen?« fragte ich.
>
> »Ja. Sein Körper wird weicher, während ich es zu ihm sage.«

Eine Klientin mit Namen Dawn hatte in ihrer Kindheit entsetzliche Traumata erlebt. Unter anderem war sie von einer Gruppe von Männern immer wieder sexuell mißbraucht worden. In einer besonders eindrucksvollen Sitzung, in der die Selbst-Energie gegenwärtig war, ging es um das Thema Verantwortung. Dawn konnte dem kleinen Mädchen zuhören, das sich sein ganzes Leben lang schlecht gefühlt hatte, weil es glaubte, es selbst habe verschuldet, was ihm widerfahren sei. Es folgt ein Auszug aus unserem Gespräch.

> »Ach, du meine Güte – ich habe das Gefühl, daß ich es endlich verstehe. Das kleine Mädchen in mir sagt, sich für alles Geschehene verantwortlich zu fühlen, sei eine Methode, nicht zu akzeptieren, was die Männer ihr angetan hätten. Sie sagt: ›Wenn ich die Verantwortung für alles Schlechte, das ich erlebt habe, übernehme, brauche ich nicht zu sehen, was wirklich passiert ist.‹« Dann fing Dawn an zu weinen.
>
> »Es ist sehr schwer für das Mädchen, sich nicht mehr selbst zu beschuldigen und statt dessen zu sehen und zu akzeptieren, was wirklich passiert ist«,

fuhr sie fort. »Und sie sagt mir, das ganze Zwangsverhalten – das Zählen, das Wiederholen, das gerade Ausrichten von Dingen – sei eine Ausweitung des Bemühens, jeden Aspekt ihres Lebens unter Kontrolle zu bringen und die Verantwortung dafür zu übernehmen. Dies war für das Kind eine Möglichkeit, die Realität nicht sehen zu müssen. All das war sehr erschöpfend. Es bricht mir das Herz, das zu sehen.«

»Sehr gute Arbeit, Dawn. Ich bin sehr froh, daß Sie das jetzt verstanden haben. Bleiben Sie bei dem kleinen Mädchen, und geben Sie ihm, was es jetzt braucht«, sagte ich und spürte starke Emotionen, weil ich gleichzeitig merkte, wie ich die Realität meines eigenen Traumas zu kontrollieren und zu leugnen versuchte.

Verzerrte Überzeugungen, die innerhalb eines traumatischen Systems von bestimmten Anteilen bewahrt werden, bleiben oft verborgen, werden als Normalität hingestellt und aus dem Bewußtsein verbannt. Therapeuten sollten auf solche Verzerrungen genau achten, denn in der Regel tauchen sie in einem therapeutischen Gespräch eher beiläufig auf. Ich war ziemlich verblüfft, als ein spiritueller Heiler, den ich oft aufsuche, einige der in meinem System wichtigen Überzeugungen benannte. »Frank, wer sagt, daß Sie nicht gleichzeitig beruflichen Erfolg und gute Beziehungen zu Ihren Kindern haben können? Welcher Anteil von Ihnen meint, er müsse an dem Schmerz aus Ihrer Kindheit festhalten?« Ich war völlig schockiert und sprachlos, als er diese Überzeugungen benannte. Sie waren für mich wie »Wahrheiten« oder »so wie die Dinge nun einmal liegen«. Ich war mit ihnen vermischt und empfand sie als normal. Weil mir diese Überzeugungen bewußt wurden, konnte ich zu den Anteilen, die sie bewahrten, in Kontakt treten, und dies ermöglichte mir die Entlastung des Verbannten, der das Gefühl hatte, es sei ihm verboten, sich gut zu fühlen, und er verdiene es nicht.

Verschiedene Arten von Verletzungen

Im Abschnitt über das Bindungstrauma haben wir uns mit zwei Arten von Verletzungen beschäftigt, die bei Kindern entstehen können. Eine davon ist die *kollektive Verletzung*; dabei bewahrt ein zentraler Verbannter viele unterschiedliche Traumata, die im Laufe mehrerer Jahre entstanden sind (z. B. bewahrt der »junge Timmy« ein Trauma, das durch den Verlust seiner Mutter entstanden ist, eines, das auf die Schikane zurückzuführen ist, der er wegen seiner ADHS-Probleme in der Schule ausgesetzt war, und eines, das auf den schweren Autounfall zurückgeht, den er als Teenager erlebt hatte. Die zweite Art von Verletzung, die ich *Entwicklungsverletzung* nenne, entsteht, wenn jemand eine bestimmte Art von Trauma über mehrere Entwicklungsstadien hinweg wiederholt erlebt hat (wenn z. B. der fünfjährige, achtjährige und zwölfjährige Anteil eines Klienten alle Aspekte der bipolaren Erkrankung des Vaters, seines intermittierenden Kontrollverlusts und seiner verbalen Ausfälligkeiten bewahrt).

Es gibt auch ein Phänomen, das ich *parental wound pairing* nenne. Es entsteht, wenn Kinder in einer dysfunktionalen Familie aufwachsen und eine erhebliche Verletzung erleiden, an deren Entstehung beide Eltern beteiligt waren (sofern es sich um eine Familie mit zwei Elternteilen handelt). In solchen Fällen ist eine Verletzung primär und die andere sekundär, und in der Regel geht es darum, daß ein Anteil eines Elternteils aktiviert und übererregt ist (z. B. ein Elternteil zu Beschimpfungen neigt und der andere passiv, distanziert und übertrieben tolerant ist oder ein Elternteil sexuellen Mißbrauch betreibt, während der andere dissoziiert und emotional ausdruckslos ist). Solche Paarungen negativer elterlicher Einflüsse kommen leider sehr häufig vor, und die Kinder entwickeln in solchen Fällen in der Regel zwei unterschiedliche Verletzungen entsprechend ihrer jeweiligen Reaktion auf die aktivierten Anteile beider Eltern. Nach meinen Erfahrungen wird bei solchen Klienten häufig eine Borderline-Persönlichkeitsstörung oder eine desorganisierte Bindung diagnostiziert.

Klienten können auch auf *parental wound pairing* basierende Verletzungen entwickeln, die durch zwei aktivierte oder zwei abgestumpfte elterliche Anteile verursacht werden. Solche Situationen können für Kinder sehr schädlich sein und tiefe Verletzungen hervorrufen. Wenn sich Eltern ständig streiten oder oft emotional ausdruckslos oder nicht erreichbar sind, erleben die betroffenen Kinder keine ausgleichende andere Realität. Sie kennen nur eine Art von extremem Verhalten, und dadurch können tiefe und unauflösbare innere Verletzungen entstehen.

Richard, ein ehemaliger Klient von mir, beschrieb einmal, wie schwer es ihm fiel, seiner ältesten Tochter Grenzen zu setzen. Es folgt ein Ausschnitt aus einem Dialog mit ihm.

> »Ich weiß, es klingt verrückt. Mir ist klar, daß ich es können sollte, aber ich kann ihr einfach nichts abschlagen«, sagte Richard.

> »Versuchen Sie doch einmal, innen nachzufragen, ob einige Ihrer Anteile etwas über die Sache wissen«, schlug ich vor.

»Ich sehe den kleinen Jungen, der für meine Mutter der kleine Ersatzmann war. Er empfindet immer noch viel Schmerz. Er möchte nicht, daß meine Tochter Saha jemals etwas ähnliches wie er damals empfinden muß. Wenn ich sie enttäusche, kann es passieren, daß sie sich so traurig oder verletzt wie er fühlt.«

»Das verstehe ich, Richard.«

»Ich erinnere mich auch, daß ich mich, als ich noch jünger war, ständig für alles, was ich getan hatte, entschuldigt habe, auch wenn ich gar nichts falsch gemacht hatte. Ich weiß noch, daß ich damals dachte, wenn ich wirklich gut wäre, würde meine Mutter mir nicht so etwas antun.«

»Auch das klingt plausibel, Richard«, antwortete ich.

»Aber wenn ich mich ständig entschuldigte, brüllte mich mein Vater an, vor allem wenn er betrunken war. ›Hör endlich auf, dich wie ein verdammtes Baby zu benehmen‹, sagte er immer und immer wieder.«

»Tut mir leid, daß Sie das als Kind durchgemacht haben, Richard. Es klingt entsetzlich. Können Sie feststellen, ob der kleine Junge beide Erlebnisse, die Sie geschildert haben, bewahrt – was Ihre Mutter ihm angetan hat und wie Ihr Vater ihn angebrüllt hat?«

Ein wenig später antwortete Richard: »Nein. Da drinnen sind zwei Kinder. Das eine ist mit meiner Mutter verbunden, das andere steht in einer Beziehung zu meinem Vater.«

»Okay, dann sagen Sie ihnen, daß wir sie hören und daß wir ihnen beiden helfen werden, für immer aus dieser Situation herauszukommen«, sagte ich. »Mit welchem der beiden Kinder sollten wir uns zuerst befassen?«

»Mißbraucht und allein gelassen werden zuerst, und angebrüllt werden danach«, antwortete Richard, ohne zu zögern.

»Also gut, so machen wir es.«

Die meisten Klienten kommen nicht zur Behandlung, um Verletzungen aus ihrer Kindheit zu heilen. Tom kam, weil er zuviel trinkt und seine Ehe darunter leidet. Juanita hat die an sie gerichteten beruflichen Erwartungen nicht erfüllt und hat deshalb kürzlich zum wiederholten Mal eine Kündigung erhalten. Ich bezeichne solche Situationen als Alltagstraumata oder Alltagsverletzungen, wobei mir bewußt ist, daß es in den meisten dieser Fälle eine zentrale Verletzung oder ein früheres Trauma gibt. Solche Traumakombinationen nenne ich *Doppeltrauma*: Ein in der Gegenwart entstandenes Trauma ist mit einem früheren verbunden. Beispielsweise wirkt es sich auf Toms Ehe aus, wenn er zuviel trinkt, schützt ihn aber auch davor, sich als in seiner Kindheit und Jugend von seiner Mutter nicht geliebt zu fühlen. Und wenn Juanita in ihrem Beruf Leistungsprobleme hat und ihr deshalb gekündigt wird, hilft ihr das gleichzeitig, sich nicht unsichtbar zu fühlen, so wie sie es als Kind in ihrer Familie erlebt hat.

Die meisten, wenn nicht sogar alle aktuellen Traumata stehen in irgendeiner Verbindung zu einem früheren Ereignis oder einem verborgenen Erlebnis, das nie vollständig verarbeitet wurde. Das aktuelle oder sekundäre Trauma verstärkt den Schmerz, der von der primären oder zentralen Verletzung ausgeht. Beide müssen irgendwann geheilt werden, damit die Beschützer-Anteile ihre Aktivität einstellen können und damit sich das System völlig frei von dem mit beiden Erlebnissen verbundenen Schmerz fühlen kann. Viele Menschen haben dies während der COVID-19-Pandemie erlebt, wenn das allgegenwärtige Trauma der Quarantäne, der Isolation, des Jobverlusts, der Erkrankung und des Todes bei ihnen zusätzlich schwierige oder schmerzhafte Erlebnisse aus der Vergangenheit triggerte oder reaktivierte.

Allerdings können Traumatisierte auch unter mehreren Verletzungen leiden, die von *mehreren Traumata herrühren*. Häufig, wenn auch nicht immer, wird bei solchen Klienten eine DIS diagnostiziert.

Es folgt eine Zusammenfassung der verschiedenen Arten von Verletzungen.

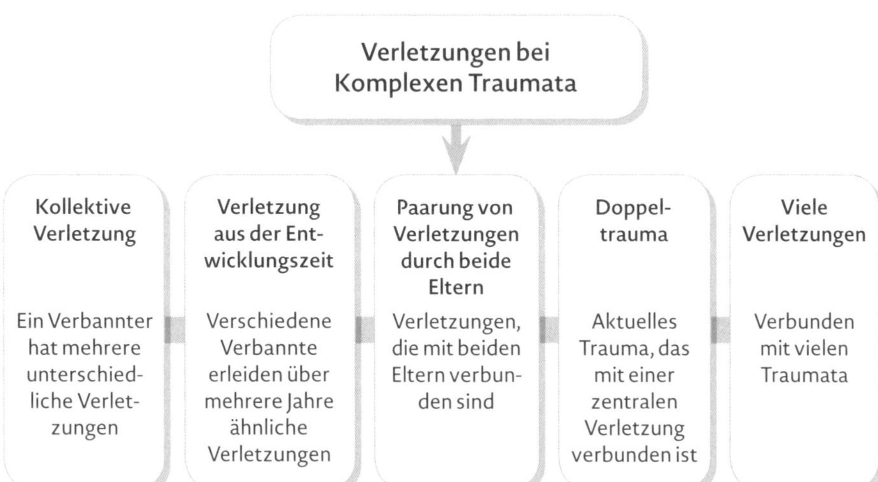
Verletzungen bei Komplexen Traumata
Kollektive Verletzung
Ein Verbannter hat mehrere unterschiedliche Verletzungen
Verletzung aus der Entwicklungszeit
Verschiedene Verbannte erleiden über mehrere Jahre ähnliche Verletzungen
Paarung von Verletzungen durch beide Eltern
Verletzungen, die mit beiden Eltern verbunden sind
Doppeltrauma
Aktuelles Trauma, das mit einer zentralen Verletzung verbunden ist
Viele Verletzungen
Verbunden mit vielen Traumata

Die Schritte zur Heilung: Der Entlastungsprozeß

Ich empfehle Therapeuten, die den Entlastungsprozeß in ihre klinische Praxis einbeziehen wollen, das Level-1-Training des IFS-Instituts (www.IFS-Institute.com) zu absolvieren. Wenn Sie dieses Training noch nicht abgeschlossen haben, empfehle ich Ihnen, mit Beschützer-Anteilen zu arbeiten und – sofern Verbannte auftauchen – nicht mit dem Entlastungsprozeß zu beginnen, sondern weiter mit dem Verfahren zu arbeiten, in dessen Anwendung Sie ausgebildet sind oder mit dessen Nutzung Sie sich beim Umgang mit Verletzlichkeit am wohlsten fühlen. Falls Sie weiter mit dem IFS-Ansatz arbeiten, sollten Sie, nachdem Sie und das Selbst Ihres Klienten einander kennengelernt haben, zueinander in Verbindung getreten sind und die Erlaubnis aller in die betreffende Verletzung involvierten Beschützer-Anteile erhalten haben, das Alltags-Selbst des Klienten darauf vorbereiten, mit dem Verbannten aus der Vergangenheit zusammenzutreffen. Das folgende Beispiel stammt aus einer Sitzung mit einer Klientin mit Namen Ashley.

»Wie fühlen Sie sich gegenüber dem Mädchen in Ihnen, das von seinem älteren Bruder mißbraucht wurde?« fragte ich.

»Im Moment empfinde ich viel Liebe für sie«, antwortete Ashley.

»Teilen Sie ihr das mit, und stellen Sie fest, ob sie das von Ihnen annehmen kann.«

»Sie sagt, sie will keine Sympathie.«

Wie die Beschützer-Anteile sind auch die Verbannten oft mit dem frühen Selbst unmittelbar vor seinem Rückzug von dem überwältigenden Erlebnis verbunden. Wir müssen sicherstellen, daß diese Anteile auf dem gegenwärtigen Stand und mit dem heutigen Selbst verbunden sind, bevor wir mit dem Entlastungsprozeß beginnen.

»Ashley, stellen Sie fest, ob sie bereit ist, zu sehen, daß Sie nicht mehr das kleine Mädchen von damals sind, und ob sie jetzt Ihre Essenz erkennen kann.«

»Ja, sie sieht mich jetzt«, stellte Ashley fest. »Sie sagt, ich sei ziemlich alt.«

»Sehr gut. Lassen Sie ihr ein wenig Zeit, damit sie Sie kennenlernen und Ihnen zu vertrauen lernen kann.«

Nun sind wir bereit für das *Bezeugen* – den ersten Schritt des Entlastungsprozesses, der es dem Verbannten-Anteil ermöglicht, dem Selbst alles mitzuteilen, was es bezüglich des Ereignisses bewahrt. Wir sorgen dafür, daß der Anteil nicht nur die Geschichte, sondern auch die mit dem Trauma verbundenen Emotionen, Überzeugungen und körperlichen Empfindungen mitteilt. In diesem Zusammenhang *benötigt ein Verbannter häufig sowohl Empathie als auch Mitgefühl vom Selbst*. Er braucht die Gegenwart des Selbst als eines mitfühlenden Zeugen, oft auch, daß das Selbst etwas von dem, was er bewahrt, mittels empathischer Resonanz spürt. Häufig überprüfe ich beim Selbst des Klienten von Zeit zu Zeit, ob der Verbannte nicht zuviel offenbart, so daß dies überwältigend wirkt.

»Ashley, ist für Sie okay, was das kleine Mädchen Ihnen jetzt mitteilt?« fragte ich.

»Ja«, antwortete Ashley. »Ich verstehe zum ersten Mal das Entsetzen, das das Kind an jenem Tag empfunden hat, und ich möchte bei ihm sein.«

»Sehr gut, teilen Sie ihm das mit.«

Nach Abschluß des Bezeugens hat der Anteil nicht mehr das Gefühl, als einziger über Informationen, die das Trauma betreffen, zu verfügen. Er merkt zum ersten Mal, daß er das Erlebte nicht mehr für das Gesamtsystem zu bewahren braucht; das Selbst kann diese Aufgabe übernehmen. Das Bezeugen (Bracha Ettinger, eine französische Künstlerin und Psychoanalytikerin, nennt es »*Wit(h) nessing*«) kann bis zu seinem vollständigen Abschluß mehrere Sitzungen oder sogar einige Monate in Anspruch nehmen.

Do-over und *Rückholung* folgen. Hierbei instruieren wir das Selbst, in die Szene einzutreten, in der sich der Verbannte befindet, und ihm zu geben, was er braucht und sich wünscht, aber nie bekommen hat. Zunächst ermöglicht das Do-over jenes korrigierende Erlebnis, mit dem wir uns bereits früher befaßt haben, wobei das korrigierende Objekt für den Anteil das Selbst, nicht der Therapeut, ist. Dies zu bezeugen ist für den Therapeuten (und es zu erleben für den Klienten) oft mit sehr starken Emotionen verbunden, weil das Selbst dem Anteil die Liebe und Aufmerksamkeit schenkt, nach der er sich so sehr sehnt und die er verdient hat. Dann folgt die Rückholung, bei der das Selbst den Anteil aus der Vergangenheit holt und an einen sicheren Ort in der Gegenwart bringt. In diesem Zusammenhang sagte ich zu Ashley:

»Ashley, teilen Sie dem kleinen Mädchen mit, daß es nie mehr dorthin zurückzugehen braucht.«

Ich möchte dem Kind die Botschaft übermitteln, daß dies dauerhaft sein wird. Ich lasse den Anteil selbst entscheiden, wohin er gehen möchte, sofern es am betreffenden Tag geschieht. Ich versuche auch sicherzustellen, daß sich das Selbst direkt bei dem kleinen Mädchen befindet, im Gegensatz zu einem selbst-ähnlichen Anteil, der nur gelegentlich auftaucht, um zu helfen.

»Ashley, sehen Sie sich mit dem kleinen Mädchen [dann handelte es sich um einen selbst-ähnlichen Anteil]? Oder sind Sie direkt mit ihm [dann handelt es sich um das Selbst] zusammen da?«

»Ich bin bei dem Mädchen. Es möchte zum Schlafzimmer meiner Tochter gehen«, antwortete Ashley.

»Sehr gut, sagen Sie mir Bescheid, wenn es dort ist.«

Sobald sich der Anteil sicher in der Gegenwart befindet, laden wir ihn ein, alle seine Gedanken, Gefühle und körperlichen Empfindungen aus seinem Körper zu entfernen (*entlasten*). Gewöhnlich geschieht dies durch Freisetzen von Energie, die in irgendeine Form von Natur transferiert wird, obwohl das nicht zwingend ist.

»Sie möchte sie [die Gedanken, Gefühle und Empfindungen] zuerst in einem Feuer verbrennen und sie dann in den Himmel aufsteigen lassen«, sagte Ashley über ihren Anteil.

»Gut. Dann geben Sie ihr jetzt die Möglichkeit, das zu tun, Ashley, und sorgen Sie dafür, daß sie es vollständig abschließt«, antwortete ich, weil mir klar war, daß die Last zurückkehren kann, wenn es dem Anteil nicht gelingt, sich von allem, was er bewahrt, zu entlasten.

»Sie fühlt sich JETZT leichter und wirkt viel glücklicher.«

»Wahnsinn! Lassen Sie sie jetzt alle Eigenschaften in sich aufnehmen, die sie auf ihrem weiteren Weg brauchen könnte«, sagte ich und drängte Ashley so dazu, den Schritt zu tun, den wir *Einladung* nennen.

»Sie möchte Zuversicht aufnehmen und in der Lage sein, sich frei auszudrükken.«

»Gut. Dann lassen Sie sie das jetzt tun.«

Der letzte Schritt ist die *Integration.*

»Ashley, wir werden jetzt alle Anteile ins Spiel bringen, die sie beschützt haben, damit diese sie jetzt sehen.«

»Sie sind schockiert«, erwiderte Ashley. »Sie können nicht glauben, wie glücklich, frei und entspannt sie wirkt.«

»Wunderbar. Erklären Sie ihnen, daß sie ihre Aufgabe, sie zu schützen, jetzt aufgeben können und daß sie bei Ihnen in Sicherheit ist. Teilen Sie ihnen auch mit, daß wir nächste Woche überprüfen werden, wie es ihnen geht und ob sie sich gern von etwas entlasten möchten, das sie immer noch mit sich herumtragen.«

Bei Traumata ist es oft so, daß sich Beschützer-Anteile auch von dem lösen müssen, was sie im Dienste ihrer Beschützerrolle festzuhalten gezwungen waren.

Das folgende Diagramm veranschaulicht die sechs Schritte des Entlastungsprozesses.

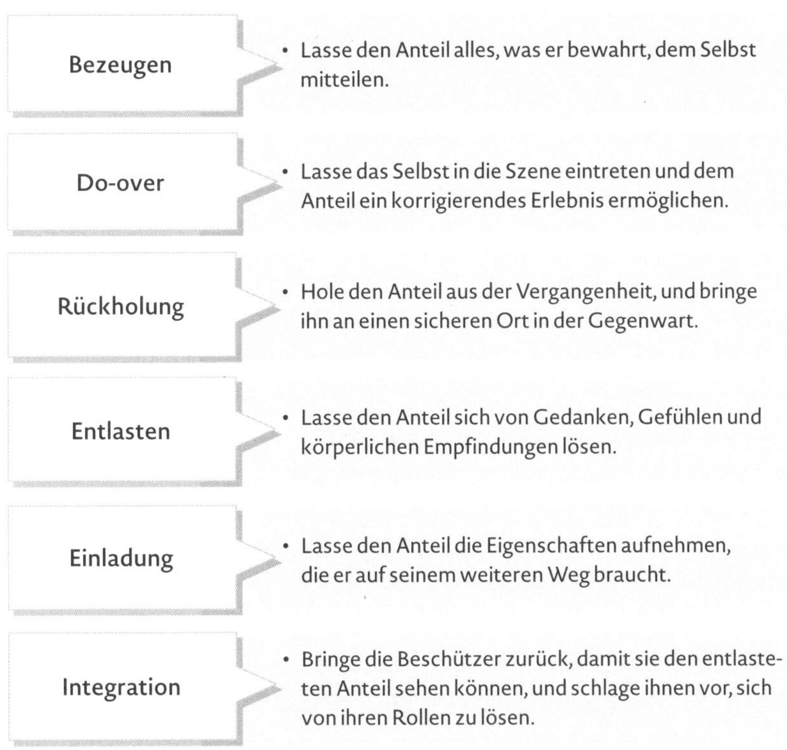

Verschiedene Arten von Heilung

Einer der wichtigsten Aspekte, welche die Heilung von einem relationalen Trauma so schwierig machen, ist der stark eingeschränkte *Zugang* zur Selbst-Energie bei Klienten, die wiederholt verletzt, verraten oder angegriffen worden sind. Dieser Umstand ist für Therapeuten wie auch für Klienten gleichermaßen frustrierend. Den betroffenen Klienten fällt es aufgrund ihrer komplizierten, tief verwurzelten Systeme schwer, ihre Beschützer-Anteile dazu zu bringen, sich zu entspannen und der Selbst-Energie zu ermöglichen aufzutauchen. Nach der *Container-Theorie* ist in Fällen, in denen Anzahl und Intensität der Beschützer-Anteile den größten Teil des verfügbaren Raums im »Container« besetzen, weniger Raum für das Selbst vorhanden. Nach meiner Auffassung ermöglicht eine Kombination aus Zugang und Bereitschaft, sich auf die Heilung eines traumatisierten Systems einzulassen, es dem Geschenk der Selbst-Energie, in Erscheinung zu treten. Letztlich geht es darum, die Verletzlichkeit von Systemen, die Entsetzliches erlebt haben, ans Tageslicht zu bringen.

Wir werden uns nun mit unterschiedlichen Arten von Entlastung befassen, zu denen es bei der Arbeit an Komplexen Traumata kommt.

Entlastung mittels direktem Zugang

Bewahren Beschützer-Anteile innerhalb eines Systems mehr Energie als das Selbst, ist oft eine *Entlastung mittels direktem Zugang* erforderlich. Das bedeutet, daß die Schritte des Entlastungsprozesses hauptsächlich vom Selbst des Therapeuten in Verbindung mit dem Verbannten des Klienten durchgeführt werden. Manchmal fühlt sich dies ziemlich extrem an, weil der Klient häufig völlig mit dem Erleben des verletzten Anteils verbunden ist und er das fragliche Ereignis in einem gewissen Sinne wiedererlebt. Das Selbst des Therapeuten übernimmt das Bezeugen und verhilft dem Anteil zu dem, was er gebraucht, gewollt und nie bekommen hat. (Dieser Schritt ist besonders schwierig, wenn der Anteil gehalten werden möchte und der Therapeut bei Klienten, die Mißbrauch erlebt haben, im Rahmen seiner Arbeit grundsätzlich keine Berührungen zuläßt.) Ich rate Therapeuten ganz generell von körperlichem Kontakt zu Klienten ab, sofern die Betreffenden Mißbrauch erlebt haben, weil durch Körperkontakt die Bindungsbedürfnisse jüngerer Anteile aktiviert und das Wiedererleben dysfunktionaler Berührungen getriggert werden kann. Wenn dies bei einem Klienten passiert, müssen Sie sich um ein besonders angemessenes klinisches Urteil bemühen.

Dann fordert der Therapeut den Anteil auf, die Vergangenheit zu verlassen, in die Gegenwart zu kommen, sich von dem, was er bewahrt, zu lösen und neue Qualitäten zuzulassen, so wie wir es beim traditionellen Entlasten zu tun pflegen. Der Unterschied besteht darin, daß der Therapeut hier das Selbst ist. Diese Art von Entlastung hat meist nicht die gleiche Wirkung auf das System des Klienten wie eine Entlastung, die sein Selbst einbezieht. Doch eine Entlastung mittels direkten Zugangs ist oft eine wichtige Vorbereitung im generellen Heilungsprozeß, wenn ein Klient keinen ausreichenden Zugang zu seinem Selbst hat. Letztlich trägt dieses Verfahren dazu bei, mehr Selbst-Energie in das System des Klienten hineinzubringen.

Diese Art von Entlastung ist selten und gewöhnlich zu Beginn der Behandlung von Klienten mit einer DIS erforderlich. Sie kann auch bei extremen Beschützer-Anteilen von Vorteil sein, wenn diese nicht bereit sind, sich zu separieren, und wenn sie sich von dem, was sie bewahren, entlasten müssen, bevor sie bereit sind, Zugang zu der Verletzung zu gewähren. *Ich kann nicht empfehlen, dies auszuprobieren, solange man sich mit dem Entlastungsprozeß des IFS-Ansatzes nicht gut auskennt und in seiner Durchführung sehr sicher ist,* denn dies kann selbst auf sehr erfahrene Therapeuten überwältigend wirken.

Eine meiner Klientinnen hat den Unterschied zwischen Entlastung mittels direktem Zugang und den Heilungssitzungen, die wir bei stärkerer Präsenz des Selbst durchführten, wie folgt erklärt:

> »Bitte verstehen Sie das nicht falsch, Dr. Anderson. Ich wußte es sehr zu schätzen, daß Sie meinem kleinen Mädchen geholfen haben; aber es fühlt sich völlig anders an, wenn auch ich anwesend bin.«

Bei Anya, einer meiner Klientinnen, tauchte ein extrem verängstigter Anteil jedesmal auf, wenn sich bei ihr ein Gefühl rührte. Als ich auf diesen Beschützer-Anteil bezogen den direkten Zugang anwendete, stellten wir fest, daß der Anteil nicht nur alle Gefühle blockierte, sondern sie auch bewahrte, darunter auch Emotionen, die stark mit Anyas zahlreichen Kindheitstraumata verbunden waren. Anteile können ein komplexes Spektrum von Gefühlen, Überzeugungen und Verhaltensweisen bewahren. Anyas verängstigter Anteil redete gern mit mir und genoß das Gefühl, gehört zu werden, wie er noch nie gehört worden war. Er war bereit, Anyas siebenjährigem Mädchen, das von seinem älteren Bruder sexuell belästigt worden war, Zugang zu gewähren.

»Ich bin nicht bereit, Anya in diese Dinge einzubeziehen«, erklärte Anyas verängstigter Anteil. »Ich bewahre die Gefühle, die damit verbunden sind, daß wir unseren Bruder so sehr vermissen, während die Siebenjährige bewahrt, was mein Bruder mit uns gemacht hat. Anya ist im Moment zu still. Ich traue ihr nicht.«

»Meinst du, du könntest gleichzeitig mit Anya und mit dem kleinen Mädchen verbunden sein?« fragte ich den verängstigten Anteil.

»Nein. Wenn ich zu Anya in Verbindung trete, verliere ich die Verbindung zu dem kleinen Mädchen. Anya liebt ihren Bruder immer noch zu sehr.«

»Was würdest du davon halten, wenn das kleine Mädchen sein Gefühl zuerst mir und dir mitteilt? Anschließend könnten wir dann deine Gefühle und die Gefühle des kleinen Mädchens Anya mitteilen. Wäre das für dich okay?« fragte ich den verängstigten Anteil.

»Ja, nur so könnte es funktionieren«, antwortete Anyas verängstigter Anteil.

»Okay, ich vertraue darauf, daß du weißt, was am besten ist.«

»Und ich vertraue Ihnen«, antwortete der verängstigte Anteil. »Danke dafür, daß Sie sich die Zeit genommen haben, sich meine Sicht der Dinge anzuhören.«

»Gern geschehen«, antwortete ich.

Die Weisheit der Anteile und den natürlichen Heilungsverlauf zu würdigen ist immer die beste Möglichkeit voranzukommen.

Anya und ich fuhren dann mit einer Entlastung mittels direktem Zugang fort. Ihr siebenjähriges Mädchen übermittelte Bilder von dem Erlebten, und der verängstigte Anteil teilte Gefühle der Trauer und des Verlustes ihrem Bruder gegenüber mit. Es war sehr bewegend mitzuerleben, wie sich diese beiden Anteile verbanden. Später stellten wir fest, daß Anyas Selbst diesen Vorgang aus der Ferne beobachtete.

»Nach all den Jahren weiß ich nun endlich, warum ich mich so unwohl fühle, wenn mich jemand berührt, warum ich nicht zulasse, daß jemand hinter mir her geht, und warum ich beim Ansehen trauriger Filme wie ein Baby weine«, erklärte Anya.

Offensichtlich hatte unsere Arbeit eine starke Wirkung auf Anya, ihre Anteile und ihren Therapeuten.

Manchmal findet bei einem Heilungsprozeß eine Entlastung mittels direktem Zugang statt, die sich später zu einer traditionelleren Entlastung entwickelt. Beispielsweise übernimmt das Selbst des Therapeuten das Bezeugen, und das Selbst des Klienten übernimmt später die restlichen Schritte.

Relationale Heilung

Ist im System eines Klienten nur sehr wenig, wenn überhaupt Selbst-Energie verfügbar oder zugänglich, kann eine Entlastung durch direkten Zugang nützlich und manchmal sogar unverzichtbar sein. Wird das Selbst des Klienten mit der Zeit besser erreichbar, tritt eine mittlere Phase ein, in der das Selbst zwar präsent ist, aber nicht so präsent, daß sich das System sicher genug fühlt, um ohne zusätzliche oder äußere Hilfe eine Entlastung zu versuchen. Dies bezeichne ich als *relationale Entlastung*; dabei ist das Selbst des Klienten zwar präsent, aber das Selbst des Therapeuten oder einer anderen Person ist zusätzlich erforderlich, um den Entlastungsprozeß abzuschließen. Eine relationale Entlastung findet häufig bei Verbannten statt, die ein Bindungstrauma bewahren, ebenso bei stark vernachlässigten Verbannten sowie bei Klienten mit einer DIS-Diagnose. *Lassen Sie grundsätzlich das Selbst des Klienten vorgeben, wie das Selbst des Therapeuten während des Heilungsprozesses helfen soll.*

Um diesen Aspekt zu veranschaulichen, werde ich nun den Fall eines Klienten mit Namen Luke schildern, der im Erwachsenenalter eine schwierige relationale Situation erlebt hatte. Vor Beginn der Therapie hatte er fast immer allein gelebt, wünschte sich aber sehnlichst, eines Tages in einer Beziehung zu leben. Die ersten beiden Jahre seiner Therapie verbrachten wir damit, eine Anzahl von Beschützern kennenzulernen, insbesondere den strengen (innen- und außengesteuerten) Kritiker und einen sehr intellektuellen Anteil. Beide weigerten sich, in den Hintergrund zu treten, und beide sprachen ständig ohne jede Emotion *über* das, was in Lukes Leben geschah. Schließlich erlaubten uns diese allgegenwärtigen Anteile, zu einigen von Lukes Verbannten Kontakt aufzunehmen. Zu Lukes Verblüffung entdeckten wir etliche Verbannte, die alle sehr ähnliche Erlebnisse bewahrten (es handelte sich also um eine Verletzung aus der Entwicklungszeit).

»Jetzt verstehe ich, warum ich in meiner Kindheit und Jugend nie so recht wußte, wer ich war. Da drinnen gibt es so viele verschiedene Anteile«, stellte Luke fest.

»Versuchen wir doch, einfach offen zu sein und uns anzuhören, was sie uns mitteilen wollen. Wir sollten ihnen überlassen, was sie sagen wollen, wenn das für Sie okay ist«, empfahl ich.

»Die jüngsten scheinen sechs Jahre alt zu sein, und dann geht es weiter bis in meine Zeit als Teenager – so um die siebzehn oder achtzehn«, fuhr Luke fort. »Eigentlich wollen sie nur miteinander reden; es gibt aber auch ein paar konkrete Dinge, die sie mitteilen wollen. Ist das okay?«

»Das ist für mich völlig in Ordnung.«

»Sie wirken alle so einsam. Sie haben sich jahrelang versteckt. Der Siebzehnjährige mußte sich den Herausforderungen in der Welt stellen und seine Funktion erfüllen. Der Zwölfjährige fühlte sich ständig so schrecklich in seinem Körper. Und der Achtjährige konnte sich nie an die soziale Situation in der Schule anpassen. Keiner von ihnen hat jemals einen eigenen Standpunkt behauptet, und keiner fühlte sich jemals gut genug. Der Sechsjährige hat im Moment das Gefühl, er müßte weinen, und mir geht es genauso«, erklärte Luke.

»Das ist traurig, Luke.«

»Ein Problem war, daß meine Mutter, wenn sie tatsächlich weinten, sie anbrüllte und sagte: ›Was ist los mit dir? Hör auf zu weinen!‹«

»Luke, sagen Sie all diesen Anteilen, daß wir hören wollen, was sie für Sie bewahren.«

»Sie haben das Gefühl, daß wir zu verstehen anfangen. Sie bewahren viel Traurigkeit und fühlen sich sehr einsam.«

»Luke, sagen Sie ihnen, es sei für uns völlig in Ordnung, daß sie sich traurig fühlen. Sie haben viele Gründe, traurig zu sein. Können Sie momentan so bei ihnen sein, wie sie es brauchen?«

»Nein, ohne Ihre Hilfe sicher nicht. Es ist zuviel. Sie mögen Sie und vertrauen Ihnen im Augenblick viel mehr als mir.«

»Das ist okay. Sagen Sie ihnen, daß Sie und ich ihnen gemeinsam helfen können, mit ihrer Traurigkeit fertig zu werden. Ich werde Sie bei jedem Schritt auf diesem Weg begleiten«, versicherte ich Luke. »Wir sollten ihnen die Möglichkeit geben, uns mitzuteilen, was sie uns sagen wollen.«

»Im Moment geht es ausschließlich um Gefühle.«

»Luke, stellen Sie fest, ob sie uns die Gefühle nach und nach mitteilen können, bis sie meinen, daß wir alles kennen«, schlug ich vor, weil ich ihnen helfen wollte, die Gefahr, überwältigt zu werden, zu bannen.

»Okay«, antwortete Luke. Es folgte ein Augenblick der Stille, und dann fügte er hinzu: »Ich glaube, jetzt ist alles in Ordnung.«

»Fragen Sie vorsichtshalber bei ihnen nach.«

»Ja, alles in Ordnung«, sagte Luke.

»Können Sie sich in die Situation versetzen und ihnen geben, was sie damals brauchten und wollten, und sie dann sicher in die Gegenwart bringen?« fragte ich.

»Ja, sie haben jetzt das Gefühl, daß sie bekommen haben, was sie von uns brauchten, und sie sind bereit zu gehen.«

»Gut. Wollen sie als Gruppe gehen? Oder fühlen sie sich wohler, wenn sie nacheinander gehen?« fragte ich.

»Sie wollen eindeutig zusammen gehen.«

»Sehr gut! Dann teilen Sie ihnen jetzt mit, daß sie sich von allen Gefühlen, Gedanken und Überzeugungen, die sie bewahrt haben, lösen können, so wie es für sie am besten ist«, schlug ich vor.

»Alles schwebt in den Himmel empor und löst sich in der Luft auf«, beschrieb Luke. »Es ist traurig, aber es geht auch ein friedliches Gefühl davon aus.«

»Das ist wunderbar. Wenn sie bereit sind, dann geben Sie ihnen die Möglichkeit, in sich aufzunehmen, was sie brauchen, um ihren Lebensweg weiterzugehen.«

»Liebe und Zugehörigkeit. Und die Gewißheit, daß sie wichtig sind«, antwortete Luke mit einem ruhigen und wissenden Gesichtsausdruck. »Vielen Dank, Frank. Das war unglaublich.«

»Ich weiß. Ich fühle mich geehrt, das jetzt mit Ihnen zusammen erleben zu können, Luke.«

»Das ist die Art von Nähe, die ich mein ganzes Leben lang vermißt habe.«

»Teilen Sie Ihren Anteilen mit, daß Sie das jetzt in Ihrem Leben haben können, mit einem Menschen, den Sie lieben und mit dem Sie zusammenleben wollen«, sagte ich. Dann hielt ich einen Moment inne. »Können wir jetzt zu Ihrem Kritiker und Ihrem intellektuellen Anteil in Kontakt treten?«

»Oh, sie sind beide sehr glücklich. Sie haben das Geschehen die ganze Zeit über beobachtet. Sie sind völlig umgehauen. Ich empfinde im Moment so viel Liebe für alle diese Anteile. Endlich verstehe ich, daß sie sich seit Jahren wie Wachhunde verhalten.«

»Übermitteln Sie ihnen weiter Ihre Liebe und Wertschätzung, Luke.«

»Das gefällt ihnen. Und sie haben es auch verdient«, ergänzte Luke mit Tränen in den Augen.

Meine Anwesenheit war für Lukes Anteile sehr wichtig, aber ich hatte sein System darüber entscheiden lassen, was geschehen sollte und in welcher Reihenfolge. Ich mußte präsent sein, um emotionale und relationale Unterstützung geben zu können, ohne den Prozeß selbst zu steuern.

Eine relationale Entlastung kann auch bei der Arbeit mit einem Paar stattfinden. In solchen Fällen übernimmt ein Partner die Beobachterrolle und stellt dem anderen Partner seine Selbst-Energie zur Verfügung, während letzterer an der Heilung seiner Verletzung arbeitet (Herbine-Blank, Kerpelman & Sweezy 2016/2021). Dies ermöglicht eine Entlastung im Kontext liebevoller Verbundenheit, was für die beiden Beteiligten unterschiedliche, aber gleichermaßen starke Auswirkungen haben kann. Wir wissen, daß der Selbst-Energie eine starke Heilkraft innewohnt; sie kann Anteilen, die Schmerz bewahren, von dem sie sich lösen müssen, mehr Sicherheit und Behagen ermöglichen. Wir bezeugen die kollektive Kraft der Selbst-Energie immer wieder bei Demonstrationen im Rahmen eines IFS-Trainings.

Kumulative Entlastung

Klienten mit komplexen Traumata, die sich in einer Einzeltherapie befinden, haben in der Regel keinen Zugang zu der kollektiven Selbst-Energie, die bei Demonstrationsbehandlungen im Rahmen von Ausbildungen verfügbar ist, weshalb der Heilungsprozeß bei ihnen gewöhnlich langsamer vonstatten geht. Es kostet viel Zeit, alle im System aktiven Anteile kennenzulernen, und sie brauchen selbst viel Zeit, um Ihnen so weit zu vertrauen, daß sie bereit sind, in den Hintergrund zu treten. Sobald ein kleiner Teil des Selbst des Klienten bereit und in der Lage ist, zu dem verletzten Anteil in Verbindung zu treten, kann in jeder Sitzung ein gewisses Bezeugen stattfinden, bis der Prozeß vollständig abgeschlossen ist – was manchmal mehrere Monate dauert. Woche für Woche, Sitzung für Sitzung enthüllt sich mehr von der Geschichte, bis der Verbannte das Selbst spürt und/oder der Therapeut es vollständig versteht. Zieht sich das Bezeugen über mehrere Wochen hin, können Verbannte eine Überwältigung des Systems vermeiden.

Nachdem das Bezeugen abgeschlossen ist, können die restlichen Schritte des Entlastungsprozesses (also Do-over, Rückholung, Entlasten, Einladung und Integration) in der Regel im Laufe der nächsten Sitzungen durchgeführt werden. Diese Art von Heilung bezeichne ich als *kumulative Entlastung*. Die inkrementelle Heilung erstreckt sich über mehrere Wochen, wobei die Phase des Bezeugens einen entsprechend längeren Zeitraum in Anspruch nimmt. Ich habe auch festgestellt, daß kumulative Entlastungen nicht immer in der üblichen Schrittfolge verlaufen. In einer Sitzung findet Bezeugen und ein wenig Rückholung statt. In einer späteren Sitzung kommt es erneut zum Bezeugen und zu einer gewissen Entlastung. Auch dies kann sich über viele Sitzungen erstrecken.

Auch die Lösung von relationaler Scham, die durch Verlassenwerden und Vernachlässigung entstanden ist, dauert viel länger als eine herkömmliche Entlastung. Beschützer sind dabei oft erbittert und nicht bereit, zurückzutreten und die Erlaubnis zum Kontakt mit der Verletzung zu geben. Selbst-Energie ist oft nicht ohne weiteres oder nur minimal verfügbar, und bei zu schnellem Vorgehen leisten die Anteile Widerstand, und die Heilung ist auf das System bezogen weniger wirksam. Diese Art der Heilung erfordert von seiten des Therapeuten enorm viel Geduld und Selbst-Energie und kann aufgrund der tiefen Verwurzelung eines Traumas Wochen oder Monate erfordern.

Zur Veranschaulichung werde ich nun den Fall von Blake, einem 46jährigen homosexuellen Klienten, schildern, der ursprünglich wegen Schwierigkeiten in seiner Beziehung zu seinem Mann, Troy, zur Behandlung gekommen war. Wir brauchten nicht lange, um die Ursache ihrer Intimitätsprobleme zu finden. Blake hatte einen starken inneren Geschichtenerzähler, der alles über seinen gewalttätigen Vater wußte. Dieser hatte die Familie verlassen, als Blake sieben Jahre alt gewesen war. Und auch über Blakes alkoholkranke und ständig kritisierende Mutter, die nach dem Ausfall des Vaters vier Jungen allein hatte aufziehen müssen, wußte der Erzähler-Anteil genau Bescheid. Wir brauchten mehr als zwei

Jahre, bis alle Anteile von Blake uns erlaubt hatten, direkt zu dem kleinen Jungen in seinem Inneren in Kontakt zu treten. Die Anteile waren unflexibel, oft nicht bereit nachzugeben, und weigerten sich hartnäckig, uns den Zugang zu ermöglichen, weil sie sich vor der Intensität der Gefühle des Jungen fürchteten. Aber schließlich gelang es Blake, zu seinem Selbst in Kontakt zu treten, und seine Anteile ließen eine Begegnung mit dem Jungen im Alter von vier bis sechzehn Jahren zu. Blake nannte diese mehrere Anteile betreffende kollektive Verletzung »kleiner B«. Es handelte sich um ein Kind, das verbannt worden war, wenn es um irgend etwas gebeten hatte – ein Junge, der ständig von seiner »Zicke von Mutter« kritisiert wurde, wie Blake es ausdrückte.

»Man konnte nur ständig über sich selbst nachdenken«, erklärte Blake, und dabei kamen ihm die Tränen. »Der kleine B fühlte sich ständig wie ein Nichts. Er hatte ein entsetzlich schwaches Selbstwertgefühl.«

»Blake, hören Sie das direkt von ihm? Oder teilt ein anderer Anteil es Ihnen mit?« fragte ich.

»Es kommt von ihm. Es ist, als würde er seine Gefühle direkt zu mir übermitteln. Ich bin jetzt wirklich bei ihm.«

»Sehr gut. Sagen Sie ihm, daß Sie jetzt verstehen, was los ist, Blake.«

»Ich erinnere mich an die Zeit, in der ich in der High-school meinen ersten Job bekam. Ich hatte Angst, auch nur meinen Namen auf die Schilder zu schreiben, die wir tragen mußten. Ich wollte nicht, daß irgend jemand erführe, wer ich war oder was für ein Versager ich war. Sorry – ich werde jetzt auf den kleinen B zurückkommen«, fuhr Blake fort; er gab zu, daß er zwischen verschiedenen Altersstufen wechselte. »Der kleine B und ich, wir fühlen uns im Moment sehr traurig.«

»Das ist völlig in Ordnung. Lassen Sie es einfach zu«, empfahl ich ihm.

»Er hätte nie geglaubt, daß jemals ein anderer Mensch bei ihm bleiben würde.«

»Das klingt, als würde er eine gewisse Scham mit sich herumschleppen, Blake.«

»Mein Gott, ja – unglaublich viel Scham.«

> »Teilen Sie ihm mit, daß wir immer wieder zu ihm zurückkehren werden, damit er alles mitteilen kann, woran er festhält, weil Ihr Vater Sie verlassen hat und Ihre Mutter so gemein zu Ihnen war. Versichern Sie ihm, daß wir hier sind, um ihm zu helfen.«
>
> »Er sagt, daß wir das über einen längeren Zeitraum entdecken müssen, weil er sonst nicht damit fertig wird. Da sei eine Menge zu verarbeiten, und das werde einige Zeit dauern.«
>
> »Sagen Sie ihm, daß das in Ordnung ist. Wir haben keine Eile. Er kann sich soviel Zeit nehmen, wie er braucht«, antwortete ich.
>
> »Das gefällt ihm.«

Nach etwa dreimonatigem Bezeugen war der kleine B bereit, in die Gegenwart zu wechseln und sich von dem, was er bewahrte, zu trennen. Blakes gesamtes Verhalten veränderte sich. Er wurde ruhiger, introspektiver und offener dafür, sich verletzlich zu zeigen.

> »Nach unserer Arbeit mit dem kleinen B«, erklärte Blake, »veränderte sich meine Beziehung zu Troy. Ich weiß jetzt, daß ich Troy ständig wie einen Schurken behandelt habe und daß diese Gefühle größtenteils mit dem kleinen B zusammenhängen. Vielen Dank dafür, daß Sie mir dabei geholfen haben.«

Ein anderes Beispiel für einen kumulativen Entlastungsprozeß erlebte ich bei einer Klientin mit Namen Janis, die ein kleines Mädchen im Schulalter heilte, das sich von seiner Mutter nicht geliebt fühlte. Ich kontaktierte Janis einige Monate später noch einmal, um festzustellen, wie es dem kleinen Mädchen ging.

> »Um bei der Wahrheit zu bleiben: Ich war damals nicht in der Lage, ihr gegenüber völlig ehrlich zu sein, weil ich immer noch jeden Tag getrunken habe. Ich war so präsent, wie ich hätte sein können, aber ich glaube, daß sie jetzt, seit ich trocken bin und für sie besser präsent sein kann, noch einmal Hilfe braucht«, erklärte Janis.

Janis hatte in jener Situation nur einen kleinen Teil der Heilung erreichen können, weil sie weiterhin täglich trank. Nachdem sie abstinent geworden war, war es ihr möglich, weitere Schichten des Schmerzes ihres kleinen Mädchens zu heilen.

Traditionelle Entlastung

Die traditionelle Entlastung ist die Art von Heilung, mit der die meisten von uns vertraut sind und die im IFS-Level-1-Training gelehrt wird. Sie läßt sich theoretisch in einer einzigen Sitzung abschließen. Sie kann sehr wirksam sein, sie mitzuerleben ist oft sehr eindrucksvoll, und in der Regel hat sie starken Einfluß auf die Lebensqualität des Klienten. In diesem Fall ist das Selbst des Klienten der wichtigste heilende Faktor, und die Präsenz des Therapeuten sorgt für einen sanften Abschluß des Prozesses. Oft gibt es bei dieser Art von Entlastung einen Verbannten, der eine Verletzung bewahrt. Im Fall eines komplexen Traumas kann es sich aber auch um einen Verbannten handeln, der mehrere Verletzungen bewahrt, um mehrere Verbannte, die ähnliche Verletzungen bewahren, um Verbannte, die je eine Verletzung von beiden Eltern bewahren, um Verbannte in der Gegenwart, die mit Verbannten in der Vergangenheit verbunden sind, oder um mehrere Verbannte unterschiedlicher Art, die mehrere unterschiedliche Verletzungen bewahren.

Die folgende Graphik veranschaulicht die verschiedenen Arten von Entlastung, die man bei einem relationalen Trauma nutzen kann. Gewöhnlich verläuft die Entwicklung dem Diagramm entsprechend von links nach rechts, während die Behandlung ihren Lauf nimmt.

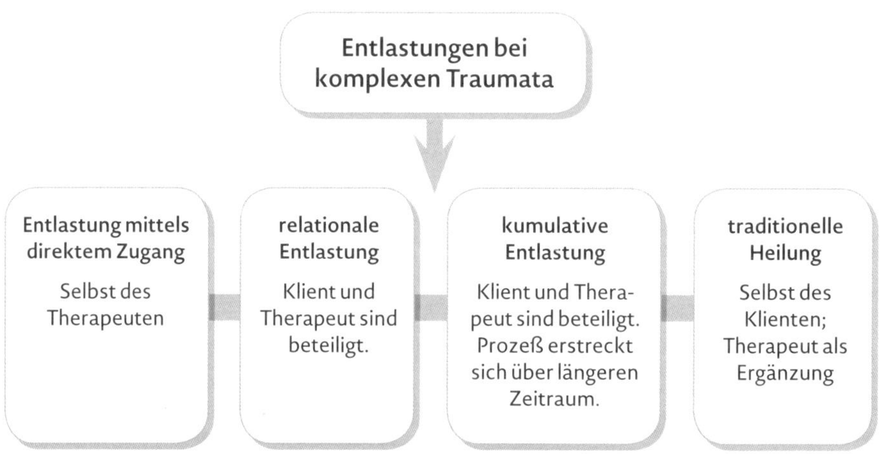

Das folgende Diagramm repräsentiert das Spektrum der Entlastungen in Verbindung mit verschiedenen Konfigurationen von Verletzungen, die im Falle eines komplexen Traumas auftauchen.

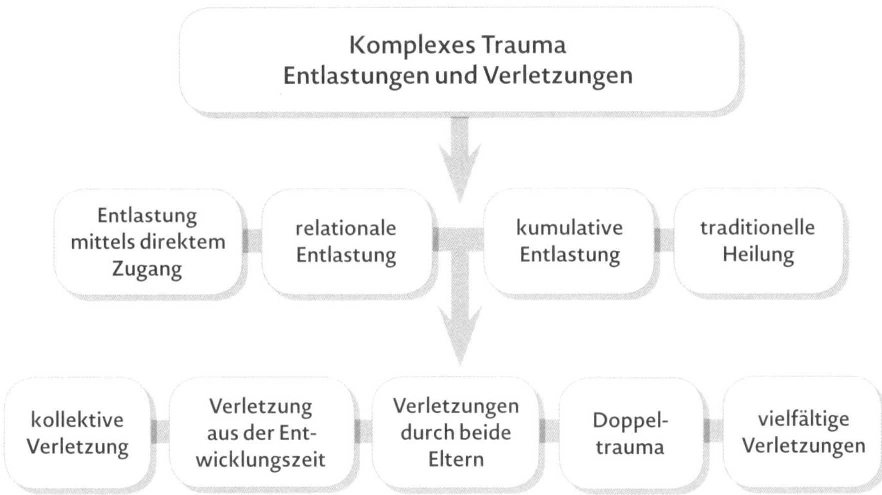

Im Sinne des IFS-Ansatzes glaube ich an verschiedene Möglichkeiten, traumatische Verletzungen zu heilen, und daran, daß bei relationalen Traumata mehrere Konstellationen von Verletzungen möglich sind. Ebenso gibt es viele Möglichkeiten, außerhalb des IFS-Rahmens Schmerz aufzulösen. Menschen können sich von dem auf ihnen lastenden Schmerz auf verschiedene Arten lösen: durch religiöse Erfahrungen, korrigierende Erlebnisse oder heilende Beziehungen; indem sie sich in der Natur aufhalten oder etwas Inspirierendes lesen; indem sie bestimmte Medikamente einnehmen; und indem sie verschiedene psychotherapeutische Ansätze ausprobieren.

Ich persönlich halte das IFS-System für den umfassendsten Behandlungsansatz. Er bezieht Gedanken, Gefühle, körperliche Empfindungen, innere Weisheit, Energie, Beziehungen und Spiritualität ein. Er erscheint mir intuitiv am sinnvollsten, entspricht meiner Persönlichkeit und meiner Art, mit Beziehungen umzugehen, und schließlich hat er sich bei der Heilung meiner eigenen Traumata als sehr positiv erwiesen. Ich freue mich, von mir sagen zu können, daß ich gesunde und erfüllende Beziehungen zu den Menschen in meinem Umfeld, die mich schlecht behandelt haben, unterhalte. Ich habe ihnen wirklich vergeben, und das wäre ohne die Heilkraft des IFS-Ansatzes wohl nicht möglich gewesen.

KAPITEL 24

Mit der Heilung verbundene Aspekte

Was nach der Entlastung geschieht

Meiner Meinung nach sprechen wir im IFS-Rahmen nicht ausführlich genug über das, was nach der Entlastung geschieht. In der Regel konzentrieren wir uns in unserer Ausbildung auf die Schritte auf dem Weg zur Heilung, und wir haben nur selten die Möglichkeit, uns anzuschauen, was nach der Entlastung geschieht, und darüber zu sprechen. Nach Dick Schwartz kann es etwa drei bis vier Wochen dauern, bis sich ein Verbannter wieder in das System integriert. Wir wissen nicht genau, was in dieser Zeit im Gehirn vor sich geht, aber ich habe den Eindruck, daß es etwas mit der Verstärkung des soeben reorganisierten neuronalen Netzwerks zu tun hat. Ich hoffe, daß uns künftige Forschungsaktivitäten in dieser Hinsicht mehr Klarheit und plausible Antworten liefern werden. Ich empfehle Klienten, *drei bis vier Wochen lang jeden Tag ihren entlasteten Anteil zu überprüfen,* was auch Dick Schwarz empfohlen hat. Verfuhr ich so mit meinen eigenen soeben geheilten Anteilen, traten sie in den Hintergrund und wurden in mein Gesamtsystem integriert.

Der Heilung scheint eine *Integrationsphase* zu folgen. Es ist, als würde man die Teile eines Puzzles auf neuartige, überzeugende Weise zusammenfügen und als würde dies sowohl innerlich als auch äußerlich geschehen. Die Klienten müssen sich mit *einer neuen Art, in der Welt zu sein,* vertraut machen, die nicht mehr damit verbunden ist, daß sie getriggert werden. Außerdem scheint ein Prozeß stattzufinden, der die Vergangenheit in einem neuen Licht erscheinen läßt, eine neue Sicht der Welt in der Gegenwart kreiert und deren Entfaltung ermöglicht, ohne sie unter Kontrolle halten zu wollen.

Ich werde die Macht des Prozesses nach der Entlastung nun anhand eines Dialogs aus einer Sitzung mit einer Klientin namens Jena veranschaulichen.

»Jena, wie geht es Ihrem 36jährigen Anteil diese Woche?« fragte ich. Damit bezog ich mich auf einen entlasteten erwachsenen Anteil, der von Mike (ihrem Mann) auf den Boden geworfen worden war, nachdem er herausgefunden hatte, daß sie ihren Job gekündigt hatte, ohne ihn darüber zu informieren.

»Ich habe bei ihr nachgefragt, so wie Sie es mir empfohlen hatten – zwar nicht jeden Tag, aber an den meisten Tagen«, antwortete sie. »Sie fühlt sich jetzt stärker, ist emotional gefestigter und hat das Gefühl, in der Lage zu sein, sich von dieser Erinnerung und der damit verbundenen Furcht zu lösen. Sie fühlt sich nicht mehr ungeliebt. Sie ist zuversichtlicher und braucht nicht mehr ständig Abstand von Mike zu halten.«

»Das ist wunderbar, Jena. Ich freue mich, daß es ihr so gut geht. Wie geht es dem trinksüchtigen Anteil – demjenigen, der sie in all den Jahren hauptsächlich geschützt hat?«

»Hm. Er sagt, er braucht sich nicht mehr um sie zu kümmern, aber er hat noch nicht mit dem Trinken aufgehört. Er behauptet, es gebe da drinnen noch andere Dinge, die er beobachten müsse.« (Jenas Fall demonstriert, daß Anteile ein anderes Geschlecht haben können.)

»Ist er bereit, uns jetzt darüber zu berichten?« fragte ich.

»Er schützt immer noch das kleine Mädchen, das sich ungeliebt fühlt, außerdem die Jugendliche, die ihren Bruder wegen AIDS verloren hat, und die Frau, die in den letzten 25 Jahren mit einem ständig betrunkenen Ehemann zurechtkommen mußte. Es gibt immer noch vieles, weswegen er kämpfen muß.«

»Sagen Sie ihm, daß wir dankbar dafür sind, daß er bereit ist, uns all dies mitzuteilen, darüber zu reden, und daß wir bereit sind, ihm zu helfen, wenn er das möchte. Es scheint so, als würde er dort drinnen viele Anteile beschützen.«

»Ja. Das kleine Mädchen bildet das Fundament, und alle anderen Anteile befinden sich über ihr. Ich habe das Gefühl, zum ersten Mal mein ganzes Leben zu verstehen.«

Nach Abschluß der Entlastung entsteht *eine neue Beziehung zwischen dem Selbst und dem zuvor verbannten Anteil.* Es kann einige Zeit dauern, bis die Verbannten- und Beschützer-Anteile das Vertrauen entwickelt haben zu glauben, daß die Dinge jetzt anders liegen und daß das Selbst verläßlich auftauchen wird, sich nicht mehr zurückziehen wird und mit dem, was geschieht, anders als vorher umgehen wird. Unter bestimmten Umständen besteht die Gefahr einer Überreaktion oder eines Rückschlags von seiten der Beschützer, wenn die Belastung nicht vollständig aufgelöst ist und sich die Beschützer noch nicht von alldem befreit haben, was sie bewahren.

Es folgt ein Beispiel für die Heilung einer Verletzung bei mir selbst und dafür, wie meine Anteile mich genau beobachteten, während ich mich nach der Entlastung anders als zuvor in meiner Welt bewegte. Ich hatte einen jüngeren Anteil von mir entlastet, dem immer wieder gesagt worden war, was er fühle und wie er sich fühlen solle. Etwa einen Monat nach diesem Prozeß plante ich mit meinen Geschwistern eine Überraschungsparty zum Geburtstag meines Vaters. Bei diesem Anlaß fingen meine Geschwister an, mir einzureden, wie ich mich fühlen sollte und wie nicht. Zwar fiel mir eine gewisse Aktivierung bei mir auf, aber erstaunlicherweise reagierte ich nicht so, wie es bisher für mich typisch gewesen war. Ich sprach diesmal von meinem Selbst, nicht von meinen Anteilen aus. Ich fragte sie, ob sie hören wollten, was »ich« fühlte; sie hielten einen Moment inne, entschuldigten sich dann und sagten: »Ja, natürlich möchten wir das wissen.«

Mir war klar, daß meine Geschwister mir gegenüber keine bösen Absichten verfolgten, und ich war glücklich darüber, daß ich nach der Heilung meiner Verletzung anders mit den Dingen umgehen konnte. Noch erstaunlicher fand ich jedoch, wie erfreut meine Anteile waren, daß ich mich zur Wehr setzen konnte. Sie beobachteten sichtlich begeistert, wie ich die Führung übernahm. Sie sahen, daß ich nicht wütend wurde, mich nicht zurückzog und auch nicht »einfach hinnahm«, was geschah; vielmehr war es mir möglich, im Gespräch zu bleiben und mich anders zu repräsentieren als vorher. Als ich innen bemerkte, daß meine Anteile mir zulächelten, verstand ich, wie wichtig es für sie war, daß ich mich anders als vorher verhielt. Meinen ganzen Körper durchströmte ein Wärmeschauer.

Nach einer Entlastung sollte man stets die Situation aller Anteile überprüfen, insbesondere die der Beschützer-Anteile. Sie lösen sich nur selten von ihrer vorherigen Rolle im System, insbesondere wenn es um ein relationales Trauma geht. Häufig setzen sie ihre Arbeit fort und müssen nach einer Heilungssitzung *reintegriert* werden, was einschließt, daß sie dem Selbst vertrauen und sich von ihrer alten Rolle lösen. Je nachdem, welches Verhältnis sie zu der Aufgabe haben, die sie im Dienste des Beschützens und der Bewahrung übernehmen mußten, müssen sie manchmal auch *selbst eine Entlastung durchführen*. Vielleicht hören Sie die Anteile eines Klienten sagen: »Ich fühle mich wie Müll, weil ich meine Frau so schlecht behandelt habe, wenn ich betrunken war« oder: »Ich verdiene es nicht, in meinem Leben etwas Gutes zu erleben, nachdem ich meine Kinder und meine Arbeitskollegen so oft angebrüllt habe.«

Extreme Anteile wissen, welche Wirkung sie auf andere gehabt haben, und oft sind sie wegen ihres Verhaltens von starker Scham geplagt. Nehmen Sie sich die Zeit, die diese Anteile brauchen, um wieder integriert zu werden und sich von dem, was sie tragen, zu lösen. Wenn man ihnen nicht hilft, sich von ihrer bisherigen Rolle zu lösen und ihre Schuldgefühle abzulegen, können sie die Entlastung rückgängig machen und den Verbannten wieder in die Vergangenheit befördern.

Prozeß nach der Entlastung

- Überprüfen Sie drei bis vier Wochen lang täglich den entlasteten Anteil.
- Stellen Sie sich auf eine neue Art, in der Welt zu sein, ein.
- Festigen Sie die Beziehung zwischen dem Selbst und dem ehemaligen Verbannten.
- Integrieren Sie die Beschützer, indem Sie ihnen helfen, dem Selbst zu vertrauen und sich von ihren alten Rollen zu lösen.
- Lassen Sie nötigenfalls die Entlastung des Beschützers zu.

Wenn Lasten wiederkehren

Bestimmte Umstände können eine Last selbst nach ihrer Heilung zurückbringen. Dies kommt unter folgenden Umständen vor: (1) Die Erzählung wurde nicht vollständig vom Selbst bezeugt, (2) der Klient wurde nach der Entlastung nicht weiter betreut, (3) kurz nach der Entlastung ist im Leben des Klienten etwas Traumatisches geschehen, (4) andere Anteile innerhalb des Systems nutzen die Last für einen anderen Zweck, (5) die Heilung bedroht Beschützer, welche die Last deshalb zurückholen, oder (6) mit der Verletzung ist eine Erblast verbunden (Schwartz & Sweezy 2020/2021).

Ich habe auch erlebt, daß Klienten mit komplizierterer Vorgeschichte, bei denen während einer Entlastung nur ein kleiner Teil des Selbst präsent ist, die Heilung rückgängig machen, wenn ihre Anteile das Selbst nicht für fähig halten, in der Gegenwart konsistent genug zu agieren.

So fiel mir z. B. auf, daß meine Klientin Amanda einige ihrer alten passiven Verhaltensweisen wieder benutzte. Daraufhin bat ich sie, sich zu vergewissern, wie es ihrem jungen Anteil ging, dem wir sechs Monate vorher geholfen hatten, von einer Vergewaltigung zu genesen. Völlig überrascht, stellte Amanda fest:

»Ich glaube, das Mädchen ist in die Vergangenheit zurückgekehrt.«

Wie weitere Nachforschungen ergaben, hatte der Teenager bemerkt, daß Amanda depressiv wurde und nicht mehr in der Lage war, für sich selbst einzutreten. Das Mädchen fühlte sich nicht mehr sicher und hatte das Vertrauen zu Amandas Selbst verloren, als ihre Depression stärker wurde und ihre Beschützer-Anteile in den Vordergrund traten.

Dieses Szenario kommt insbesondere bei Klienten, die unter einer DIS leiden und die in ihrem Leben nicht permanent über genügend Selbst-Energie verfügen, häufig vor. Beschützer-Anteile und sogar Verbannte können beschließen, die Heilung rückgängig zu machen und in die Vergangenheit zurückzukehren.

Es folgt eine Liste der häufigsten Gründe für das Wiederauftauchen einer Last.

- Die Erzählung wurde nicht vollständig bezeugt.
- Nach der Entlastung wird der Klient nicht nachbetreut.
- Im Leben des Klienten geschieht etwas Traumatisches.
- Andere Anteile innerhalb des Systems nutzen die Last für ihre Zwecke.
- Wenn Beschützer bedroht werden, bringen sie die Last manchmal zurück.
- Mit der Verletzung ist eine Erblast verbunden.
- Die vorhandene Selbst-Energie reicht nicht aus, um den Anteilen Vertrauen einzuflößen.

Traumaerinnerungen

Wir sind Therapeuten, keine Wahrheitssucher. Unsere Aufgabe ist nicht zu entscheiden, ob ein Trauma entstanden ist oder nicht. Und tatsächlich existieren bei Klienten häufig Anteile, die bezweifeln, ob ein Trauma vorliegt; und ebenso häufig bitten uns Anteile von Klienten um unsere Meinung. Ich bemühe mich in solchen Fällen, mich auf keine der beiden Seiten zu stellen. *Als IFS-Therapeuten haben wir die Aufgabe, unseren Klienten bei der Entlastung ihrer Anteile zu helfen, ganz gleich, was sie aufgrund eines bestimmten Ereignisses in ihrem Leben bewahren.* Wir brauchen *nicht* herauszufinden, ob das, worüber sie berichten, tatsächlich so geschehen ist, wie sie es in Erinnerung haben. Wir halten uns an ihr Erlebnis, ohne darüber zu urteilen oder eine Meinung dazu zu äußern, und wir helfen ihnen, sich von den damit verbundenen Gefühlen, Überzeugungen und körperlichen Empfindungen zu lösen. Die *Wahrnehmung* der Anteile kann auf das Leben der Betreffenden eine starke Wirkung haben, und wir können ihnen diesbezüglich helfen.

Jeder Therapeut, der mit Paaren arbeitet, kennt den Einfluß der Wahrnehmung. Oft sieht der eine Partner das, was während eines Streits geschehen ist, völlig anders als der andere, und die Sichtweisen beider haben eine starke Wirkung auf die Beziehung.

Wir können und sollten das Zutreffen von Traumaerinnerungen ohne eindeutige Beweise weder bestätigen noch verneinen. Aber wir können den Anteilen helfen, ihre diesbezüglichen Gefühle zu entlasten, ohne ihren autobiographischen Erinnerungen etwas hinzuzufügen, sie zu leugnen oder sie zu verändern.

Gegenreaktion

Gegenreaktionen von Beschützern können schroff, brutal und sogar gewalttätig sein, insbesondere wenn extreme Beschützer-Anteile nicht uneingeschränkt die Erlaubnis gegeben haben, die Verletzungen, die sie hüten, zu kontaktieren oder zu heilen. Unter anderem deshalb sehen wir das Vorliegen einer Erlaubnis im Sinne des IFS-Ansatzes als so wichtig an. Therapeuten sind manchmal frustriert, wenn es sich als schwierig erweist, eine solche Erlaubnis zu erhalten, und versuchen dann, den Augenblick zu nutzen, in dem ein Verbannter in einem verzweifelten Versuch, sich Hilfe zu sichern, die schützende Barriere durchbricht.

Außerdem haben viele von uns in einer psychodynamischen Ausbildung gelernt, stets »dem Affekt zu folgen, wenn er auftaucht«. Doch wenn ein Verbannter die Barriere durchbricht und man in dieser Situation mit einer Entlastung fortfährt, ohne eine umfassende Erlaubnis der Beschützer dafür zu haben, kann die Heilung rückgängig gemacht werden; und noch schlimmer ist, daß starke Beschützer Klienten schaden können, um sie für das Betreten von Orten zu bestrafen, die zu besuchen ihnen nicht gestattet war. Zu den Gründen für eine solche Gegenreaktion zählen nach Dick Schwartz Loyalität dem Täter gegenüber, eine versäumte Überprüfung der Beschützer nach der Entlastung und die Besorgnis von Anteilen, weil sie sich zufrieden oder glücklich fühlen.

Dieser letzte Punkt – daß es nicht immer gut ist, sich gut zu fühlen – verwirrt mich seit langem. Ich hatte viele Klienten, die sich mehrere Sitzungen lang mutig mit schwierigen Erlebnissen auseinandersetzten, und wir hatten gemeinsam schon eine Menge Arbeit bewältigt. Insgeheim hatte ich erwartet, daß sie mir in der nächsten Therapiesitzung überschwenglich für meine Hilfe danken würden. Statt dessen klagten sie gleich zu Beginn der nächsten Sitzung, daß es ihnen schlecht gehe oder daß sie sich seit unserer vorigen Sitzung entsetzlich gefühlt hätten. Mein Herz reagierte darauf frustriert und enttäuscht.

Mittlerweile habe ich mich daran gewöhnt, daß bei Klienten mit einem relationalen Trauma regelmäßig Anteile existieren, die sich nicht sicher oder unwohl fühlen, obwohl die Dinge in ihrem Leben eigentlich gut stehen und sie Freude oder Glück erleben. Ich weiß heute, daß das Gute für solche Anteile nicht vertraut und oft unangenehm ist und daß dies für sie häufig bedeutet, daß nicht weit entfernt üble Dinge lauern.

Heute weiß ich diese Anteile zu schätzen, und ich versuche, ihnen vorsichtig zu helfen, sich an eine neue Normalität anzupassen, wobei mir klar ist, daß sie dafür einige Zeit brauchen werden.

Vergeben, Wiederherstellung und die Macht der Heilung

Vergeben und Wiederherstellung sind für viele Traumatisierte heikle Themen. Manche Klienten sagen, sie hätten kein Interesse daran, die Beziehung zu ihrem Täter wiederherzustellen, und sie brechen sie dauerhaft ab. Andere sind keinesfalls in der Lage, ihre Beziehung zum Täter zu beenden, so ungesund dies auch erscheinen mag. Und einige vergeben verfrüht und ringen dann damit, daß sie nicht bekommen, was sie sich als Reaktion auf ihr Verhalten erhofft hatten.

Ich empfehle allen meinen Klienten: *Heilen Sie zuerst Ihre Verletzungen, und finden Sie erst danach heraus, wie Sie sich dabei fühlen, wenn Sie zu Ihrem Peiniger Kontakt aufnehmen.* Sobald es Klienten gelingt, die Verletzungen aufzulösen, die jemand anderes ihnen zugefügt hat, sind sie davon frei, sie haben das Trauma nicht mehr in ihrem Inneren, und sie sind nicht mehr an den Täter gebunden. Sie verfügen dann über eine Macht von innen, die in Liebe und Mitgefühl wurzelt. Oft sehen sie dann auch ihre Gefühle dem Täter gegenüber in einem neuen Licht, und ihre Sicht dessen, was sie ihm sagen wollen, verändert sich.

Manchmal brauchen die Anteile nichts weiter, als daß sie wirklich vom Selbst gesehen und gehört werden, und Kontakt zum Täter ist für sie nicht mehr erforderlich. In anderen Fällen müssen Klienten nach deren Heilung über ihre Verletzung sprechen (ohne dabei aggressiv zu werden), und müssen dem, was nach ihrer Kenntnis die Wahrheit ist, Gehör verschaffen. Die Wiederaneignung der Macht durch eine vom Selbst initiierte Konfrontation hat innerlich wie äußerlich eine starke Wirkung. In anderen Fällen gelingt es Klienten, den unter dem Täter verborgenen Verbannten zu identifizieren, und sie können, verbunden mit Mitgefühl, loslassen und vergeben. Was auch immer Klienten hinsichtlich einer Konfrontation mit dem Täter, der Vergebung oder der Heilung zu tun gedenken, ich fühle mich immer geehrt, weil ich ihren Prozeß als Zeuge begleiten darf, und ich vertraue darauf, daß sie das für sie Beste tun, um ihren Weg fortzusetzen.

Das wissenschaftliche Fundament der Heilung

In meinen Augen entspricht das, was Bruce Ecker in seinem Buch *Der Schlüssel zum emotionalen Gehirn* als Gedächtniskonsolidierung – eine Form transformierender Neuroplastizität – bezeichnet, ziemlich genau dem, was während des Entlastungsprozesses in einer IFS-Therapie vor sich geht. Zunächst beschreibt Ecker, was *Zugangssequenz (accessing sequence)* genannt wird; dies beinhaltet, daß man ein aktuelles Symptom identifiziert und es vom impliziten (unbewußten) in das explizite (bewußte) Gewahrsein befördert (Ecker et al. 2012/2016). Wir erreichen dies im IFS-Rahmen, wenn Beschützer-Anteile dem Selbst erlauben, sich vergrabenen oder unterdrückten Erinnerungen zu nähern, die in verbannten oder verborgenen Anteilen eines Klienten bewahrt werden.

Dann spricht Ecker über die *Transformationssequenz*. In diesem Fall *reaktiviert* man das Zielsymptom und koppelt es gleichzeitig mit einem *Mismatch* oder einem Gegensatz zum Erleben des ursprünglichen Ziels. Die Reaktivierung ermöglicht den Synapsen im neuronalen Netzwerk eine temporäre Instabilität, durch welche das Mismatch vorbereitet wird, was das Korrigieren, Aktualisieren und Neuverkabeln des betreffenden neuronalen Netzwerks fördert (Ecker et al. 2012/2016). Wir sehen dies in der IFS-Therapie während der Schritte des Bezeugens und des Do-over im Entlastungsprozeß, wenn das Selbst mit dem betreffenden Anteil zusammen sein, ihm zuhören, ihn validieren und ihm geben kann, was er braucht, will und nie bekommen hat. Das Selbst ermöglicht dem Verbannten somit hinsichtlich seines früheren Traumas ein konträres und umfassend korrigierendes Erlebnis.

Der nächste Aspekt der Transformationssequenz umfaßt die *Löschung* oder Revision der emotionalen Erinnerung durch neue Erkenntnisse, was gewöhnlich innerhalb eines fünf Stunden umfassenden Zeitfensters geschieht (Ecker et al. 2012/2016). Wir beobachten dies während der Schritte Rückholung, Entlastung, Einladung und Integration. Hier werden die Verbannten eingeladen, sich in die Gegenwart zu versetzen, sich von ihren Gedanken, Gefühlen und physischen Empfindungen zu lösen und die neuen Eigenschaften, die sie brauchen, um ihren Weg fortsetzen zu können, aufzunehmen. Wir kommen auch auf die Beschützer zurück, damit sie ihre alten Rollen aufgeben können. Alle diese Schritte sind für Verbannte wie Beschützer Neuland.

Ecker behauptet, die Gedächtnisrekonsolidierung sei die einzige bekannte Form von Neuroplastizität, die emotional Erlerntes wirklich auszulöschen vermöge, indem die Synapsen in bestehenden emotionalen Erinnerungen gelöst würden, ohne daß autobiographische Erinnerungen beeinträchtigt würden. Er vergleicht dies mit gegenwirkender Veränderung, die mit unerwünschtem Erlerntem konkurriert, indem es neues bevorzugtes Wissen kreiert, das älteres außer Kraft setzt und unterdrückt; ein Beispiel für eine gegenwirkende Veränderung ist die Kognitive behaviorale Therapie (Ecker et al. 2012/2016).

Folgendes Diagramm zeigt die Beziehung zwischen den Zugangs- und Transformationssequenzen der Gedächtnisrekonsolidierung und dem Entlastungsprozeß des IFS-Ansatzes, dargestellt entsprechend den einzelnen Schritten.

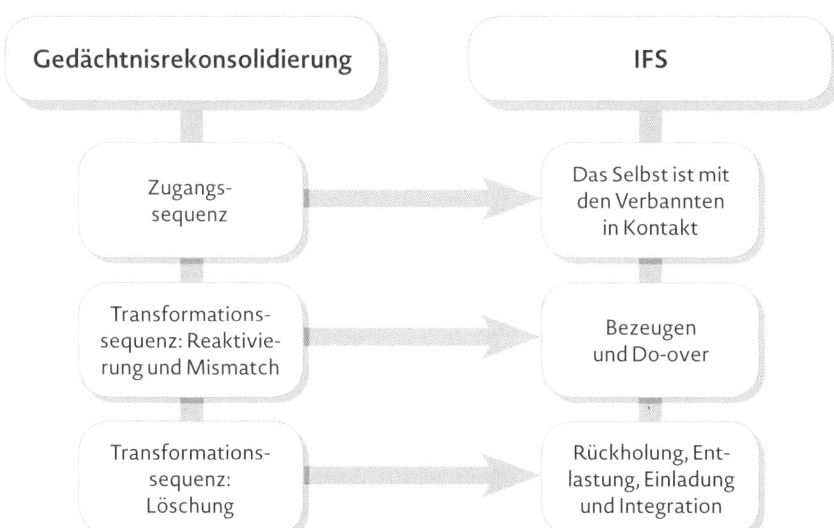

KAPITEL 25

Was die Heilung verhindern kann

Barrieren überwinden

Workshops und Online-Kurse, die sich mit der Behandlung Traumatisierter befassen, zählen zu den beliebtesten Angeboten für Therapeuten, weil für alle in diesem Bereich eine der größten Herausforderungen darin besteht, Klienten bei der Überwindung traumatischer Erlebnisse zu helfen. Weil extreme Umstände extreme Reaktionen hervorrufen, sind die betroffenen Klienten für Therapeuten besonders schwierig zu behandeln.

Bestimmte Hindernisse tauchen bei der Behandlung von komplexer PTBS immer wieder auf, doch angemessenes Gewahrsein und Präsenz von Selbst-Energie ermöglichen, sie zu überwinden und Klienten zur Heilung zu geleiten, bessere Beziehungen zu entwickeln und sich stärker der Liebe zu öffnen. Dies war für mich einer der Gründe, dieses Buch zu schreiben. Ich habe darin viele meiner in 29 Jahren Traumaarbeit gesammelten Erfahrungen zusammengetragen, und ich hoffe, daß Ihnen meine Darstellung helfen wird, sich leichter und erfolgreicher in diesem schwierigen Bereich zu bewegen.

Wir befassen uns nun mit einigen Problemen, mit denen IFS-Therapeuten bei ihrer Arbeit mit Traumatisierten häufig konfrontiert werden.

Eine Psychotherapie, die zunächst in einem akzeptablen Tempo vorankommt, verläuft manchmal plötzlich zäher, weil die Beschützer hartnäckiger reagieren und der Zugang zur Selbst-Energie abnimmt. Ich werde nun beschreiben, wie ich feststelle, ob sich *untergründig ein biologischer Prozeß* meines Klienten bemächtigt hat. Ist eine Depression neu entstanden? Ist der Klient plötzlich reaktiver oder dissoziativer? Hat er nach langer Abstinenz wieder zu trinken angefangen? Jedes dieser Szenarien kann auf ein bei Ihrem Klienten neu auftretendes biologisches Problem hinweisen. Das Geschehen kann sich wie eine plötzliche

Regression anfühlen, ein langsam dahinziehender Nebel oder eine das Selbst und die Anteile umhüllende schwere Decke. Finden Sie schnell heraus, worum es sich handelt, und reagieren Sie dann umgehend darauf, kommt die Therapie wieder in Gang; andernfalls können sich die Sitzungen weiter endlos hinziehen und Sie selbst ebenso wie Ihre Klienten frustrieren. Vergessen Sie nie, die Anteile zu fragen, ob sie das Gefühl haben, durch einen biologischen Faktor beeinflußt zu werden. Meist ist ihre Einschätzung zutreffend.

Bei manchen Klienten besteht etwas, das ich *ein krisengetriebenes System* nenne: eine Anzahl entsetzlicher Ereignisse, die immer wieder auftauchen, ohne daß eine Lösung in Sicht kommt. Diese Anteile befinden sich häufig in einem übererregten Zustand und scheinen unter chaotischen Bedingungen besonders zu gedeihen. Ich bemühe mich in solchen Fällen, mich nicht zu sehr in das Drama verwickeln zu lassen; ich sehe diese Systeme in einer hauptsächlich beschützenden Rolle, wobei das anhaltende Drama Gefühle und Verletzlichkeit fernhält. Jagen Sie nicht dem Krisenhaften nach, denn dadurch wird das Vermeiden gefördert. Ich habe im Laufe der Jahre gelernt, angesichts solcher anhaltender Traumata gelassen zu bleiben. Manchmal könnten meine Klienten sogar den Eindruck gewinnen, ich sei nicht besonders fürsorglich. Ich habe jedoch gelernt, vieles zu ertragen, um extremen Beschützern zu signalisieren, daß ich mit ihrer Intensität fertig werde, und gleichzeitig biete ich ihnen permanent eine Möglichkeit der Lösung des Dramas: die Verletzung zu heilen.

Wir können nicht alle Dick Schwartz sein. Schließlich haben wir nicht wie er seit 35 Jahren den IFS-Ansatz entwickelt und angewendet. Ich bewundere ihn oft wegen seiner außergewöhnlichen Fähigkeit, Beschützer zu beruhigen und Verbannte zu entlasten. Nun braucht man nicht Dicks langjährige Erfahrung zu haben, um ein guter IFS-Therapeut zu sein. *Aber Sie sollten die Grenzen Ihrer Kompetenz kennen.* Die Behandlung von Traumata ist eine sehr spezielle Art von Therapie, und ich bin der Meinung, daß der IFS-Ansatz perfekt geeignet ist, Klienten zu helfen, ihre Probleme zu überwinden. Am wichtigsten ist jedoch, *daß Sie mit der Arbeit an sich selbst und der Heilung Ihrer eigenen Traumata fortfahren.* Je mehr ich im Laufe der Jahre an Entlastungen gearbeitet habe, um so seltener tauchen meine Anteile während meiner therapeutischen Arbeit auf und um so stärker werde ich in meinem Leben von der Selbst-Energie geleitet. Ich bin mir sicher, daß sich das IFS-Modell genau deshalb so rasch auf der ganzen Welt verbreitet: Es ist effektiv und verändert das Leben vieler.

Wenn die *Anteile eines Therapeuten* während einer Sitzung mit einem Klienten auftauchen, stellen sich meist Grenzprobleme ein. In den meisten Supervisionssitzungen, die ich leite, geht es um Therapeutenanteile. Entweder tauchen Anteile auf, die kontrollbesessen oder zu starr sind, weil sie sich gegen ihre eigenen Gefühle, bedrängt zu werden, zu schützen versuchen, oder es handelt sich um Anteile, die zu weich sind und immer wieder die Notwendigkeit mißachten, sich als Therapeut abzugrenzen, indem sie Klienten geben, was ihr eigenes inneres System sich wünschte und nie bekam. Beide Extreme sind bei Therapeuten häufig zu finden, und diese Anteile behindern den Fortschritt. Sobald sie geheilt sind, halten sie es nicht mehr für notwendig, in der Therapie zu erscheinen.

Ein häufig vorkommendes Hindernis, das sich leicht beseitigen läßt, ist *mangelnde Kontinuität von Sitzung zu Sitzung.* »Hallo. Worüber möchten Sie heute sprechen?« – So etwas sage ich meist zu Beginn einer Behandlung, um einen Ziel-Anteil zu identifizieren. Später sage ich etwas Entsprechendes kaum noch. Sobald wir uns darauf geeinigt haben, einem Ziel-Anteil zu helfen, bemühe ich mich, dafür zu sorgen, daß wir dieses Ziel auch tatsächlich verfolgen. Ich weiß, daß mich die Anteile beobachten, um herauszufinden, ob sie mir vertrauen können und ob ich tatsächlich alles daransetze, das angestrebte Ziel zu erreichen. Und ich weiß auch, daß möglicherweise jede Woche andere Anteile auftauchen werden, um uns davon abzuhalten, Schmerz zu identifizieren und zu heilen. Wenn Sie konsequent wieder da ansetzen, wo Sie in der vorherigen Sitzung aufgehört haben, erhöht das Ihre Chancen, von Beschützern eine Zugangserlaubnis zu erhalten und Verbannte zu entlasten, dramatisch.

Extreme Umstände erfordern bekanntlich extreme Reaktionen. Bei vielen Klienten mit komplexen Traumata existieren Systeme, die unglaublich effektiv Leid fernzuhalten vermögen. Die Folge ist häufig, daß sich Therapeuten angesichts der langsamen Fortschritte in einer Traumatherapie frustriert, entmutigt und hoffnungslos fühlen. Auch mir fällt es manchmal schwer, konsequent dem IFS-Rahmen zu folgen und bei der Arbeit mit chronisch traumatisierten Klienten auf Kurs zu bleiben. Wird eine Situation schwierig, und die Therapie stagniert, verliert man leicht den entscheidenden Aspekt der Arbeit aus den Augen: sich um die Zugangserlaubnis eines resoluten Beschützers zu bemühen. Auch vergißt man häufig, daß der Klient ein Selbst hat, das zu kontaktieren manchmal als fast unmöglich erscheint. Zu bedenken ist weiterhin, daß einige extreme Beschützer beim Vorliegen von Traumata so viel Schmerz bewahren, daß sie *selbst entlastet werden müssen*, bevor sie bereit sind, den Zugang freizugeben. Dieses Hindernis wird häufig übersehen, kann aber leicht aufgelöst werden, indem man den betreffenden Anteil direkt fragt, ob er selbst vor oder nach dem Verbannten entlastet werden soll.

Es kommt häufig vor, daß Therapeuten, die das IFS-Modell neu kennenlernen, die Arbeit damit aus Frustration wieder aufgeben und zu ihren vorher benutzten Therapietechniken zurückkehren. Ich nenne dies den *Drift-Faktor*: Wenn es hart auf hart kommt und keinerlei Fortschritt in Sicht ist, können wir das Vertrauen zu unserer Fähigkeit, Klienten mittels des IFS-Ansatzes zu heilen, verlieren. Das führt dazu, daß wir zu leichter anwendbaren und uns vertrauteren Methoden einschließlich der altbekannten Redetherapie zurückkehren. Auch ich habe das getan, wenn ich bei dem Bemühen, das Selbst eines Klienten zu kontaktieren oder die Furcht eines besonders hartnäckigen Beschützers zu heilen, keinerlei Fortschritte erzielte. Man könnte diesen Vorgang mit einer Werbepause in einem Film vergleichen: Ich schiebe eine hauptsächlich der Redetherapie gewidmete Sitzung ein und versuche in der nächsten Sitzung, mit der IFS-Arbeit fortzufahren.

Ein weiteres häufig vorkommendes Hindernis, mit dem wir uns bereits beschäftigt haben, ist, *in das schützende System von Glaubenssätzen eines Klienten hineingezogen zu werden*. Klienten sind in der Lage, uns im Laufe der Zeit mürbe zu machen, und irgendwann glauben wir ihnen dann, wenn sie Dinge sagen wie: »Mir geht es viel besser, seit ich allein lebe« oder: »Ich bin zu stark geschädigt, um jemals völlig von dem Trauma genesen zu können.« Verteidigen solche unerschütterlichen Anteile standhaft ihre Position, fangen auch wir möglicherweise allmählich an, ihnen zu glauben. Vermutlich kommt diese subtile Form von Gehirnwäsche häufiger vor, als uns bewußt ist. Ich selbst habe es mehr als nur einmal erlebt, insbesondere im Umgang mit einigen meiner seit langem chronisch traumatisierten Klienten. Deshalb ist eine IFS-Supervisionsgruppe manchmal sehr wichtig: Die Sicht Außenstehender kann Ihnen in schwierigen Phasen Ihrer Behandlung von Klienten nützlich sein.

Erblasten

Es ist unmöglich, in der Welt, so wie wir sie kennen, ohne irgendeine Art von Erblast zu leben. Dabei handelt es sich um Lasten aus unserer Ursprungsfamilie, aus der Kultur, in der wir leben, oder um Lasten, die mit unseren ethnischen Wurzeln, unserem Geschlecht, unserer sexuellen Orientierung sowie etlichen anderen Faktoren zusammenhängen. *Erblasten behindern häufig die Traumaheilung,* und Therapeuten achten vielfach nicht auf ihre Existenz oder auf die Wirkung, die sie auf ihre Klienten haben können.

Einer der Gründe, aus denen Erblasten leicht übersehen werden, ist, daß Menschen ihr Vorhandensein oft als normal empfinden, weil sie fast ihr ganzes bisheriges Leben unter ihrem Einfluß gestanden haben. Deshalb wurden diese Überzeugungen in ihre Selbstsicht und ihre Sicht ihrer Position in der Welt integriert. Glücklicherweise können Klienten sie in der Regel identifizieren und sich auf verschiedenste Weisen von ihnen lösen, wenn ihre Therapeuten sie darauf hinweisen. Dick Schwartz, Deran Young (Gründer von Black Therapists Rock) und Ann Sinko (eine führende Trainerin des IFS Institute) zählen in unserer Gemeinschaft zu den Experten für Erblasten. Ann hat in dem Buch *Innovations and Elaborations in Internal Family Systems Therapy* (Sinko 2017) ein Kapitel über Erblasten publiziert.

Bei der Auflösung einer Erblast muß den betroffenen Klienten zu unterscheiden geholfen werden, wieviel von der Last zu ihnen gehört (zu einem verinnerlichten Teil von ihnen geworden ist) und welcher Teil ihnen nicht zugerechnet werden kann (weil er zwar in ihr System eingedrungen ist, aber jemandem oder etwas außerhalb von ihnen zuzurechnen ist). In jedem Fall kann eine Erblast aufgelöst werden. Häufig scheuen Klienten davor zurück, Erblasten aufzulösen, die in ihrer Familie entstanden sind, weil für sie Loyalitätsfragen bestimmten Verwandten gegenüber damit verbunden sind, insbesondere wenn in ihrer Beziehung zu diesen Mißbrauch oder Mißhandlungen vorgekommen sind. Weil die Selbst-Energie hier eine wichtige Rolle spielt, ist es wichtig, sich mit Anteilen auseinanderzusetzen, die den Zugang zum Selbst blockieren. Das Selbst hilft Klienten, zwischen richtig und falsch zu unterscheiden und sich Klarheit darüber zu verschaffen, woran festzuhalten wichtig ist und von was sie sich lösen können. Erblasten können ohne Bezeugen aufgelöst werden, aber manchmal beinhalten sie wichtige Nachrichten, die sie dem Klienten übermitteln müssen, bevor sie bereit sind, das System zu verlassen. Man sollte Klienten helfen, die Botschaft zu hören und sich darüber klar zu werden, daß sie die Energie der Last nicht zu bewahren brauchen.

Ein Ausschnitt aus einem Gespräch, das ich mit einer Klientin namens Danielle hatte, veranschaulicht dies.

»Wenn meine Anteile zurücktreten, sehe ich mich als Skelett«, sagte Danielle. »Ich habe mich fast mein ganzes Leben lang immer wieder den Männern ausgeliefert, mit denen ich eine Beziehung hatte. Mit meinem ersten Freund fing es an, und heute ist mir klar, daß ich es seither mit jedem Mann so gemacht habe – einschließlich meines Ehemanns.«

Danielle fuhr fort: »Ich sehe mich mit meiner Mutter; wir halten uns bei den Händen. Ich bin wie sie. Wir sind auf diese Weise miteinander verbunden, weil wir uns beide ausgeliefert haben. So sind wir, und so verhalten wir uns.«

»Danielle, wären Sie interessiert, diese Last, die Sie mit Ihrer Mutter verbindet, nicht mehr tragen zu müssen?« fragte ich.

»Ganz bestimmt. Das ist für uns beide seit langer Zeit eine schwere Bürde.«

Ein anderer Klient von mir, Ryan, rang damit, daß es ihm sehr schwerfiel, zu anderen Menschen und seinen Gefühlen in Verbindung zu treten. Auf meine Nachfragen hin wurde ihm klar, daß es für ihn immer schwer gewesen war, Empathie zu empfinden. Ryans Partner fragte sich, ob er eine Störung des Autistischen Spektrums hätte, aber ich versicherte ihm, daß das wohl nicht der Fall sei. Er hatte viel Zeit damit verbracht »herauszufinden«, wie er zu anderen Menschen in Beziehung treten könnte.

»Wenn man ihnen direkt in die Augen schaut und wiederholt, was sie gesagt haben, hellt sich ihr Gesicht auf, und meist antworten sie dann wohlwollend«, sagte Ryan. »Das ist sehr effektiv.«

Ryans Antwort klang wohldurchdacht und intellektuell. Mir wurde blitzartig klar, warum sein Partner glaubte, er leide unter einer Spektrum-Störung. Doch nach eingehenderer Untersuchung stellte sich zu Ryans Erstaunen heraus, daß er unter einer generationenübergreifenden Erblast litt, die alle Männer in seiner Familie peinigte.

»Keiner meiner männlichen Vorfahren väterlicherseits konnte seine Verletzlichkeit zeigen. Das galt für meinen Großvater, meinen Vater und mich, und leider ist es bei meinem Sohn und meinem Enkel genauso. Die Botschaft lautete immer: ›Diene vor allem anderen, und drücke nicht aus, was du selbst empfindest. Sei stark, stabil, und hilf deinen Mitmenschen.‹ Ich stamme von einer langen Ahnenreihe von Predigern ab, und Gefühle gehörten nicht zu ihrem Gewerbe; anderen zu helfen hatte für sie oberste Priorität.«

»Ob Sie es glauben mögen oder nicht: Sie brauchen das nicht länger mit sich herumzuschleppen«, erklärte ich ihm. »Sie können sich von dieser Überzeugung lösen, wenn Sie das wollen, Ryan.«

»Das wäre unglaublich«, antwortete er.

Erblasten sind allgegenwärtig. Oft stammen sie von den Menschen, in deren Umgebung wir aufgewachsen sind, von den Organisationen, mit denen wir etwas zu tun gehabt haben, und von unserer Kultur. Sie können subtil oder dramatisch zum Ausdruck kommen. Oft sind sie ein integraler Bestandteil unserer inneren Umgebung und in der Regel müssen sie aufgelöst werden, bevor traumabedingte Verletzungen heilen können.

Wissenschaftliche Erkenntnisse bezüglich der Erblasten

Der IFS-Ansatz beschäftigt sich schon seit einiger Zeit damit, wie man mit Erblasten am besten umgeht und wie man sie auflösen kann, und es ist hochinteressant, in diesem Zusammenhang wissenschaftliche Erkenntnisse heranzuziehen, die sich mit der generationenübergreifenden Übertragung von Traumata durch epigenetische Mechanismen beschäftigen.

In einem Aufsatz von Rachel Yehuda, einer der wichtigsten Forscherinnen, die sich mit epigenetischer Übertragung von PTBS befassen, werden viele Erkenntnisse aus diesem Bereich zusammengefaßt, und es wird beschrieben, daß es bei Nachfahren zwei Arten der Beeinflussung durch untergründige epigenetische Mechanismen gibt. Die erste besteht in Anpassungen, die Nachkommen früh im Leben in Reaktion auf Umwelteinflüsse vorgenommen haben; die zweite basiert auf der Wirkung von Traumata, die beide Eltern vor der Zeugung eines Kindes erlebt haben und die genetisch durch Ovum und Sperma auf den Nachwuchs übertragen werden. Diese Auswirkungen können sowohl schon im Uterus als auch erst nach der Geburt zum Tragen kommen (Yehuda & Lehrner 2018).

Kinder können somit sowohl Traumasymptome erkennen lassen, die auf die Umgebung, in der sie aufwachsen, zurückzuführen sind, als auch solche, die durch die von ihren Eltern stammenden Gene übermittelt werden. Bei einem Kind können PTBS-Symptome auftreten, obwohl es selbst nie ein traumatisches Ereignis erlebt hat. Die DNS-Methylisierung ist möglicherweise für die Modifizierung der Genexpression verantwortlich und kann sich auf die Stärke der Genmutation in Reaktion auf Umgebungseinflüsse auswirken (Stenz et al. 2018).

Ein besseres Verständnis der Entwicklung und Übermittlung der PTBS wird möglicherweise zur Entwicklung weiterer Interventionen und pharmazeutischer Behandlungsverfahren führen, die geeignet sind, die Folgen früh im Leben aktivierter Stressoren rückgängig zu machen und bei Kindern die Resilienz zu fördern (Stenz et al. 2018). Der IFS-Ansatz hat eine Möglichkeit entdeckt, die umgebungsbasierten und genetischen Nachwirkungen von Traumata aufzulösen, indem man Klienten hilft, sich von den Lasten ihrer Vorfahren zu befreien, und die Verletzungen zu heilen, die sie in bestimmten Anteilen bewahren.

Ungebundene Lasten

Das letzte hier untersuchte Phänomen, das eine Heilung verhindern kann, sind *ungebundene Lasten*. Das heißt, daß sich negative Energie aus der Umgebung mit dem System eines Klienten verbindet. Vielleicht glauben Sie nicht, daß so etwas existiert. Das ist völlig in Ordnung. Mir geht es nicht darum, Ihnen meine persönlichen Überzeugungen aufzudrängen; ich versuche nur zu schildern, was ich in meiner therapeutischen Praxis kennengelernt habe. Meine Erfahrung ist, daß Menschen, die schwere Traumata erlebt haben, oft dissoziieren; weil sie dabei häufig sogar ihren Körper verlassen, kann es passieren, daß sich dadurch negative Energien mit ihrem System verbinden. Diese negativen Energien blockieren oft die Selbst-Energie und erschweren es den Klienten, sich von ihren traumabedingten Verletzungen zu lösen. Auf den ersten Blick mögen ungebundene Lasten besonders beängstigend, bedrohlich und primitiv wirken, aber ihr Bellen klingt gefährlicher, als ihr Biß tatsächlich ist. Sie können sich entweder mit einem bestimmten Anteil eines Klienten oder mit seinem gesamten System verbinden.

Ob eine ungebundene Last zugegen ist, können wir feststellen, indem wir fragen, ob der betreffende »Anteil« zum Klienten gehört oder von anderswo kommt. Sie mögen es glauben oder nicht, aber der Anteil beantwortet diese Frage gewöhnlich ehrlich. Der Prozeß der Auflösung einer ungebundenen Last ähnelt dem der Auflösung einer Erblast; doch müssen Therapeuten dafür sorgen, daß sie ebenso wie ihre Klienten soviel Selbst-Energie wie möglich verkörpern, weil Liebe, Licht und das Selbst die Mittel zu sein scheinen, die solche ungebundenen Lasten zu bezwingen vermögen. Manchmal bitten wir unsere Klienten sogar, sich um zusätzliche Unterstützung aus einer beliebigen anderen vertrauenswürdigen Quelle zu bemühen, ganz gleich, ob es Gott, Buddha, Jesus, Allah oder ein verstorbenes Familienmitglied sein mag.

Tapferkeit ist angesichts ungebundener Lasten wichtig, weil sie häufig Furcht erzeugen. Bezogen auf ungebundene Lasten sagt Dick oft: »Nichts kann uns *innerlich* verletzen, sofern wir uns nicht davor fürchten.« Unser Ziel ist, die Zerstreuung dieser Energien aus dem System unseres Klienten zu unterstützen und dieselben in etwas Positives zu transformieren. Allerdings erfordert dies eine spezielle Kompetenz, die im IFS-Training der Stufe 2 (Trauma und Neurowissenschaft) und im Training der Stufe 3 des IFS-Instituts gelehrt wird.

Zur Veranschaulichung der Arbeit an ungebundenen Lasten werde ich nun einen Dialog mit einem Klienten namens David beschreiben.

»Die wirbelnde Energie ist wieder da«, sagte David. »Immer wenn ich versuche, dem zehnjährigen Jungen näher zu kommen, blockt sie alles ab.«

»Könnten Sie einen Moment darauf fokussieren und herausfinden, ob das von einem Ihrer Anteile ausgeht oder ob es anderswo herkommt?« fragte ich.

»Das ist merkwürdig. Es ist nicht mein Anteil«, sagte David bestimmt. »Woher wußten Sie das?«

»Ich wußte es nicht sicher. Aber ich habe die Erfahrung gemacht, daß sie es uns sagen, wenn wir danach fragen.«

»Ich erlebe das zum ersten Mal. Ich habe ihre Energie aufgenommen«, sagte David.

»Wessen Energie?«

»Es ist eine Kombination: die Energie meiner Mutter und meines Vaters. Ihre verzweifelte Traurigkeit und die Art, wie sie nie jemanden an sich heranließ; seine intensive, depressive und sexuell unangemessene Art, sich zu verhalten«, erklärte David. »Es fühlt sich an, als befände sich in beiden böse Energie.«

»Wir können sie auflösen, David«, sagte ich. »Es klingt, als würde diese Energie weder zu Ihnen noch zu Ihren Eltern gehören. Können Sie das überprüfen?«

»Es wird bestätigt, daß die Energie nicht zu ihnen gehört und auch nicht von ihren Familien stammt. Das ist sehr merkwürdig.«

»Ich verstehe, daß sich das ein wenig seltsam anfühlt. Aber es ist nur Energie, und wir können sie ähnlich auflösen, wie wir andere schmerzhafte Dinge in Ihrem Leben aufgelöst haben. Es unterscheidet sich nicht sehr«, sagte ich und versuchte so, das Erlebte als normal darzustellen.

»Dann sollten wir das jetzt tun. Ich will diese Energie nicht, und ich will auch nicht, daß meine Eltern sie haben.

»Verstehe. Wir können sie wegschicken und in etwas Positives verwandeln. David, stellen Sie sich Ihre Eltern vor. Während Sie sich auf die wirbelnde Energie konzentrieren, werde ich alle Ihre Anteile, die sich fürchten könnten, bitten, für eine Weile in einen Warteraum zu gehen.«

»Okay, sie sind jetzt im Warteraum.«

»Sehr gut. Das mag jetzt merkwürdig klingen, aber lassen Sie jetzt sich selbst, mich, Ihre Mutter und Ihren Vater der wirbelnden Energie so viel Liebe und Licht wie möglich senden. So können wir ihr helfen, sich zu transformieren.«

»Ich hab's kapiert«, antwortete David. Wenige Augenblicke später sagte er: »Wir sind jetzt alle zusammen, und da ist ein riesiges Licht – wie ein Leuchtturm oder ein gewaltiges Blitzlicht. Es scheint auf uns alle herab. Die wirbelnde Energie löst sich langsam auf.«

»Wunderbar, David. Lassen Sie es einfach weiter geschehen, bis die Energie vollständig verflogen ist.«

»Das ist erstaunlich. Wir sind alle so friedlich zusammen.«

Erblast-Energie, Täter-Energie oder Energie einer ungebundenen Last aufzulösen sind drei Prozesse, die sich sowohl in der Praxis als auch in der Theorie stark ähneln. Es ist wichtig, nicht negativ darauf zu reagieren oder sich davor zu fürchten. Bleiben Sie statt dessen ruhig, standhaft und in der Selbst-Energie, während Sie und Ihr Klient die Transformation der Energie durch Liebe, Licht und Mitgefühl unterstützen. Sich um Hilfe von Außen – etwa von Gott, Engeln, spirituellen Gestalten oder Ahnen – zu bemühen kann nützlich sein, ist aber nicht zwingend notwendig. Manchmal fragen wir die Energie, ob sie über ein Wissen verfügt, das sie uns übermitteln will, bevor sie verschwindet.

Es folgt eine Liste bei der Behandlung von Klienten mit Komplexer PTBS häufig vorkommender Hindernisse.

- ein zugrundeliegender biologischer Zustand
- ein krisengetriebenes System
- Schwierigkeiten und ungeheilte Traumata des Therapeuten
- Therapeuten-Anteile werden aktiviert
- fehlende Konsistenz der Arbeit von einer Sitzung zur nächsten
- Extreme Anteile müssen zuerst entlastet werden.
- Schwierigkeiten, auf Kurs zu bleiben (der Drift-Faktor)
- in das System der Überzeugungen des Klienten hineingezogen werden
- Erblasten
- ungebundene Lasten

KAPITEL 26

Spirituelle Dimensionen der Heilung

Sich Hilfe von außen sichern

Als Therapeuten müssen wir bedenken, daß unsere persönlichen spirituellen Überzeugungen nicht unbedingt mit denjenigen unserer Klienten übereinstimmen. Wir müssen diese Überzeugungen nötigenfalls beiseite lassen können, um unseren Klienten gegenüber völlig offen und erreichbar zu sein. Beispielsweise habe ich erlebt, daß Klienten erwähnten, in der Entlastungssitzung seien spontan Engel, verstorbene Vorfahren, Geisttiere und die Mutter Maria aufgetaucht. Dies ist für viele von ihnen überraschend.

Falls Klienten Informationen aus dem Jenseits erhalten, müssen wir ihnen helfen, mit eventuell dann auftauchenden skeptischen Anteilen zu arbeiten. Fragen Sie: »Welcher Art ist diese Information? Fühlt sie sich eher wie ein Gedanke an? Oder scheint sie von außen zu kommen? Ist sie friedvoll oder beunruhigend?« Solche Fragen stelle ich meinen Klienten oft, um ihnen zu helfen, zwischen einem eigenen Anteil und spiritueller Information aus einem Bereich jenseits von ihnen zu unterscheiden, wobei letztere in der Regel einen friedlichen Charakter hat und das System beruhigt.

Schauen Sie sich aus dieser Perspektive folgenden Dialog zwischen mir und einer Klientin mit Namen Brin an.

> »Dr. Anderson, das macht mich verrückt. Ich habe das sonderbare Gefühl, daß mein Hund in den nächsten Monaten sterben wird. Ich bin mir nicht sicher, warum das immer wieder hochkommt. Ich denke während meines Arbeitstags oft daran, und manchmal träume ich sogar nachts davon. Ist das eine Art von Vorahnung? Oder bin ich jetzt völlig durchgedreht?« fragte Brin.

»Ich bin mir auch nicht sicher, woher diese Information stammen könnte«, sagte ich zu ihr. »Aber nach meinen Erfahrungen gibt es einen qualitativen Unterschied zwischen unseren Gedanken, die uns manchmal als intrusiv erscheinen und die häufig aus Furcht entstehen, und Informationen, die uns von außerhalb übermittelt werden. Im letzteren Fall wirkt das Übermittelte meist beruhigend und ist mit einer helfenden Qualität verbunden. Können Sie bezüglich der übermittelten Information zwischen diesen beiden Möglichkeiten unterscheiden?«

»Ja«, antwortete Brin, ohne zu zögern. »Ich weiß, worüber Sie sprechen. Die Information stammt von außerhalb von mir. Ich weiß das, aber meist ignoriere ich diese Dinge. Meine Hündin Sammy wird allmählich alt, und ich habe bei ihr Anzeichen für Ausfälle beobachtet. Die Vorstellung, sie zu verlieren, kann ich nicht ertragen, und ich vermute, daß diese Kraft von außen versucht, mich auf ihr Ende vorzubereiten.«

»Können Sie einen Moment lang etwas herunterschalten und einfach der Instanz, die Ihnen zu helfen versucht, danken?«

»Ja, es fühlt sich gut an, jemanden zu haben, der mich von außen beobachtet«, antwortete Brin. »So etwas hat auch meine Großmutter ständig erlebt.«

»Ich bin froh, daß Sie offen dafür sind, Hilfe anzunehmen, Brin.«

Jenseits des Selbst

Arjun, ein Klient von mir, der an einer High-school Mathematik unterrichtet, hatte verschiedene gesundheitliche Probleme, darunter einen kürzlichen Schlaganfall, Gelenkschmerzen und mehrere Allergien auf Umweltstoffe, die bei ihm Asthmaanfälle hervorriefen. Er klagte in einer unserer Sitzungen, er habe das Gefühl, sein Körper zerfalle, und er habe sein Leben nicht mehr im Griff. Arjun rang schon lange mit dem Bemühen um Kontrolle, und ihm dämmerte allmählich, daß er es dabei mit dem Wirken eines Beschützer-Anteils zu tun hatte.

»Ich war in meiner Kindheit und Jugend zu Hause als Einziger begabt und kompetent«, berichtete Arjun. »Meine Mutter schluckte ständig irgendwelche Pillen. Und die Depression meines Vater machte ihn oft völlig handlungsunfähig – als Vater und Ernährer der Familie. Schon als Kind mußte ich in allen Bereichen kompetent sein – was praktisch bedeutete, daß ich zu Hause alles regeln mußte.«

Arjun fuhr fort: »Sie sagen mir immer wieder, ich solle nach innen gehen und mir anhören, was mein Körper mir über all dies zu sagen versucht. Aber es ist wahrlich kein Spaß, das ständig zu tun. Momentan habe ich das Gefühl, daß mein Körper völlig außer Kontrolle ist.«

»Wären Sie zu einem kleinen Experiment bereit, Arjun?« fragte ich. »Sie könnten versuchen, sich einen Augenblick lang dafür zu öffnen, auf das zu vertrauen, was außerhalb von Ihnen geschieht? Wie wäre es, wenn Sie um Hilfe bitten würden, dem Guten, das Sie umgibt, vertrauen und beobachten würden, was dann geschieht? Erinnern Sie sich noch, wie es war, als Ihre Anteile Ihre Liebe und Unterstützung aufzunehmen und zu spüren in der Lage waren? Wollen Sie dies auch einmal außerhalb von sich versuchen?« fragte ich.

»Ich hab's kapiert, Frank. Meinem kleinen Jungen gefiel es, meine Liebe und Unterstützung zu spüren; aber die Kontrolle aufzugeben und sich dem zu öffnen, was außerhalb von mir liegt, fällt mir sehr schwer. Alte Gewohnheiten zu überwinden ist nun einmal sehr schwer.«

»Ich weiß, Arjun. Aber ich frage mich, ob Sie vielleicht trotzdem ein wenig darauf vertrauen könnten, und zwar in diesem Moment?«

»Ich habe zwar Angst, aber ich werde es versuchen.«

Nach einem Augenblick der Stille spürte ich, daß sich die Energie im Raum veränderte.

Arjun sagte: »Es ist merkwürdig, aber ich fühle mich jetzt ruhiger. Etwas so Einfaches ist mir so schwergefallen. Ich danke Ihnen.«

Die Empfehlung, zu vertrauen, loszulassen und um Hilfe zu bitten, können die meisten Traumatisierten schwer umsetzen, insbesondere wenn ihnen sehr früh jede Möglichkeit, eigene Entscheidungen zu treffen, genommen wurde. Loszulassen und um Unterstützung zu bitten ist oft schwierig, aber es erleichtert andererseits Anteile, die schon so lange das Bedürfnis haben, ihre Angelegenheiten selbst zu regeln.

Zwar findet Hilfe von außerhalb des Selbst häufig statt und ist bei der Behandlung eines Traumas oft unverzichtbar, doch vermag kaum etwas eine authentische Beziehung zwischen dem Selbst und einem Anteil zu ersetzen. Hilfe von Gott, spirituellen Führern, Engeln, einem Partner oder auch einem Therapeuten kann nützlich und unglaublich wirksam sein. Ich habe persönlich festgestellt, daß häufig mit Hilfe äußerer Unterstützung eine Schicht der Heilung entsteht und sich später eine weitere Schicht zwischen meinem Selbst und den Anteilen bildet. Zugang zu haben zu dem, was innen und was außerhalb ist, ist das Beste aus beiden Welten und kann stark auf die Heilung der durch das Trauma verursachten Belastungen wirken.

Hilfe empfangen

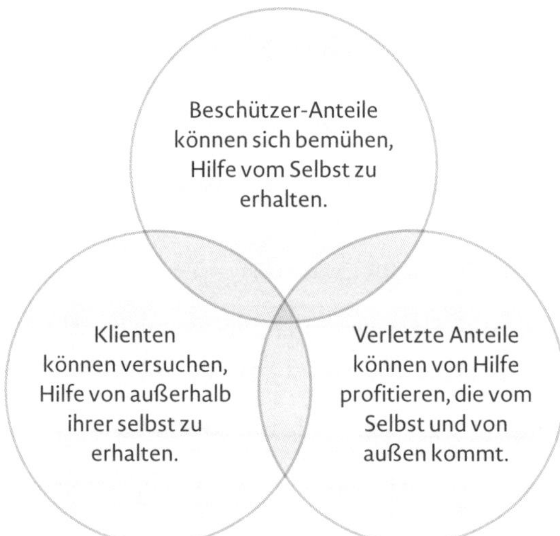
Beschützer-Anteile können sich bemühen, Hilfe vom Selbst zu erhalten.
Klienten können versuchen, Hilfe von außerhalb ihrer selbst zu erhalten.
Verletzte Anteile können von Hilfe profitieren, die vom Selbst und von außen kommt.

Meine persönliche Sicht bezüglich Trauma, Liebe und Verbundenheit

Ich glaube daran, daß wir in diese Welt hineingeboren worden sind, um eine sehr erfüllende Existenz als Menschen zu erleben, bestimmte Lektionen zu lernen und Liebe, Kreativität und Verbundenheit zu genießen. Außerdem bin ich davon überzeugt, daß wir alle in unserem Leben mit verschiedenen Abstufungen von Traumata konfrontiert werden, die uns von unserem Selbst trennen. Sehen wir das Trauma als unseren Lehrer an, beschäftigen wir uns damit, heilen es, lernen davon und erleben auf der Ebene der Seele Entwicklung und Transformation.

Für mich war mein Trauma ein Geschenk. Der Schmerz und das Ungemach, die ich erlebt und verarbeitet habe und von denen ich schließlich geheilt wurde – all dies hat mir geholfen, dieses Buch zu schreiben, das, wie ich hoffe, zahllosen anderen helfen wird, für sie schwierige Erlebnisse zu überwinden.

Einige unserer Lektionen sind das Resultat von Interaktionen mit Menschen in unserem gegenwärtigen Leben, und einige könnten aus früheren Leben stammen. Wir alle haben einen freien Willen und deshalb die Möglichkeit, frei zu entscheiden, wie wir mit Schwierigkeiten umgehen. Wir können sie zu unserem Vorteil nutzen, wir können sie begraben, und wir können sie wiederaufleben lassen, um sie zu heilen. Ich glaube, daß Schwierigkeiten uns zu lernen und zu wachsen ermöglichen, und wenn wir uns dafür entscheiden, können wir besser mit unserer Wahrheit in Einklang gelangen und eine stärkere Verbindung zu unserer Quelle entwickeln, und ich vertraue darauf, daß diese in uns und um uns ist, von Liebe und Güte durchtränkt.

Ich glaube auch, daß wir, mit unserem Zentrum verbunden und mit unserer Quelle in Kontakt, jene Liebe und kreative Energie nutzen können, die uns jederzeit zur Verfügung steht. Kreativität ist eine essentielle Lebenskraft am Berührungspunkt zwischen unserer Seele und unserer Quelle. Befinden wir uns in einem Zustand kreativen Fließens, fühlt sich das Leben frei von Mühe, grenzenlos und magisch an, und wir vermögen Wunderbares zu vollbringen. Wir sehen und erleben dies, wenn wir zu verschiedenen Formen der Kunst, etwa Musik, Filmen, Gemälden, Theaterstücken und Fotografien, in Verbindung treten. Kreativität kann uns bewegen, uns etwas spüren lassen und uns individuell und auf globaler Ebene tief berühren. Sie kann die Welt verändern.

Ich habe das Gefühl, daß wir mit einer allwissenden und liebenden Präsenz in uns verbunden sind, die wir im IFS-Rahmen Selbst-Energie nennen. Doch wenn wir geboren werden, erleben wir eine Trennung von dieser Quell-Energie und deren Verlust. Wir leben mit einer tiefen Sehnsucht danach, wieder zu jener göttlichen Energie in Verbindung zu treten; deshalb suchen wir hier auf Erden mittels unserer Beziehungen zu anderen Menschen Liebe und Verbundenheit. Ich sehe in unserem Verlangen nach Verbundenheit einen Versuch, uns mit der Liebe zu verbinden, die in uns allen und letztlich im Göttlichen gegenwärtig ist. Demnach treten wir, wenn wir eine andere Person lieben und uns mit ihr verbinden, zu Gott in Beziehung.

Ich glaube auch, daß die Seele mit vielen Leben verbunden ist und daß wir bei jeder Wiedergeburt etwas Neues lernen und eine andere Dimension des Lebens kennenlernen sollen. Solch ein Erlebnis könnte darin bestehen, einem entsetzlichen Ereignis zum Opfer zu fallen, ein anderes darin, ein privilegiertes Leben zu genießen, ein drittes, Täter zu sein, und in einem weiteren Leben könnten wir ein Hausdiener sein. Um wirklich zu wissen, wie es ist, Mensch zu sein, müssen wir alle erdenklichen Rollen selbst übernommen haben und alle Aspekte des menschlichen Lebens aus eigener Anschauung kennen, nicht von einem Ort des Hasses und des Verurteilens, sondern von einem Ort der Liebe und des Akzeptierens aus.

Ganz gleich, ob unser Trauma oder unsere Lebenslektionen aus der Vergangenheit oder der Gegenwart stammen, es blockiert in jedem Fall unsere Verbindung zum Selbst und die durch das Göttliche verkörperte Liebe. Ich glaube wirklich und habe persönlich erlebt, daß alle Formen und Arten von Traumata heilbar sind. Tritt die Heilung ein, lernen wir etwas Wichtiges über das Leben. Unsere Seele wächst. Und unser Zugang zur Liebe, zum Licht und zur Kreativität in uns allen und um uns wird besser.

Das Trauma blockiert Liebe, Verbundenheit und Kreativität; und Liebe hat die Macht, Traumata zu überwinden, uns zu heilen und uns wieder mit unserem Selbst, unserer Seele, unserer Quelle und miteinander zu verbinden.

Ich danke Ihnen dafür, daß Sie mich auf dieser Reise begleiten.

Alles Liebe, Frank

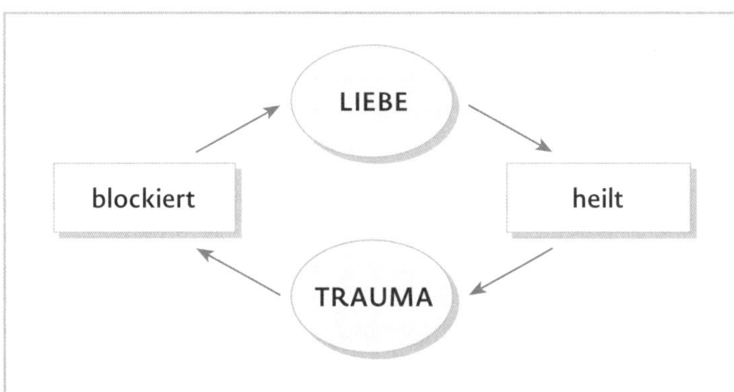

Literatur

Anderson, F. G. (2013). »*Who's taking what?*« *Connecting neuroscience, psychopharmacology and Internal Family Systems for trauma.* In: M. Sweezy & E. L. Ziskind (Hrsg.), *Internal Family Systems therapy: New dimensions* (S. 107–126). Oxford: Routledge.

Anderson, F. G., Sweezy, M., & Schwartz, R. C. (2017). *Internal Family Systems skills training manual.* Eau Claire: PESI; dt. (2018). *Therapeutische Arbeit im System der Inneren Familie: ein Skills-Training.* Lichtenau/Westfalen: G. P. Probst Verlag.

Bastin, C. et al. (2016). Feelings of shame, embarrassment and guilt and their neural correlates. *Neuroscience and Biobehavioral Reviews, 71,* 455–471.

Beck, A. T. et al. (1961). An inventory for measuring depression. *Archives of General Psychiatry, 4,* 561–571.

Beckes, L., & Coan, J. A. (2011). Social baseline theory: The role of social proximity in emotion and economy of action. *Social and Personality Psychology Compass, 5* (12), 976–988.

Benau, K. (Abruf: 1. Juli 2019). Care sought and unmet is shaming. *The Science of Psychotherapy.* https://www.thescienceofpsychotherapy.com/care-sought-unmet-is-shaming/

Benjet, C. et al. (2016). The epidemiology of traumatic event exposure worldwide. *Psychological Medicine, 46,* 327–343.

Böckler, A. et al. (2017). Know thy selves: Learning to understand oneself increases the ability to understand others. *Journal of Cognitive Enhancement, 1* (2), 197–209.

Brown, B. (2012). *Daring greatly.* New York: Avery; dt. (2013). *Verletzlichkeit macht stark.* München: Kailash.

Buydens, S. L. et al. (2014). Effects of the EMDR protocol for recent traumatic events on acute stress disorder. *Journal of EMDR Practice and Research, 8* (1), 102–112.

Cloitre, M. et al. (2012). *The ISTSS expert consensus treatment guidelines for complex PTSD in adults.* https://istss.org/clinical-resources/treating-trauma/new-istss-prevention-and-treatment-guidelines

Cozolino, L. (2010). *The neuroscience of psychotherapy.* New York: W. W. Norton.

Cozolino, L. (2014). *The neuroscience of human relationships.* New York: W. W. Norton; dt. (2007). *Die Neurobiologie menschlicher Beziehungen.* Kirchzarten: VAK.

Doidge, N. (2007). *The brain that changes itself.* New York: Penguin; dt. (2008). *Neustart im Kopf.* Frankfurt/M.: Campus.

Ecker, B. et al. (2012). *Unlocking the emotional brain.* New York: Routledge; dt. (2016). *Der Schlüssel zum emotionalen Gehirn.* Paderborn: Junfermann.

Ettinger, B. L. (2001). Wit(h)nessing trauma and the matrixial gaze: From phantasm to trauma, from phallic structure to matrixial sphere. *Parallax, 7* (4), 89–114.

Felitti, V. J. et al. (1998). Relationship of childhood abuse and household dysfunction to many of the leading causes of death in adults: The Adverse Childhood Experiences (ACE) Study. *American Journal of Preventive Medicine, 14* (4), 245–258.

Fisher, J. (2017). *Healing the fragmented selves of trauma survivors*. New York: Routledge; dt. (2019). *Die Arbeit mit Selbstanteilen in der Traumatherapie*. Paderborn: Junfermann.

Fisher, J. (2021). *Transforming the living legacy of trauma*. Eau Claire: PESI; dt. (2021). *Traumaspuren transformieren*. Lichtenau/Westfalen: G. P. Probst Verlag.

Frewen, P., & Lanius, R. (2015). *Healing the traumatized self.* New York: W. W. Norton.

Guina, J. et al. (2015). Benzodiazepines for PTSD. *Journal of Psychiatric Practice, 21* (4), 281–303.

Hari, J. (Juni 2015). *Everything you think you know about addiction is wrong* [Video]. TED Conferences. https://www.ted.com/talks/johann_hari_everything_you_think_you_know_about_addiction_is_wrong?language=en

Herbine-Blank, T., Kerpelman, D., & Sweezy, M. (2016). *Intimacy from the inside out*. Oxford: Routledge; dt. (2021). *Von Selbst zu Selbst*. Freiburg: Arbor.

Herman, J. L. (1992). Complex PTSD: A syndrome in survivors of prolonged and repeated trauma. *Journal of Traumatic Stress, 5*, 377–391.

Hodgdon, H. et al. (Nov. 2017). *Internal Family Systems (IFS) treatment for PTSD and comorbid conditions.* Poster presented at the annual meeting of International Society for Traumatic Stress Studies. Chicago.

Hölzel, B. et al. (2010). Stress reduction correlates with structural changes in the amygdala. *Social Cognitive and Affective Neuroscience, 5* (1), 11–17.

Hölzel, B. et al. (2011). Mindfulness practice leads to increases in regional brain gray matter density. *Psychiatry Research: Neuroimaging, 191* (1), 36–43.

Kabat-Zinn, J. (2003). Mindfulness-based interventions in context. *Clinical Psychology: Science and Practice, 10* (2), 144–156.

Lanius, R. A. et al. (2010). Emotion modulation in PTSD. *American Journal of Psychiatry, 167* (6), 640–647.

LeDoux, J. (2015). *Anxious.* New York: Penguin; dt. (2016). *Angst: Wie wir Furcht und Angst begreifen und therapieren können, wenn wir das Gehirn verstehen.* Wals b. Salzburg: Ecowin.

Lyons-Ruth, K. (2003). The two-person construction of defenses. *Journal of Infant, Child, and Adolescent Psychotherapy, 2*, 105–114.

Lyons-Ruth, K., & Block, D. (1996). The disturbed caregiving system. *Infant Mental Health Journal, 17* (3), 257–275.

Maté, G. (2011). *When the body says no.* Hoboken: John Wiley & Sons; dt. (2020). *Wenn der Körper nein sagt.* Kandern: Unimedica.

Multidisciplinary Association for Psychedelic Studies (2020). *MDMA-assisted psychotherapy.* https://maps.org/research/mdma

National Institute on Drug Abuse (Abruf: 29. Mai 2020). *Is there a difference between physical dependence and addiction?* https://nida.nih.gov/publications/principles-drug-addiction-treatment-research-based-guide-third-edition/frequently-asked-questions/there-difference-between-physical-dependence-addiction

Neufeld, G., & Maté, G. (2014). *Hold on to your kids.* New York: Ballantine; dt. (2022). *Unsere Kinder brauchen uns!* Kandern: Unimedica.

Oxford University Press (n. d.). *Vulnerability.* In Oxford English Dictionary. http://www.oxforddictionaries.com/definition/english/vulnerability

Pelcovitz, D. et al. (1997). Development of a criteria set and a structured interview for disorders of extreme stress (SIDES). *Journal of Traumatic Stress, 10,* 3–16.

Porges, S. (2017). *The pocket guide to the polyvagal theory.* New York: W. W. Norton; dt. (2017). *Die Polyvagal-Theorie und die Suche nach Sicherheit.* Lichtenau/Westfalen: G. P. Probst Verlag.

Porges, S. (2021). *Heilen mit der Polyvagal-Theorie. Neuronales Training für Körper, Herz und Hirn.* Lichtenau/Westfalen: G. P. Probst Verlag.

Rasmusson, A. M. et al. (2017). Neuroactive steroids and PTSD treatment. *Neuroscience Letters, 649,* 156–163.

Rege, S., & Graham, J. (Abruf: 29. Nov. 2017). Post traumatic stress disorder (PTSD): A primer on neurobiology and management. *Psych Scene Hub.* https://psychscenehub.com/psychinsights/post-traumatic-stress-disorder/

Schwartz, R. C. (2013). Moving from acceptance toward transformation with Internal Family Systems therapy (IFS). *Journal of Clinical Psychology, 69* (8), 805–816.

Schwartz, R. C., & Sweezy, M. (2020). *Internal Family Systems Therapy* (Neuaufl.). New York: Guilford; dt. (2021). *Systemische Therapie mit der inneren Familie.* Stuttgart: Klett-Cotta.

Seppala, E. (Abruf: 30. Dez. 2012). The brain's ability to look within. *The Creativity Post.* https://www.creativitypost.com/article/the_brains_ability_to_look_within_a_secret_to_well_being

Sherin, J. E., & Nemeroff, C. B. (2011). Post-traumatic stress disorder: The neurobiological impact of psychological trauma. *Dialogues in Clinical Neuroscience, 13* (3), 263–287.

Siegel, D. (2017). *Mind.* New York: W. W. Norton; dt. (2017). *MIND: Eine Reise ins Herz des Menschseins.* Freiburg: Arbor.

Singer, T., & Klimecki, O. (2014). Empathy and compassion. *Current Biology, 24* (18), R 875–R 878.

Sinko, A. L. (2017). Legacy burdens. In: M. Sweezy & E. L. Ziskind (Hrsg.), *Innovations and elaborations in Internal Family Systems therapy* (S. 164–178). Oxford: Routledge.

Stenz, L. et al. (2018). Intergenerational transmission of DNA methylation signatures associated with early life stress. *Current Genomics, 19* (8), 665–675.

Substance Abuse and Mental Health Services Administration (2014). *Trauma-informed care in behavioral health services.* Treatment Improvement Protocol (TIP) Series 57. HHS Publication No. (SMA) 13-4801. Rockville: Substance Abuse and Mental Health Services Administration.

Teicher, M. H., & Samson, J. A. (2016). Annual research review: Enduring neurobiological effects of childhood abuse and neglect. *Journal of Child Psychology and Psychiatry, 57* (3), 241–266.

van der Kolk, B. A. (2005). Developmental trauma disorder: Toward a rational diagnosis for children with complex trauma histories. *Psychiatric Annals, 35* (5), 401–408.

van der Kolk, B. A. (2014). *The body keeps the score.* New York: Penguin; dt. (2015). *Verkörperter Schrecken: Traumaspuren in Gehirn, Geist und Körper und wie man sie heilen kann.* Lichtenau/Westfalen: G. P. Probst Verlag.

Weathers, F. W. et al. (2018). The Clinician-Administered PTSD Scale for DSM-5 (CAPS-5): Development and initial psychometric evaluation in military veterans. *Psychological Assessment, 30,* 383–395.

Wessely, S., & Deahl, M. (2003). Psychological debriefing is a waste of time. *British Journal of Psychiatry, 183,* 12–14.

Yehuda, R., & Lehrner, A. (2018). Intergenerational transmission of trauma effects: Putative role of epigenetic mechanisms. *World Psychiatry, 17,* 243–257.

Zukav, G. (2014). *The seat of the soul.* New York: Simon & Schuster; dt. (2019). *Die Spur zur Seele.* München: Heyne.

Personen- und Stichwortverzeichnis

V

W, Y, Z

Über den Autor

Frank Anderson studierte zunächst im Pharmazieprogramm der University of Illinois Chemie. Weil ihn schon bald die Funktionsweise des menschlichen Körpers faszinierte, wechselte er in das Vorbereitungsprogramm für das Medizinstudium und wurde schließlich in das Medical College der Rush University aufgenommen. Zunächst wollte er Kinderarzt werden, aber dann entschied er sich dafür, Facharzt der Psychiatrie zu werden, nachdem ein ihm sehr nahe stehendes Mitglied seiner Familie starke Symptome einer psychischen Erkrankung entwickelte. Dies mitzuerleben berührte ihn sehr, und ihm entging auch nicht die Wirkung solcher Erlebnisse auf andere Menschen. Während seiner Facharztausbildung in Psychiatrie an der Harvard Medical School fiel ihm auf, daß viele der unter schweren psychischen Erkrankungen leidenden Patienten auch starke Traumata erlebt hatten.

Der Schmerz, den er bei anderen miterlebte, aktivierte etwas tief in seinem Inneren und zwang ihn, sich selbst in Therapie zu begeben, wodurch er schnell auf seine eigenen traumatischen Erlebnisse stieß. Unter der Leitung von Bessel van der Kolk als Psychiater am Trauma Center in Boston zu arbeiten war für ihn eine sehr naheliegende Entscheidung, denn dort lernte er noch mehr über Traumata und konnte gleichzeitig weiter seine Bemühungen verfolgen, andere Menschen zur Heilung zu geleiten. In dieser Zeit traf er anläßlich einer Konferenz auf Richard Schwartz und erkannte, daß die Verbindung seiner neurowissenschaftlichen Kenntnisse und seiner Erfahrungen in der Traumabehandlung mitttels der IFS-Therapie für ihn eine ideale Orientierung war.

Dr. Anderson war Vorsitzender und Geschäftsführer der *Foundation for Self Leadership*, einer Organisation, die sich der IFS-Forschung und der Erweiterung des IFS-Modells über psychotherapeutische Anwendungsmöglichkeiten hinaus widmet. Er hat den Fachaufsatz »Who's taking what? Connecting Neuroscience, Psychopharmacology and Internal Family Systems for Trauma« publiziert und ist Co-Autor des Artikels »What IFS Brings to the Treatment of Trauma«. Außerdem ist er Co-Autor des Buches *Therapeutische Arbeit im System der Inneren Familie.*

Mittlerweile fungiert Frank Anderson als Cheftrainer und Programmberater des IFS Institute sowie als Berater der International Association of Trauma

Professionals (IATP) und betreibt eine Privatpraxis. Lehrtätigkeit und Psychotherapie begeistern ihn gleichermaßen, und er leitet IFS-Workshops auf der ganzen Welt. Über die aktuelle Arbeit von Frank Anderson informiert seine Website *www.FrankAndersonMD.com.*